系統看護学講座

基礎分野

教育学

■編集

木村　元　青山学院大学特任教授

■執筆

木村　元　青山学院大学特任教授
神代　健彦　京都教育大学准教授
藤田　和也　一橋大学名誉教授
前田　晶子　東海大学教授
山田　哲也　一橋大学大学院教授
松下　佳代　京都大学大学院教授
渡辺　貴裕　東京学芸大学大学院准教授
福島　裕敏　弘前大学教授
中田　康彦　一橋大学大学院教授
松田　洋介　大東文化大学教授
小玉　亮子　お茶の水女子大学基幹研究院教授
中澤　篤史　早稲田大学教授
太田　美幸　一橋大学大学院教授
小玉　重夫　東京大学大学院教授

医学書院

系統看護学講座　基礎分野　教育学

発　行　1968年12月25日　第1版第1刷
1973年9月1日　第1版第7刷
1974年2月1日　第2版第1刷
1981年2月1日　第2版第9刷
1982年1月6日　第3版第1刷
1989年2月1日　第3版第9刷
1990年1月6日　第4版第1刷
1995年2月1日　第4版第7刷
1996年1月6日　第5版第1刷
2009年4月15日　第5版第18刷
2010年1月6日　第6版第1刷
2014年2月1日　第6版第5刷
2015年3月15日　第7版第1刷
2020年2月1日　第7版第6刷
2021年1月6日　第8版第1刷©
2024年2月1日　第8版第4刷

編　者　木村(きむら)　元(はじめ)

発行者　株式会社　医学書院
代表取締役　金原　俊
〒113-8719　東京都文京区本郷1-28-23
電話　03-3817-5600(社内案内)
03-3817-5657(販売部)

印刷・製本　三報社印刷

ISBN978-4-260-04215-4

はしがき

◉本書の趣旨と特徴

本書は，看護・医療にかかわることを目ざす学生の基礎教養として，教育学の考え方や知識をあらわしたものである。医療職者となったのちにも持ちつづけたいと思えるように，広く一般の教育学に関心をもつ人にも役だつように開かれた内容を取り上げている。

本書の特徴は，以下のとおりである。

[1] **教育学の基本的なカテゴリーをできるだけわかりやすく説明している**　教育学の体系性という視点からではなく，教育を構成する要素から教育学を描いている。

[2] **教育の現状を意識し，その困難に焦点をあてている**　教育の現代的な状況や課題に留意しながら，教育学がそれらにどのように対応しようとしているかをふまえて，その考え方と有効性をわかりやすく示している。

[3] **看護・医療にかかわることを目ざす学生が，仕事との関係から関心をもてるような内容を取り入れている**　アンドラゴジー(成人教育)への視点も含めて，専門職性やケアの内容も組み込み，専門職としてのみずからの成長や意味を考えられるような工夫をしている。

[4] **ひとりの市民としてもつべき教育学の基礎教養の獲得を指向している**　医療職にかかわる社会人として，あるいは親としてもつべき教育学の教養を示している。教育問題や教育ということを人間の発達や社会との関係という点にまで戻って考え，判断できるような基礎をつちかうことを目ざしている。

◉本書の構成

本書の構成は全4部からなり，全体を通して教育学の基礎を今日の教育の課題とかかわらせながら学べるようにしてある。

第1部は，教育学に関する基礎的な知識などを示し，第2部以降を学習するための基礎的な理解を促す内容である。第2部は，教育をなりたたせる要素をより具体的に考察している。第3部は，教育の実践に必要な知識を学ぶとともに，そこで問われる問題にふれている。第4部は，現代の教育に求められている課題についてふれている。

なお，第1部を除き，第2～4部においては，各章の内容は基本的にA～Dの

4節で構成されている。それぞれの節の内容は，以下の考えをもとに記載されている。

A節は導入にあたり，それぞれの章のポイントを整理した。看護・医療との関係づけを可能な限り意識するなど，できるだけ章の内容にスムーズに入れるように工夫した。

B節では，論点をしぼり，基本的な知識の確認と章全体の眺望を示している。

C節では，A・B節の理解を深めるために工夫をこらした。歴史的・比較的・政策的な視点を取り入れ，あるいは個別的実践の紹介を通して，A・B節で取り上げた内容をさらに咀嚼(そしゃく)し，論点を浮かびあがらせている。

D節では，これまでの理解を実感としてとらえられるように，具体的な事例を掲げた叙述をできるだけ心がけた。章によってはグループワークの素材の提供という意味も込めている。

また，全体を通して，基本的なカテゴリーの説明やまとめを効果的にできるように図や写真を活用した。

さらに各章末には要約をおき，なにを学習したかをもう一度確認することができるようにした。それとともに，読書案内として，理解を深めるために参考となる著作を数冊取り上げ，簡単な概要とともに紹介している。

このテキストが，看護・医療関係の職を目ざす学生にとって少しでも意味があり役にたつものであれば幸いである。

2020年12月

木村　元

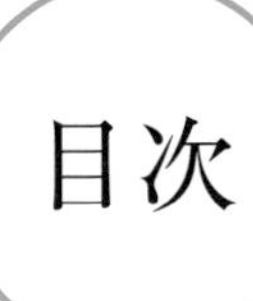

目次

第1部 教育学を学ぶために

第1章 社会のなかの教育と看護　木村元

A 社会・文化・人間形成……4
- ① 教育と看護の基盤……4
- ② 世代交代とケア……4
- ③ 教育とケア……7

B 機能化された社会における教育と看護……5
- ① 機能化された社会の特徴……5
- ② 機能化された社会の課題……6

C 新しい世代をつくりあげるしくみ……8
- ① 人間の成長過程に伴う困難や危機への対処……8
- ② 人間の成長を支える社会システム……8
- ③ システムの課題……9

第2章 教育とはなにか ――「教育」の概念　木村元

A 日常用語としての「教育」……12

B 形成と教化の世界……13
- ①「形成」―― 無意図的な人間形成……13
- ②「教化」―― 共同体のための教育……13
- ③ 教化と形成の融合による人間形成……15

C 子どもを価値とする＜教育＞……15
- ①「子どもの発見」……15
  - ①『エミール』にみる教育……16
  - ② 近代以前の「子ども」の認識……16
  - ③「子どもの発見」による教育の新たな展開……16
  - ④「教育」という日常語の構成……17
- ② 自発的従属……18
- ③ 教育の基盤としてのケア……18

第3章 教育の対象 ―― 子ども観と発達　木村元

A 子ども観の形成とその背景……22
- ① 西洋の子ども観の諸相……22
- ② 日本の子ども観の展開……23

B 発達という見方……25
- ① 発達を考えるために……25
- ② 発達の把握……25
  - ① ピアジェの発達論……26
  - ② ヴィゴツキーの発達論……26
  - ③ その後の発達論の動向……27
- ③ 歴史・社会のなかの発達観……28

C 権利主体としての子ども……29
- ① 子どもの権利とその特徴……29
- ② 子どもの権利の展開と課題……30
- ③ 子どもの権利にかかわる現代の課題……31

第4章 社会変動と教育

木村元

A 大衆社会の成立と変容 …… 34
①社会の人類史的な展開 …… 34
②大衆社会の成立 …… 34
③日本社会の転換と教育問題 …… 36
B 大衆消費社会と情報化社会 …… 37
①子どもを取り巻く社会の変容 …… 37
②社会の変容の学校教育への影響 …… 38
C 少子化動向 …… 39
①人口転換と家族
——子育てへのまなざし …… 40
②少子化社会の到来と課題 …… 41

第5章 教育の組織化 —— 学校

木村元

①学校の役割と機能 …… 44
②文化伝達としての学校方式 …… 44
①学校の成立と文化伝達の方式の転換 …… 44
②近代学校の性格 …… 45
③日本の学校 …… 45
①近代学校制度のはじまり …… 45
②第二次世界大戦後の学校 …… 46
③産業社会への対応 …… 48
④現代の学校の課題 …… 50
①教えることの再考
——指導と支援 …… 51
②課題としての教育内外の連携 …… 52

第2部 教育をなりたたせるもの

第6章 教授 —— 人を教えるということ

木村元

A コミュニケーションとしての教えること
——看護との比較 …… 58
①非対称的なコミュニケーション …… 58
②教えることを支えるもの …… 58
③教えることと見まもること …… 59
B 学ぶ・教えるということ …… 60
①学ぶということ …… 60
①心理学の定義 …… 60
②広義の学習 …… 60
③生活のなかの学習 …… 61
④知恵 —— 生きた知識 …… 61
②教えるということ …… 62
①学ぶ構え …… 62
②教えることの意味 …… 62
③次世代を育てる学校知識 …… 62
C 省察 …… 64
①配慮の省察 …… 64
②院内学級の実践 …… 65
①「よりそい」の実践 …… 65
②省察への視点 …… 66
D「教える–学ぶ」の関係のなかでおきること …… 66
①「育つ」「育てる」のなかの「教える–学ぶ」 …… 66

①「育つ」「育てる」「教える」……66
② ヘレン＝ケラーとサリバンの「奇跡」……67
③「奇跡」をなりたたせる変化の重層性……68
②「教える–学ぶ」の関係を考えるために……69

第7章 訓育 —— 他者とのかかわりを導く

神代健彦

A かかわり合うことの困難……72
① 子どもたちの生きづらさ……72
① いじめの構造……72
② スクールカーストと「コミュ力」……73
② 教師–生徒関係の不調 ——「学級崩壊」……74
B 訓育とはなにか……75
① 伝統的な訓育の概念……75
② 訓育概念の現在……76
C かかわりを導く技法……77
① 心理学的アプローチ……77
① 構成的グループエンカウンターとは……77
② 構成的グループエンカウンターの実践例……77
② 生活指導のアプローチ……79
① 集団づくり……79
② 生活を読みとく……79
D 訓育の新たなかたち……80
① 発達障害をかかえる子ども……80
②「自分がこわい」というT……81
③ 教育と福祉の出会うところ……83

第8章 養護 —— 教育の受け手を見まもる

藤田和也

A 養護とは —— 看護・ケア・教育との異同から……88
① 養育と保護……88
② 養護と看護……88
③ ケア・教育・養護……89
①「ケア」という語の使用……89
② メイヤロフのケアの概念……89
B 学校における養護の機能……91
① 心身の健康保護と発育保障……91
② 学習条件の整備と就学保障……92
③ 保健的能力(保健の知識・技能・自治能力)の育成……93
C 学校における養護の過程 —— 子どもをまもりつつ育て，育てつつまもる……94
① 養護の仕事の2つの過程……94
② 健康をまもる仕事を通して育てる……94
③ 育てる仕事を通して健康をまもる……96
④ 学校における養護の担い手……96
D 今日の学校における保健室の存在と役割……97
① 今日の保健室の風景……97
② 教職員にとっての保健室と養護教諭の存在意義……98
③ 日本独自の養護教諭の発展とその機能……98

第9章 発達 ―― 教育を受けて成長する

前田晶子

A 発達を支える・促す ……… 104
① 教育する・治療する ……… 104
① 子どもの教育 ……… 104
② 小児の治療と発達 ……… 105
② 看護師に求められる発達の視点 ……… 106
B「教育による発達」の理論 ……… 106
① 発達理論の最前線 ……… 106
② 発達理解に根ざした患者教育の視点 … 110
③ 患者の自己理解につながる発達支援とは ……… 111
C 発達における身体と感情 ……… 113
① 人間生理における身体と社会 ……… 113
② 情動の役割 ……… 114
③ ワロンの人間発達観 ……… 114
D 発達と教育の未来像 ……… 115
① 病児の教育 ……… 115
① 制度上の課題 ……… 115
② 発達の姿が制度をかえる ―― 寄宿舎教育の実践より ……… 116
② 高齢者の看護と発達理解 ……… 117

第3部 教育の営みを考える

第10章 学びの場 ―― 家庭と学校

山田哲也

A 学びの場＝学校という規範 ……… 122
① 子どもが学び・育つ場としての学校と家族 ……… 122
② 学校に対する違和・反発・離脱 ……… 123
B 家族と学校の関係 ……… 124
① 近代学校とはなにか ……… 124
① 近代学校が登場する背景とその社会的機能 ……… 124
② 近代学校の秩序 ……… 126
② 近代家族とはなにか ……… 126
① 家族にとって学校がもつ意味 ……… 126
② 移動のきっかけとしての学校への期待 ……… 127
③「教育のまなざし」の広がりと深化 …… 127
① 教育家族の誕生 ……… 127
② 教育家族の大衆化と「学校化」社会の到来 ……… 128
C 家族にとっての学校の意味 ……… 128
① 家族と学校の関係の展開 ……… 129
② 家族の行う教育が問われる時代へ …… 131
D「学校に行かない子ども」をどう考えるか ……… 132
① 家族の変容と「学校に行かない子ども」 ……… 132
① 社会的排除・貧困をめぐる課題 …… 132
② 進路問題としての不登校 ……… 132
② 学校と家庭が果たす役割の再編と，子どもが学び・育つ新たな場の必要性 ……… 133
① 大衆教育社会の成立以降にあらわれてきた課題 ……… 133
② 新たな課題に対する取り組み ……… 134

第11章 教育の目標と評価

松下佳代

A 評価と目標の関係 …… 138
①評価とは …… 138
②集団準拠評価と目標準拠評価 …… 139
① 相対評価と絶対評価 …… 139
② 集団準拠評価 …… 140
③ 目標準拠評価 …… 140
③診断的評価・形成的評価・総括的評価 …… 141
④目標にとらわれない評価 …… 141
B 現在の目標・評価論 …… 142
①目標 —— 能力への注目 …… 142
②評価の２つの考え方 …… 143
① 心理測定学に基づく評価 …… 143
② オルタナティブな評価 …… 144
C パフォーマンス評価 …… 145
①パフォーマンス評価の構図 …… 145
① パフォーマンス評価とは …… 145
② パフォーマンスとコンピテンスの関係 …… 145
②パフォーマンス課題とルーブリック …… 146
D 評価の開発と実践 …… 147
①OSCE から OSCE-R へ …… 147
① OSCE とは …… 147
② OSCE-R の開発 …… 148
②「いかに」だけでなく「なぜ」も問う評価 …… 149
① OSCE-R の問題点と改訂 …… 149
② パフォーマンス評価の落とし穴 …… 150
③評価の主体は誰か …… 151

第12章 教育のメディア —— 教育をデザインする

渡辺貴裕

A メディアと教育 …… 154
① メディアはメッセージである …… 155
② メディアの２つの意味 …… 155
③ 看護とメディア …… 155
B メディアとしての教師 …… 156
①教師–子ども間の言語的なやりとり …… 156
① 教室内での会話の構造 …… 156
② 授業像と教師の役割の違い …… 157
②教師–子ども間の非言語的なやりとり …… 158
C 学習者どうしのかかわり …… 159
①個別・競争・協同 …… 159
① 学習者どうしの関係の類型 …… 159
② 競争から協同への転換 …… 160
②協同学習の要件と技法 …… 161
① 協同学習の要件 …… 161
② 協同学習の技法 …… 161
③協同を促す教師の役割 …… 163
D 学習を取り巻く物と空間 …… 163
①授業で用いられる物 …… 164
① 直観教授 …… 164
② 物による学習者どうしの相互作用の促進 …… 164
②教室という空間 …… 165

第13章 教育の担い手 —— 専門性と専門職性

福島裕敏

A 教育のさまざまな担い手と学校教員 …… 168
① 教育のさまざまな担い手 …… 168
② 専門職としての学校教員 …… 168
③ 専門性と専門職性 …… 169
B 教師の仕事の特質 …… 170
① 制度的存在としての学校教員 …… 170
② 学校教員を取り巻く3つの課題 …… 170
① 地位課題 …… 170
② 関係課題 …… 171
③ 能力課題 …… 171
③ 学校教員に求められる専門性 …… 172
④ 教員文化による困難の乗りこえ …… 173
① 教員文化とは …… 173
② 教員集団の了解の支え …… 173
C 現代教育改革と学校教員 …… 174
① 献身的教師像の共有と性格転換 …… 174
② 現代教育改革と学内外との連携・協働 …… 175
③ 民主主義的専門職性 …… 176
D 養護教諭に学ぶ学校教員の専門性と専門職性 …… 176
① 養護教諭の職業的アイデンティティの模索 …… 176
① 養護教諭の位置と職業的アイデンティティの模索 …… 176
② 養護教諭の専門性の模索 …… 177
② 養護教諭の「実践論」的把握 …… 177
① 養護教諭の実践的機能 …… 177
② 養護教諭実践の全体的枠組み …… 178
③ 養護教諭からの示唆 …… 179

第14章 教育の場の変動 —— 教育環境の変化にどう対応するか

中田康彦

A 発達保障のあり方を誰が決めるのか …… 182
① 教育理念・教育方針とは …… 182
② 集団的営みとしての公教育・学校教育 …… 182
B 教育政策のあり方を誰が決めるのか …… 183
① 公教育の2つの目的 …… 183
② 公教育における義務と権利 …… 184
C 教育要求はどのように組織化されるのか …… 186
① 学校参加と教育行政参加 …… 186
② 学校参加の制度化 …… 186
① 地域運営学校(コミュニティースクール) …… 186
② 地域学校協働本部 …… 187
③ 三者協議会 …… 187
③ 生徒・保護者・教師による学校づくり …… 188
D 教育の場の広がりにどう対応するか …… 189
① 学校以外での教育の場での普通教育 …… 189
② ICT(情報通信技術)の活用可能性 …… 189

第4部 現代教育の課題

第15章 キャリア教育（専門教育）

松田洋介

A キャリア教育の時代の到来 …… 196
① キャリア教育とはなにか …… 196
② キャリア教育導入の背景 …… 196
B キャリア教育にできること …… 198
① キャリアと学校 …… 198
① キャリアをつくらなければならない時代 …… 198
② 学校とキャリア形成が結びつく時代 …… 199
② キャリア教育の限界を認識する …… 199
C キャリア教育をつくる …… 200
① 2つのキャリア教育 …… 201
① 領域としてのキャリア教育 …… 201
② 原理としてのキャリア教育 …… 202
② 専門教育と職業教育 …… 203
③ 適応のための教育と抵抗のための教育 …… 204
① 適応のための教育 …… 204
② 抵抗のための教育 …… 204
D これからのキャリア教育 …… 205
① 学校の枠をこえて地域の担い手と連携する …… 205
② キャリアの概念をふくらませる …… 206
③ 仕事以外の生活にも光をあてる …… 206

第16章 ジェンダーとセクシュアリティ

小玉亮子

A ジェンダー，セクシュアリティとはなにか …… 210
① ジェンダーとはなにか …… 210
② セクシュアリティの概念 …… 211
③ ジェンダーとセクシュアリティとの違い …… 211
B ジェンダーと教育の課題 …… 212
① 学校教育における隠れたカリキュラム …… 212
① 隠れたカリキュラムとは …… 212
② 明示的なカリキュラムと隠れたカリキュラム …… 212
③ カリキュラムの平等性と隠れたカリキュラム …… 213
② 進路選択におけるジェンダー …… 214
① 進学進路にみられるジェンダーの傾向と実際 …… 214
② 職業におけるジェンダー …… 214
C セクシュアリティと教育の課題 …… 216
① 強制的異性愛とその背景 …… 216
① 強制的異性愛とはなにか …… 216
② 19世紀における異性愛の強制 …… 216
② 教育による性的マイノリティに対する偏見・差別の払拭 …… 217
D 性の多様性 …… 218
① クィアという言葉 …… 218
② レインボーフラッグが象徴するもの …… 219

第17章 特別ニーズ教育・インクルーシヴ教育　中澤篤史

A 障害・看護・教育 …… 222
① 障害のある子を生み育てた親の声 …… 222
② 障害への看護と教育 …… 222
B 特別ニーズ教育・インクルーシヴ教育とはなにか …… 223
① 特別ニーズ教育・インクルーシヴ教育の定義と背景 …… 223
①特別ニーズ教育・インクルーシヴ教育の定義 …… 223
②特別ニーズ教育・インクルーシヴ教育の背景 …… 223
② 特別ニーズ教育・インクルーシヴ教育のむずかしさ …… 224
①障害のある子を包み込むということ …… 224
②障害個性論 …… 224
③特別ニーズ教育とインクルーシヴ教育の関係 …… 224
C 障害にどう向き合うか …… 225
① 障害児教育の２つの流れ——発達保障論と共生共学論 …… 225
①障害児教育の始まりと特殊教育の制度化 …… 225
②発達保障論と共生共学論の対立 …… 225
③特別支援教育への転換 …… 226
④特別ニーズ教育・インクルーシヴ教育における問題 …… 226
② 問い直される「障害」概念——個人モデルと社会モデル …… 227
①個人モデル …… 227
②社会モデル …… 227
③障害の概念と特別ニーズ教育・インクルーシヴ教育との関連 …… 228
③ 特別な教育的ニーズをどう把握するか——専門家の判定と当事者の考え …… 229
①ニーズの把握 …… 229
②教育的ニーズの把握 …… 229
D 発達障害に対する特別ニーズ教育・インクルーシヴ教育 …… 230
① 発達障害とは …… 230
② 「発見」された発達障害児 …… 230
①発達障害児の「発見」 …… 230
②発達障害児の「発見」の理由 …… 231
③ 発達障害と特別ニーズ教育・インクルーシヴ教育 …… 231
①発達障害児の「発見」による危惧と意義 …… 231
②特別支援教育を受ける子どもの急増をどうみるか …… 231
③発達障害児と特別ニーズ教育・インクルーシヴ教育 …… 232

第18章 生涯学習　太田美幸

A 生涯学習の必要性 …… 236
① 生涯学習とは …… 236
①よりよく生きるための生涯学習 …… 236
②社会の課題と生涯学習 …… 236
② 生涯学習の実現に向けた取り組み …… 237
①生涯学習への注目 …… 237
②リカレント教育論 …… 237
B 成人はどこで学ぶのか …… 238
① 成人のための学校教育 …… 238
①中学校夜間学級 …… 238

② 高校定時制課程・通信制課程 238
③ 社会人経験者の高等教育機関への入学 239
② 職業能力を向上させるための訓練・研修 239
① 公共職業訓練 239
② 企業内教育 239
③ 多様な学習の場 239
C 成人はどのように学ぶのか 240
① 成人のための教育学（アンドラゴジー） 240
① 成人の学習の特性 241
② 成人学習への支援 241
② 成人学習の目的と方法 242
① 自己決定的な学習のための方法 242
② 学習の動機と社会問題の認識 243
D 看護師の生涯学習 244
① 看護師の力量形成の機会 244
② 学習の場の創設例 244
③ 看護における学びの意義 245

第19章 シティズンシップ教育

小玉重夫

A 公共性とはなにか 248
① ハンナ＝アレントにみる公共性 248
② 公共性をはぐくむ教育 249
B シティズンシップ教育とはなにか 249
① シティズンシップ（市民性） 249
② クリック-レポート 250
C 政治的リテラシーの教育 250
① 「よき市民」の落とし穴 251
② 論争的問題に関する教育 252
① 日本における論争的問題に関する教育の重要性への認識 252
② シティズンシップ教育におけるアマチュア 253
③ 高校生のコミュニティカフェにみるアマチュアリズム 254
D 「よき市民」から「無知な市民」へ 256

資料　教育基本法 258
索引 261

第1部
教育学を学ぶために

Introduction　第1部

このテキストは看護職を目ざす皆さんが教育の世界や営みを学ぶためのものである。教育と看護には，さまざまな共通点がある。そのため，読者の皆さんは，本書を通じて看護の役にたつ考え方や方法を教育学のなかに見いだすことができるだろう。さらに，専門とする看護の日々の営みを違う角度をもって考えたり，見たりすることができるようになるためのきっかけにしてもらいたいと考える。

看護とは異なる領域である教育学の描く教育の世界を学ぶことによって，自分の携わっている看護の世界の性格をあらためて自覚し，その意味を再認識する機会となることを期待する。

教育学は，教育をみるために必要な学問の眼鏡ともいえるものである。教育の世界で行われている営みに対して，教育学という眼鏡をかけて焦点を合わせて見ることで，より重要な点や課題にも気づくことができるようになる。このテキストは，そのような意図をもって構成を組んでいる。

まず第１部では，第２部以降を理解するために必要な教育学の基礎を示した。ここでは，第２・３・４部で示す教育学の内容の理解の前提となる基本的な関係，考え方や概念について学ぶ。

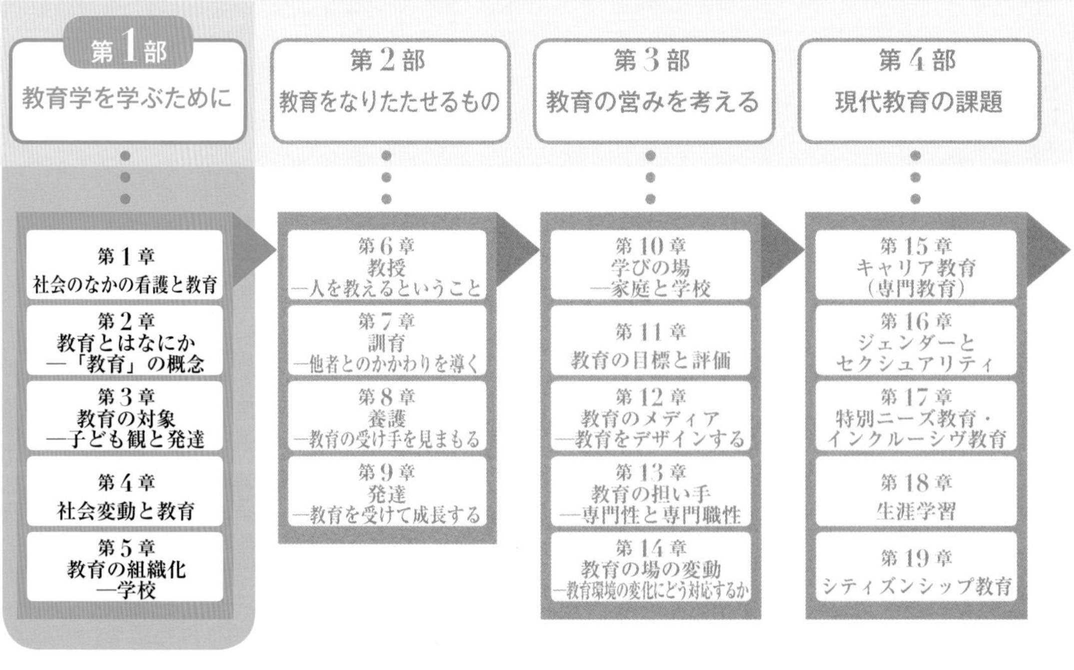

第1部 教育学を学ぶために	第2部 教育をなりたたせるもの	第3部 教育の営みを考える	第4部 現代教育の課題
第1章 社会のなかの看護と教育	第6章 教授—人を教えるということ	第10章 学びの場—家庭と学校	第15章 キャリア教育（専門教育）
第2章 教育とはなにか—「教育」の概念	第7章 訓育—他者とのかかわりを導く	第11章 教育の目標と評価	第16章 ジェンダーとセクシュアリティ
第3章 教育の対象—子ども観と発達	第8章 養護—教育の受け手を見まもる	第12章 教育のメディア—教育をデザインする	第17章 特別ニーズ教育・インクルーシヴ教育
第4章 社会変動と教育	第9章 発達—教育を受けて成長する	第13章 教育の担い手—専門性と専門職性	第18章 生涯学習
第5章 教育の組織化—学校		第14章 教育の場の変動—教育環境の変化にどう対応するか	第19章 シティズンシップ教育

教育学

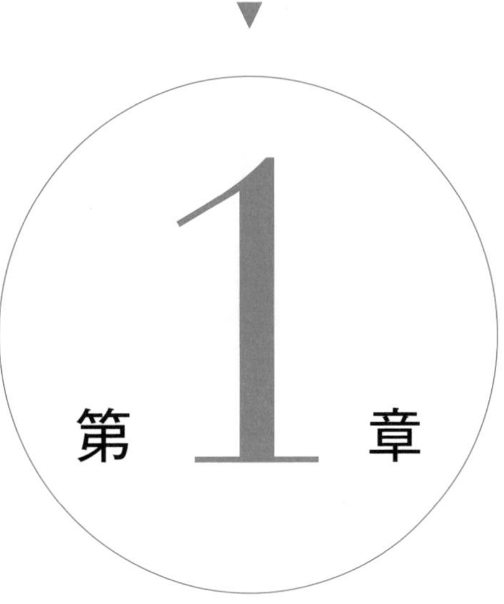

社会のなかの教育と看護

A 社会・文化・人間形成

① 教育と看護の基盤

専門職としての看護師と教師

まず教育と看護との関係について，社会のなかでの役割やはたらきかけの意味を考えることから始める。

現代の社会は，看護は病んだ人の回復を手だすけする看護職(看護師)，教育は若い世代を育てる教育職(教師)というように，人々が生活をするうえで必要な役割を分担し，それぞれの役割ごとに専門職を配することで成立している。ここには人間がつくりあげた社会の工夫がある。

専門職に基づく社会

人間の社会を考えるために，個としての人間とほかの動物とを比較してみると，たとえば大きなからだと力を有するゾウや俊敏な脚力と身のこなしで獲物をしとめるチータに比べて，人間は運動能力においては劣る。そのため，自然のなかで生きるには，ひとつの個体としては弱い存在である。

しかし，人間は集団を形成して社会をつくり，さらにそれをもとにして生きるためのさまざまな工夫を結集させて，自然や外界から身をまもり生きのびてきたのである。たとえば，極寒の地や砂漠といった厳しい気候や生存に不利な環境条件にも，それに応じた衣服や家屋などをつくりあげながら対処してきた。また，食料や動力を確保するため，動物を家畜として利用するようになった。

このように，自然や外界に対して人間が築いてきた工夫の総体を文化とよぶ。人間は，社会や文化をつくることによって，厳しい自然や外界に対処しようとしたのである。その意味では，現代社会は，看護職や教育職などの専門職を配してつくりあげた社会と文化の上になりたっているともいえる。

② 世代交代とケア

人間の世代交代とケア

人間は社会や文化をつくりながら生存の基盤を得るが，同時にそれを維持し次の世代に伝えていくことで種を保ってきた。生物の世代交代は，進化のある段階までは遺伝子によって自己複製しながら情報を伝達し，自己の再生産を行ってきた。

しかし，やがてより複雑な環境への対応が迫られるようになると，遺伝子による情報伝達だけではなく，ある程度高度な動物は個体と個体の情報伝達を行うようになる。哺乳類はそれを格段に広げた。なかでも人間は，つちかってきた社会や文化を先行の世代から次世代に移行するための社会的なかかわりとして，特別なコミュニケーションを生み出してきた。本能的な子育てではなく，社会や文化を継承することを意図した「育てる」という行為も，そのなかで生まれたと考えられる。

つまり，人間は社会や文化をつくりあげながら自分たちの生存を保持するとともに，次世代へとそれを継続しようとしてきた。それを支えている人と人のかかわりの関係の総体が**ケア**ととらえられるものである。ケアの関係は，「気づかい」や「配慮」，それを派生させた「世話」というように微妙に異なるニュアンスでとらえられるが，その基盤には他者との依存関係がある。

教育と看護のケア▶ 健康状態の維持や改善という役割をもって他者とかかわる看護は，英語ではnursing careと訳されるように，看護師は専門職として患者の健康状態を維持・改善するためにケアを行っている。

一方で教育は，次世代の人間を養成し，社会を更新するための文化の継承と創造の担い手づくりを使命としている。教育においては，看護のように直接的なケアをその役割に組み込んではいないが，実際は，世代交代を担うための教育の行為をなりたたせるためには，ケアは欠かせないものである。

B 機能化された社会における教育と看護

① 機能化された社会の特徴

機能化された社会▶ 「教育」や「看護」という言葉(概念)は，社会のなかで，人々が生きるうえで必要な役割をあらわす言葉である。このような「教育」や「看護」など，人々が生きるうえで必要とするさまざまな役割が分担されることに基づいてつくりあげられた社会を**機能化された社会**という。近代に成立したこの機能化された社会においては，次世代を養成するために教育という役割が意識化され，学校というかたちでその役割を担う機関がつくり出された。また，治安を維持する役割は警察，病んだ人を治療する役割は病院というように，人々が安定して生活できるように社会が機能によって分けられ，それぞれが組織だてられている(▶図1-1-b)。そこでは，それぞれの領域に専門家(プロフェッショナル：専門職を担う者)が配される。

近代以前の社会▶ それに対して，近代以前の社会は，さまざまな機能を混然とさせながら全体として生存をはかる共同体の社会であった。たとえば，中世の靴職人が弟子(でし)を養成する場合，靴づくりを学ぶための専門的な教育や機関などはなく，親方(おやかた)の働く姿がそのまま次世代の靴職人を育てることになっていた。

また，看護や介護は，共同体社会のなかで一体となって行われていた。つまり，病院や介護施設などの組織ではなく，家族や近所の人々が，それぞれ老いた人のめんどうをみたり，病んだ人に対応していた(▶図1-1-a)。

そのほか，たとえば日本の近代以前の共同体の社会には，若者組という青年

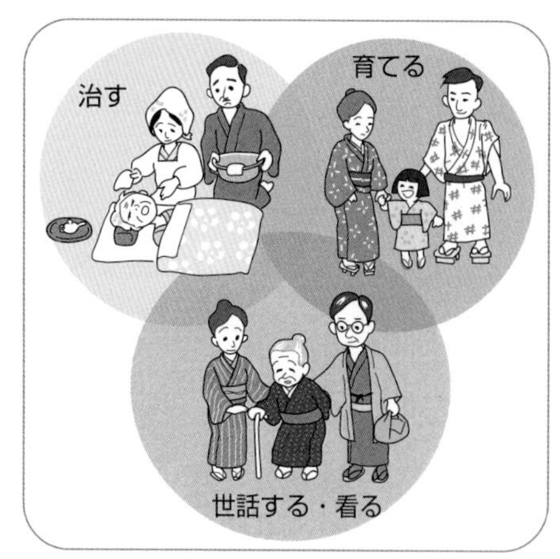

a. 機能を混然とさせた社会（近代以前）
家族や近所の人々がそれぞれ老いた人のめんどうをみたり，病んだ人に対応していた。

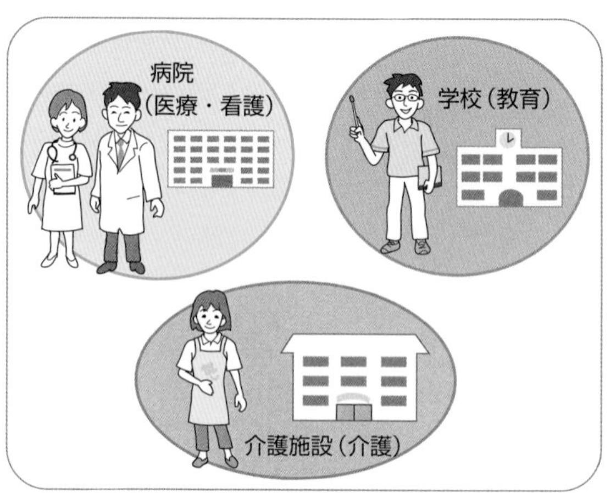

b. 機能化された社会（近代以降）
教育は学校，医療や看護は病院というように社会が機能によって分けられ，それぞれが組織だてられている。

▶図1-1　機能を混然とさせた社会と機能化された社会

男子の集団があったが，それは次世代を育てる組織であると同時に，共同体の規律を継承して治安をまもることも行ったのである。あるいは，出産の際にも産科医や助産師という専門家だけがそれを担当するのではなく，近所の人が産婆（さんば）となり，子どもを取り上げるというような社会であった。

② 機能化された社会の課題

近代以前の共同体を中心とした社会は，共同体そのものの維持や存続がなによりも優先される社会である。しかし一方で，おのおのの成員がほかの人と入れかわりがきかないかけがえのない存在として位置づけられていた。

それに対して，機能化された社会においては，共同体から抜け出た個を重視した社会である。そこでは，社会を構成する成員は社会のなかでどのような役割が担えるかが重要で，端的に言うならば入れかえが自由な社会である。

たとえば，病院に勤務している看護師の1人が体調不良で仕事を休んだとする。病院では勤務体制を見直し，病院の業務がとどこおりなく進むように変更する。しかし，近代以前においては，家族あるいは共同体の誰かが休んだりいなくなった場合，別の人がかわって同様のはたらきをすることはできない。

機能が重視される近代の社会は，職業選択や移動の自由などが許容される社会であると同時に，個人のかけがえのなさを薄くし，人と人との親密性を希薄にする側面がある。そのような機能化された社会においても，人と人とが承認し合いながら社会を持続していくためには，その土台ともいえるケアが重要となる。すなわちケアは，子ども，高齢者，病気や障害をもつ人などの「弱者」を補い支えるとともに，1人ひとりのかけがえのなさや人と人との親密性を重視するかかわり合いであり，それによって機能化された社会の課題に対応しようとするものであるといえる。

③ 教育とケア

教育と看護の役割▶ ところで，教育は人を教え育て，看護は医療・看護を行うが，ともに人々が生きていくために直接必要な日常の営みではない。そのため，教育も看護もその役割を終えれば，人々を日常に戻す役割を担っているという点で共通性がある。両者とも日常の生活とは一定の距離をおいて学校や病院など特別な場所をつくり，それぞれの役割を果たす。

学校におけるケアへの注目▶ 教育を担う学校においても，ケアの問題が今日注目されている。教室に来られない子どものための**保健室登校**や，フリースクールなどの代替教育施設の増加にみられるように，今日の学校では，子どもの生活の状況やそれに伴っておきる諸問題など，学校だけでは対応できない状況への対策が課題となっている。このような教室に来られない子どもたちに対応するにあたり，ケアを重視したコミュニケーションのあり方が問われている。その具体的な対策として，保健室の機能の拡大(▶97ページ)や**スクール-カウンセラー** school counseler(SC)の導入が行われている。また，さらに**スクール-ソーシャルワーカー** school social worker(SSW)の必要性も議論されている。

学校におけるケアの外部化▶ これらの活動は，学校教育におけるケアの外部化ともいえるものである。すなわち，これまで学校で教育の専門家である教師によって担われていた教育的な対応だけでは，子どもの成長を総合的に支えられなくなってきている状況への対応としてとらえられる。

たとえば，いじめや不登校などによる心理的な困難に直面する子どもたちの増加に伴う「心のケア」への対応としてスクール-カウンセラーが導入され，多くの学校において「教育相談」が担われるようになった。こうした相談機能に特化した組織を設置することによって，教師によって担われていた従来の生徒・生活指導(▶79ページ)がもっていた相談機能が独立するかたちになったのである。

スクール-カウンセラーなどの導入による相談機能の充実は，重要な意味をもつものである。しかし，一方で教育現場では，カウンセラーによる相談では「守秘義務」の原則があるため子どもの情報が共有できず，これまで教師間でなされていた子どもについての共通理解がむずかしくなるなどの問題が生じがちになった。これにみるように，これまで教師やカウンセラーなどがおのおの専門的に担ってきた機能を連携させる際に生じる課題への対応が，今日大きな問題となっている(▶53ページ)。

C 新しい世代をつくりあげるしくみ

① 人間の成長過程に伴う困難や危機への対処

新しい世代へのはたらきかけの工夫

子育てには，子どもの病気やいわゆる非行，犯罪，自死など多くの危機が待ちかまえている。

しかし，一見危機としてとらえられるもののなかには，人間の成長過程においては重要な意味を含み込んでいるものがある。子どもや若者という存在は，これまで扶養や庇護(ひご)の対象とされてきたさまざまな関係から自立し，かけがえのない自分の確立，すなわち**アイデンティティの獲得**のためにあえて社会や親に対立することがある。それまで家でも学校でもすなおだった子どもが，思春期を迎えて親や教師に雑言(ぞうごん)を投げかけたり，ときには暴力も含む非行にいたる行為をすることも，これまで大人に従属していた自分を一人前の大人にしていく一過程としてみることができる。このような人間の自然な成長過程に伴う困難や危機に対処するために，教育学はもとより社会には，次世代を育てるための準備や工夫の蓄積が多岐にわたって準備されている。

しかし，人間の成長過程に伴う困難や危機は，社会の状況によっても変化していくものである。そのため，教育学のみならず医学や看護学など人間の成長過程とかかわる分野では，状況の変化に応じて，新しい工夫を加えていくことが重要となる。

② 人間の成長を支える社会システム

人間の成長を支える制度

日本では，人間の成長を支えるための各種機関や制度が設けられている。たとえば，親と生まれてくる子どもという2つの生命をまもるために設けられた医療機関として産婦人科がある。さらに，仕事をしながら子どもを育てるための施設として**保育所**が設けられ，子どもを社会人として一人前にするための各種の学校と**学校制度**を充実させている。また，子どもの病気や事故に対応するために小児科を設けて小児医療に特化した環境を整えている病院も数多くある。

このほか，社会から逸脱する子どもに対して少年法など特別な配慮をもとにした法体系がつくられている。罪をおかしたとされる少年を対象とした**少年審判**は家庭裁判所で行われるが，その際には「弁護人」ではなく少年の権利をまもり援助するための「付添人(つきそいにん)」を選任し，裁判官や調査官が少年のかかえる問題を一緒に見つけ，更生するのに一番よい処遇をさぐる。

これらの組織や制度は，実際においては各領域が相互に組み合わされている。

たとえば，法をおかした少年のための少年院などの矯正教育施設では，年齢などに配慮した社会復帰のためのプログラムが準備される。

また，入院中の子どもを対象とする訪問教育制度では，病院内の学級などに学校教師がおもむき入院中の子どもに教育を保障する。このように全体として新しい世代の成員をつくりあげるための配慮を制度化しているのである。

人間形成の社会・文化システム▶ こうした未成年(子ども)への配慮を**教育的配慮**といい，それに基づいた対応は**教育的措置**とよばれる。このように社会のなかにある次世代を育てるためのさまざまな配慮は，次世代を保護したり支援したりする文化のあらわれともいえる。このように社会における次世代を育てるためのしくみを**人間形成の社会・文化システム**とよぶ。このシステムは機能化された社会の諸機能をよりよい次世代形成に向けてつなぎあわせる基盤となっている。教育や看護はその中核に位置するものであるといえる。

③ システムの課題

教育現場の課題▶ 人間形成の社会・文化システムを充実させることは，世代交代をスムーズにすることにつながる。その一例を示しておきたい。

学校においては，子どもの実態をしっかりとらえてそれに応じた教育的な対応をとることは，教育的措置としては正しい。しかし，そのことが新しい問題を生み出すことがある。

たとえば，子どもに限局性学習症/限局性学習障害や注意欠陥・多動症/注意欠陥・多動性障害などの発達障害がある場合，学校においてその障害が認識されていれば，子どもが障害のために不適切な行動をとった際にも，原因が本人の性格によるものであるかのような対応がなされることなく，子どもはさまざまな不利益をこうむることを回避できる。その意味で対象の子どもを軽度の発達障害という視点をもってとらえることは大切な意味をもつ。

しかし同時に，その子どもの行動が教育実践のなかでとりたてて問題とする必要がないことでも障害と結びつけて取り扱われ，特別な対応をすることがある。それは，場合によってはその子どもを特別視することになり，クラス内の関係に影響し，子どもの成長を阻害する危険性を合わせもつことになる。このように，学校教育が発達障害を過度に意識化させてしまうおそれがあることにも留意しなければならない。

問題のもとに戻って考えるために▶ このようなことは学校に限らず機能化された社会・文化システム自体がもつ問題でもある。たとえば高齢者が農作業をしながら失禁したとしても，ぬれていてちょっと気持ちがわるいと本人が思うだけですむ。しかし，介助や看護が行われる病院や施設で同じように失禁した場合，おむつをあてられるようになることもある。その結果，おむつの中に失禁することに慣れてしまい尿意が消失し，機能性尿失禁[1)]をまねくことがある。

このような機能化されたシステムが生み出す問題については，特別ニーズ教育・インクルーシブ教育(▶221ページ)の章であらためて考えるが，教育的な措置として対象をとらえるためには多面的な視点が必要であり，安易な一般化・定式化は，新たな問題を引きおこすことになるということを認識することが重要である。

◉要約

現代の社会は機能化された社会である。近代以前の共同体の社会で混然と行われてきた次世代をつくりあげたり病人を治療し世話したりするなどのさまざまな営みが，近代になるとそれぞれ教育，医療，看護として機能別に役割が分担された。それによって社会の効率化が格段に進んだが，反面個人のかけがえのなさや人と人との親密性が希薄になる傾向がある。

ケアは機能化された社会において人と人を承認し合う社会の土台を担うものである。このような機能化された社会においてさまざまな次世代を育てるしくみが人間形成システムである。

読書案内

❶ 臨床教育人間学会編：他者に臨む知(臨床教育人間学 1)．世織書房，2004.
　人間の「生きた具体の姿」に対して，人間学的にどう受けとめるかについて考えようとする著書。臨床教育人間学を冠したシリーズの第１巻である。

❷ ネル=ノディングズ著，佐藤学監訳：学校におけるケアの挑戦 もう一つの教育を求めて．ゆみる出版，2007.
　学校教育の目的と内容をケアに注目して組みかえることを提唱している著書。ケアするものとされるものとのかかわりを基盤として，教育をとらえ直そうとしている。

参考文献

1）大田堯：教育研究の課題と方法．岩波書店，1987.
2）竹内孝仁：医療は「生活」に出会えるか．医歯薬出版，1995.
3）中内敏夫：新しい教育史 制度史から社会史への試み．新評論，1987.
4）広井良典：ケア学 越境するケアへ．医学書院，2000.
5）文部科学省：スクールソーシャルワーカー実践活動事例集．2008.
6）山野則子ほか：よくわかるスクールソーシャルワーク．ミネルヴァ書房，2012.

1）泌尿器そのものには障害がないが，認知機能の障害や運動機能の低下により生じる尿失禁を機能性尿失禁という。

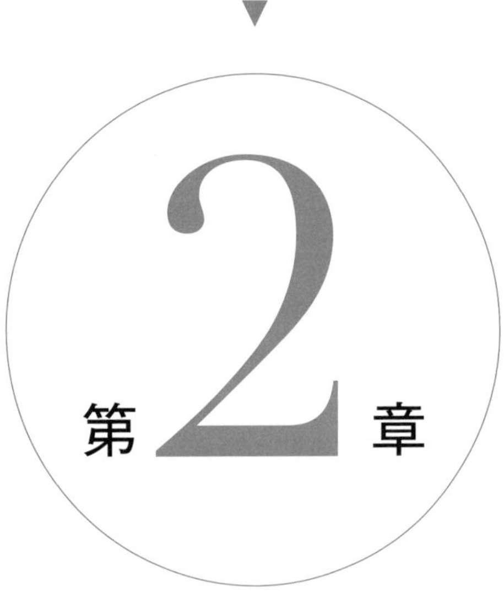

第2章 教育とはなにか ——「教育」の概念

A 日常用語としての「教育」

ふだんから私たちは「教育」という言葉を使っているが，日常的に使われている用語としての「教育」とはなにを意味しているかを検討することから始める。

教育場面からの検討▶ まず，教育からイメージするものは学校であろう。学校で教育するというとき，教師によって教えられて生徒(子ども)が勉強している光景が浮かぶ。学校での教育は，学習させるためのはたらきかけといえる。ただし，「教育」という言葉は，学校に限らずかなり広く使われている。電車内などで行儀のわるい若者に対して「教育ができていない」ということがよくいわれる。この場合の「教育」は，明らかにしつけと同義である。また，幼い子どもに親やまわりの人々が，言葉や他者とかかわり合うことを教えることも「教育」とされる。このように，「教育」という言葉は幅をもって使われているが，子どもをよりよくしようとする意図をもつはたらきかけということでは共通している。

「教育」の基準▶ さらに，そこには「教育」と「教育ではないもの」を分ける基準が存在する。体罰を例にあげてみる。当然のこととして体罰は教育とはいえないが，しかし，現実には“愛のムチ”などというかたちでの体罰も教育の一環であるととらえる風潮がある。体罰が教育かそうではないかが問われるのは，人に危害を加え

Column オオカミに育てられた子どもの物語

教育について考えるうえでオオカミに育てられた子どもの物語がしばしば取り上げられてきた。

1920年インドのコルカタ南西で発見されたオオカミに育てられたとされる2人の少女の物語である。推定年齢約1歳6か月のアマラと7～8歳のカマラの2人は，キリスト教伝道師シング牧師によってシロアリ塚でオオカミと暮らしているところを発見・保護され，その後，シングの働く孤児院で育てられた。アマラはその後1年ほどで死亡したが，カマラは9年間生存した。

出版されたシング牧師の日記によると，夜行性で遠吠えに似た声をあげ，生肉を好み四つ足で歩くといったオオカミのようなふるまいを示した2人にシングは人間社会になじませるようにはたらきかけつづけた。カマラはしつけられてほかの人間たちに慣れ，じょうずではないものの直立歩行をするようになったが，言語は，結局40程度の単語しか覚えず，また文法も十分に把握していなかったとされる。

この話が日本の世間一般に広まるのは1950年代以降である。オオカミのような存在を「人間のはたらきかけによって人間にまでした」ということがこの話の要であるが，「教育をうけなければ人間はオオカミにでもなる」ということと合わせて強い印象を与えた。日本の教科書でも紹介され，人間の可能性を説く教育学のなかで，教育を説明する際の中心的な素材とされるようになった。

しかし，今日においては，そもそもオオカミの母乳の成分が人間と異なるため人間には消化できないことや，カマラたちを収容する際にオオカミを射殺したことについてその人間中心の考え方に対する批判など，さまざまな分野からこの物語は疑問視されている。

たという体罰の行為そのものではなく，それを教育としてみるかどうかという認識の違いによるものだというとらえ方である。しかし，認識の違いにより分別すると，ある人にとっては教育であっても，ある人にとっては教育ではないということがおきてくる。ここに教育というものをとらえるむずかしさがある。

本章では，このように複雑な言葉である「教育」がもつ多様な特徴を整理する。次項からは人間の成長や変化を促す行為全体を**人間形成**という言葉でとらえて，そのなかで教育の概念をつかむ。

B 形成と教化の世界

① 「形成」―― 無意図的な人間形成

人間の成長(変化)は，意図的なはたらきかけのみによってなされるわけではない。無意図的なものであっても，外部とのかかわり合いによって成長が促されることがある。たとえば，学校での日々の勉強より新しい親友との出会いや交友関係，仕事やアルバイトの体験，大切な人との別れの経験などによって，自分の成長を実感することがあるだろう。基本的に人間の成長を支えるのは，人間関係での無意識のはたらきかけ合いである。また，自然に対する感動や宗教との出会いなども人間を成長させる無意識のはたらきかけとなる。

このように人が生活をするときにはたらく人間の成長を促す機能を，教育学では**形成** formation という。「薫陶(くんとう)」や「感化を受ける」と表現されることなどはこれにあたる。無意図的な形成は，教育以上に圧倒的に人間の成長(変化)に影響力をもつものであるといえる。

② 「教化」―― 共同体のための教育

人間形成における意図的なはたらきかけも，その目的によって大きく2つに分けられる。1つは，社会の一員をつくりあげることを目的とするはたらきかけである。もう1つは，子ども自体を価値ある存在として，よりよくすることを目的とするはたらきかけである。

近代以前の習俗による人間形成▶ この点をわかりやすくするために，日本における近代以前の共同体社会での教育をみてみる。近代以前の社会では，社会を担う一員になるためのはたらきかけが基本とされた。それは掟(おきて)やしきたりとあらわされたりするが，いずれにしても「よさ」の価値基準は共同体によって定められている。ただし，実際には，このときにはこうするとか，あるいはしてはいけないというように，それらは共同体で生きていくうちに自然に身についていくものであり，習俗として定着することになったものである。近代以前の日本の人生の節目ごとに準備された習俗の一例を並べたのが図 2-1 である。

これらの習俗は，地域共同体を担う成員がたどる道であり，近代以前の日本の社会における「一人前」をつくりあげるための人間形成のシステムである。

子どもは，生まれてから数え年の 7 歳までの前子ども期，7 歳から 15 歳までの子ども期を経ながら，節目ごとに行われる習俗を通じて地域共同体を担う一人前の大人になっていく。

前子ども期▶ 前子ども期は，「七つまでは神のうち」とされ，神の世界から人間への途上であり，7 歳の「氏子入り」により神をまつる側に移行するととらえられた。

子ども期▶ 7歳からの子ども期は，父母の本格的なしつけと同時に子ども組という7～14歳までの異年齢集団に入る。年少の子どもは年長の子どもによる保護・指導を受けて，遊びや年中行事の集団行動のなかで社会性を身につけていく。

一人前期▶ 15 歳からは一人前期に入る。15 歳の正月には「若者入り」ともいわれる成年式を迎える。若者や娘になった者は，村人としての力をつけるための組織的訓練の場である若者組や娘組に入り，共同体の規範を身につけていく。集団のなかで若者たち，娘たちはやがて結婚し，家を構えて「一人前」の村人となるのである。

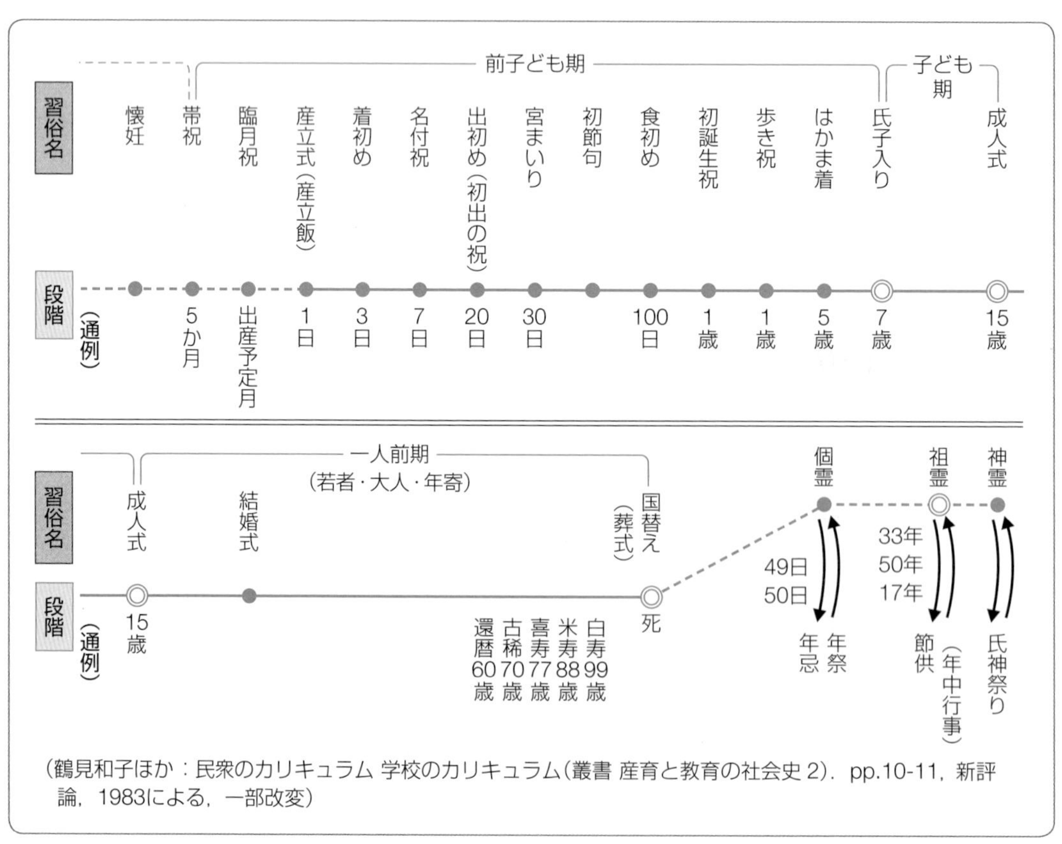

（鶴見和子ほか：民衆のカリキュラム 学校のカリキュラム（叢書 産育と教育の社会史 2）．pp.10-11，新評論，1983による，一部改変）

▶図 2-1　近代以前の日本における習俗の一例

教化▶ 重要なのは，子どもが成人になるまで共同体の価値から逸脱することは許されず，共同体の秩序のなかに自然に身をおくように人間形成がなされた点である。宮本は，皆が笑うときに笑う，泣くときに泣くといったように，子育てにおいては感情の表現さえ村人共通なものを身につけるようにしくまれていることを述べている[1]。また，庄司によると民俗学者の柳田國男は，共同体の秩序をはみ出すものに対しては，最も重いものでは村八分（むらはちぶ）などの制裁が準備されているが，多くは具体的な制裁を加えるまでもなく日常の生活において「人に笑われない人になれ」という価値のもとで規制されていたことを示した[2]。

このように共同体における習俗や秩序を通じて形成される「人」とは，共同体の成員である。そして，**共同体のための人間形成**という側面を強くもった教育を**教化** edification という。教化により一人前になるということは，所属する共同体の価値に基づいて，その成員としての力量を身につけることであった。

③ 教化と形成の融合による人間形成

実際の人間形成は，前述した教化と形成が融合したかたちで行われる。つまり，共同体の価値に基づき習俗に従って生活する過程で，同じ共同体の成員との人間関係のなかでの無意識のはたらきかけ合いを経ながら，人間形成が行われるのである。これにより共同体の価値に基づきながら，人として成長を果たすようになる。人類の歴史の長い期間にわたるこのような教化と形成の融合は，人間形成の中核を担い，今日でも基盤的な役割を果たしている。

C 子どもを価値とする＜教育＞

① 「子どもの発見」

近代の社会は，共同体と一体になっていた個人がそこを出て個として生きることが価値とされた社会である。しかし実際には，共同体を出た個人は，自由と平等を保障された自立した個人を構成メンバーとする市民社会や，国民・領土・主権を前提とする近代国家という新しい共同体をつくりあげた。教育は，まさにこの社会をよりよく生きていくためのはたらきかけである。それでは，この新しい共同体を担う成員のための教育とは，どのようなものであろうか。

1）宮本常一：家郷の訓．岩波書店，1984.
2）庄司和晃：柳田国男と教育 民間教育学序説．評論社，1978.

1『エミール』にみる教育

近代社会で求められた教育の内容を詳細に示した著書にルソー Rousseau, J. J.(1712-1778)による『エミール』(1762年)がある。「教育について」という副題を付したこの著作は，著者であるルソー自身を投影させたと思われる家庭教師が，架空(かくう)の少年エミールを大人になるまで育てあげる過程を描いたものである。これは，近代社会を想定した最初の教育書ともされており，そこでは子どもに即した子育てのあり方が描かれている。

貴族社会の子育てへの批判▶ 今日では一般的になった子どもに即した子育ては，当時はけっしてあたり前ではなかった。ルソーが生きたのはフランス革命直前の絶対王政末期の社会であり，この著書では，その時代の貴族社会の子育てを批判の対象としている。当時の貴族社会の子育てでは，テーブルマナーや社交の礼儀といった貴族社会のルールを少しでも早く身につけさせることが価値とされていた。

子どもの発見▶ ルソーは，子どもを子どもとして認識していない当時のフランスの様子を「人は子どもというものを知らない(中略)かれらは子どものうちに大人を求め，大人になるまえに子どもがどういうものであるかを考えない」[1)]と指摘し，「子どもの自然」へのはたらきかけこそが，子育ての基本になければならないとした。つまり，子どもというものはそれ自体が自然であり，固有な価値をもつものとしてとらえ，それに配慮したはたらきかけが肝要とした。ルソーにとっては，子どもとは大人と異なった未知なる存在であり，発見される対象であったのである。このことをルソーによる**子どもの発見**とよぶ。

2 近代以前の「子ども」の認識

近代以前にも当然存在したはずの子どもが，なぜ近代になって発見されることになったのであろうか。子どもの発見とは，人間観の転換があったということである。つまり，近代以前には，現在の子どもという存在の認識とは違う認識が存在し，そこから子どもとしての価値が見つけられたということである。

小さな大人▶ それでは近代以前は，子どもはどのような存在として認識されていたのだろうか。近代以前の社会では，共同体を担う成員に価値がおかれていた。そして，子どもは，まだそこにいたらない未熟な成員，すなわち**小さな大人**として存在したのである。そのため，子どもは大人への通過点でしかなく，ひたすら早く大人になることが求められたのである。

3「子どもの発見」による教育の新たな展開

ルソーによって「発見」された子どもに対する新しいまなざしをもちながら子どもへのはたらきかけを意識したときに，教育は新しい展開をとげた。こう

1）ルソー著，今野一雄訳：エミール．p.18，岩波書店，1962.

した変化のなかで生まれてきた近代における新しい人間形成を＜教育＞とあらわす。つまり，＜教育＞は，共同体だけではなく，子ども自身を価値とし，その価値をもとにした人間形成のためのはたらきかけを含めるようになったところに特徴がある。また，子どもを独自な性格をもつ存在であるととらえ，「教える」という行為が意識的に考えられることになった（▶57 ページ，第 6 章）。それまでは慣習や習わしのなかで文化が伝えられていたが，子どもが発見されることで，子どもに対してどのように伝えるかといった伝え方の工夫や方法が意識されるようになったのである。

消極教育▶ 『エミール』においては，自然の法則に子どもをゆだねることが示されている。たとえば，あえて小さな子どもにナイフを使わせて危険を体験させる試みを考えてみよう。子どもの身をまもることは子どもを価値とする考え方のなかでも最も大切なことである。しかし，あえて好奇心旺盛（おうせい）な子どもの興味や能力にそいながらナイフを使わせるということが，より確実な身のまもり方の習得につながるという意図がそのなかにはある。ルソーの教育は，「**消極教育**」とよばれる。それは，子どもの興味や能力にそって自然に身につけさせるという，高度な人間形成を示すものである。子どもに即して教えるということが生み出された点は＜教育＞をとらえるために重要な展開であるといえる。

4「教育」という日常語の構成

今日，あたり前のように用いられている「教育」という日常語は，実は前述の「形成」「教化」＜教育＞を含み込んだ言葉である（▶図 2-2）。人がこの言葉を使うときにいずれに力点をおいて用いているかによって意味が異なってくる。現代において障害児への手厚い教育や，死を目前にした子どもに対する教育を保障するための根拠とされている子どもの権利や学習権は，明らかに子ども自

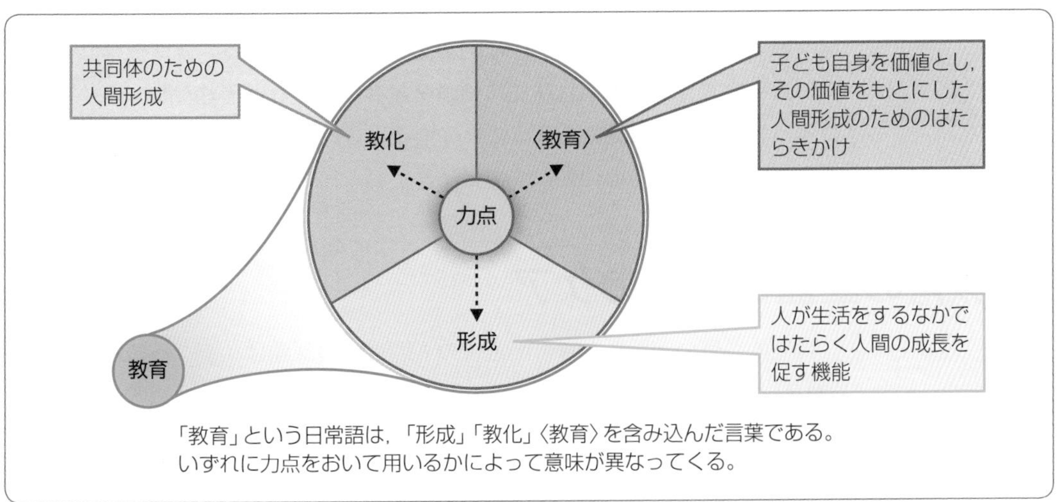

▶図 2-2 「教育」という日常語の構成

身を価値とする<教育>の意味を教育の中核にすえてとらえているのである(▶21ページ，第3章)。

② 自発的従属

ルソーは，「子どもの発見」という近代社会における新たな人間形成のあり方を示しただけではない。それに基づく近代教育が，より重大な人間形成上の問題をかかえもつことについても示唆している。この点について，ルソーは『エミール』で以下のように述べている。

> あなたの生徒にたいして反対の道をとるがいい。生徒がいつも自分は主人だと思っていながら，いつもあなたが主人であるようにするがいい。見かけはあくまで自由に見える隷属状態ほど完全な隷属状態はない。こうすれば意志そのものさえとりこにすることができる。(中略)仕事も遊びも楽しみも苦しみも，すべてあなたの手に握られていながら，かれはそれに気がつかないでいるのではないか。もちろん，かれは自分がしたいと思うことしかしないだろう。しかし，あなたがさせたいと思っていることしか望まないだろう[1)]。

ここには，個人の自律性に価値をおきながら子どもにはたらきかける行為である今日の<教育>が，同時に最も徹底的に子どもをコントロールする手段ともなりうることが示されている。すなわち，教育を通して子どもの自発性を根本で否定することが可能なことが示されているのである。このように子どもの自発的な行為に見えながら教師や社会が求めることに従属していることを**自発的従属**とよぶ。

この自発的従属という状態を引きおこす可能性を考えると，子どもの価値をもとにした<教育>と共同体の一員にしようとする「教化」は，一見正反対の取り組みにみえるが，実は密接に関連しているともいえる。ルソーは，このように近代の教育が個人の自律性に価値をおきながらも，それを推し進めることによって子どもの自発性を奪うことになるという限界を有するものであることを，フランス市民革命の前にすでに示していたのである。

③ 教育の基盤としてのケア

自発的従属の問題とならんで近代の人間形成の課題は，ケアへの視点である。「教育」の英訳である education は，「能力を引き出す」という意味のエデュケレ educere と「養い太らせる」という意味のエデュカレ educare という2つの

1) ルソー著，今野一雄訳：前掲書．p.18.

ラテン語を語源としている。現在では，前者の意味で用いられるのが主だが，educationはもともとは「食物を与え」「育てる」というような「養育」の領域を含む概念であり，ケアの意味(「エデュ−ケア」edu-care)を含みもっているといえる。それが，近代においてeducationが「引き出す」ものという意味のみになっていくことは，以下の『エミール』の記述からもうかがえる。

「教育」educationということばは，古代においては，わたしたちがその意味ではつかわなくなっている別の意味を持っていた。それは「養うこと」を意味していた。「産婆はひきだし，乳母は養い，師傅(しふ)(守り役)はしつけ，教師は教える」とワロー(紀元前1世紀の法学者)は言っている。このように養うこと，しつけること，教えることの三つは，養育者，師傅，教師がちがうように，それぞれちがう目的をもっていた。しかし，この区別は良い区別とはいえない。よく導かれる子どもはただ一人の指導者に従うべきだ[1)]。

ルソーは，人間形成を総合的な視野にたって行う必要性を示唆している。近代の社会においては，養うこと・しつけること・教えることが区別され，人間形成を養育と教育が別々に担うように位置づけられてきたのである。

現代の教育では，ケアの観点から養育と教育とを総合的に行うものとしてとらえ直していくことが求められている。

たとえば，貧困問題により子どもの生活が不安定な場合，その子どもの能力を引き出すような教育が十分にできないことがある。日々の生活を安心して過ごせない状況にある子どもにとっては，教育をなりたたせること自体が困難なのである。その意味で，教育というはたらきかけは福祉的な支援(ケア)を前提とする。それには，経済的な支援にとどまらず，精神的な安定を保障するための支援も含まれる。このように，人間形成にあたっては，子どもの生活を含んだ教育と福祉との総合的な視点が課題となるのである。

◉要約

日常語の「教育」という言葉は，多様な意味を含む言葉である。教育は，人をよりよくしようとする意図をもつ大切なはたらきかけであるという共通の認識に支えられている。

しかし，社会あるいは人によって，教育は違った意味にとらえられてもいる。この章では，人間の形成にかかわるすべてのはたらきかけを人間形成とし，そのなかで一般的に用いられている「教育」を近代以前と近代との人間形成の比較から「形成」「教化」<教育>という要素でとらえた。

---

1) ルソー著，今野一雄訳：前掲書．p.32.

子どもを価値とする<教育>が生まれたのは，近代においてである。その意味で<教育>は近代に固有なはたらきかけであり，ルソーによる「子どもの発見」は重要な契機であった。一方で<教育>は，自発的従属を促すことやケアの視点を欠きがちになるなど，同時に新しい課題を含むものである。

読書案内

❶ ルソー著・今野一雄訳：エミール．岩波書店，1962.

18 世紀後半の市民革命前夜に示された，上流家庭の母親向けに男子の教育がいかなるものであるかを家庭教師の口を通して語らしめた著作。最初の教育書ともいわれており，教育の勉強をする際に欠かせない古典である。

❷ 叢書〈産む・育てる・教える 匿名の教育史〉（全５巻）．藤原書店，1990–1995.

子どもを産み，育てるという視点もいれて教育という存在を考え，その歴史的な性格や特殊性を示そうとした叢書。『叢書・産育と教育の社会史』（全５巻，新評論，1983–1985）と合わせて，現代の教育の特徴を総合的に知ることができる。

参考文献

1）アリエス，P. 著，杉山光信・杉山恵美子訳：「子供」の 誕生――アンシァン・レジーム期の子供と家族生活．みすず書房，1980.

2）アリエス，P. 著，中内敏夫・森田伸子編訳：「教育」の誕生．新評論，1983.

3）ゲゼル，A. 著，生月雅子訳：狼にそだてられた子．新教育協会，1967.

4）中西敏夫ほか：民衆のカリキュラムと学校のカリキュラム（叢書・産育と教育の社会史）．新評論，1983.

5）田中萬年：生きること・働くこと・学ぶこと．技術と人間，2002.

6）寺崎弘昭：ヨーロッパ教育関連語彙の系譜に関する基礎研究．文部省科学研究費報告書，2004.

7）中内敏夫：教育学第一歩．岩波書店，1988.

8）西平直：教育人間学のために．東京大学出版会，2005.

9）宮澤康人：近代の教育思想．放送大学教育振興会，1993.

10）宮澤康人：大人と子供の関係史序説．柏書房，1998.

11）宮本常一：家郷の訓．岩波書店，1984.

12）森重雄：モダンのアンスタンス．ハーベスト社，1993.

13）柳田國男：笑いの本願．養徳社，1946.

14）ルソー著，今野一雄訳：エミール．岩波書店，1962.

教育学

▼

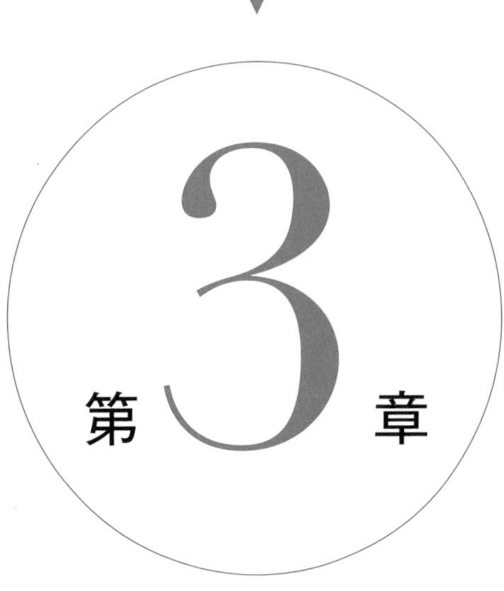

教育の対象
―― 子ども観と発達

教育は社会をよりよく生きるためのはたらきかけであり，未来の社会を生きる新しい世代を大人にするためのはたらきかけがその中核にある。その場合，教育の対象は次世代の担い手である子どもである。

大人を対象とする場合については，技術を身につけるための職業訓練や語学や絵画の教養を身につけるための生涯学習など，大人としてよりよく生きることを促すはたらきかけがある。それらについては第4部第18章(▶235ページ)でふれる。

本章では，子ども(次世代の担い手)はどのような存在か。また子どもが大人になる過程をどのようにとらえるか。こうした観点から教育のはたらきかけの意味を考える。

A 子ども観の形成とその背景

教育という行為は，子どもの発見(▶15ページ)を前提としている。子どもを発見するということは，大人の側からの子どもの見方や把握の仕方，つまり「子ども観」がそれまでとはかわるということである。これが**子ども観の変容**である。それは，子どもへの大人のかかわり方の変化であると同時に，大人が自己をどのように認識するかともかかわっており，いわば相互関係的な見方でもあるといえる。子ども観や成長観によって教育の内容は大きく影響を受ける。ここでは，子ども観が社会や文化，さらに歴史的な経緯によって異なっているという点をまず押さえておきたい。

① 西洋の子ども観の諸相

子どもをどのような存在としてみるかは，その社会の生命観や精神風土によって定められている。近代的な子ども観は，キリスト教のもとでつくりあげられてきた西洋社会の生命観・人間観に基づいている。そこでは，人間は，神によって万物の霊長として創造されたものであり，神のたすけなしには克服しえない原罪(げんざい)を背負うとされる。しかも子どもは，人間としての知性や言語をもたない存在とされた。そのような子どもが，子どもとしての価値をもつものととらえられるのは，近代になってからである(▶16ページ)。

主流の子ども観▶ 西洋の近代社会の子ども観について，西洋教育史家の宮澤康人は次のような指摘をしている。西欧社会では，基本的には，子どもは親の私物でも国家のものでもない個として把握される。そして，子どもの内面性を重視し，その内面を加工することで子どもは「進歩する」ものであるととらえるのが，**主流の子ども観**である。

反主流の子ども観▶

一方で，子どもは成長に伴ってもともともっている力があらわれてくる存在であるとみるのが，**反主流の子ども観**である。幼稚園の祖とされるフレーベル Fröbel, F. W. A.（1782–1852）は，この反主流の子ども観をもっており，子どもという花がそれぞれの本性に従って開花するイメージをもっていた。このフレーベルが始めた幼稚園が「子どもの庭」を意味するドイツ語「キンダーガルテン」とよばれるのは，まさにこのフレーベルのイメージを受けているからである。

教育実践における子ども観の併合▶

主流の子ども観に基づく教育では，子どもの内面へ目的をもった意図的なはたらきかけを行うことを徹底させることになる。一方で，反主流の子ども観による教育では，ひたすら子ども自身による自己実現を見まもるものとなる。

たとえば，絵を描くことを指導する場合，主流の子ども観に基づく教育においては，教える側が子どもに描く題材や描き方を示して，徐々に高度なものへと進めていく。反主流の子ども観に基づく教育においては，題材や手法は子どもの好きなように自由に描かせ，それを繰り返すなかで上達していくのを待つ。

一見，両者は対立しているかのようにみえるが，実際の教育実践は両方の子ども観の要素を合わせもって構築されている。絵の指導の例で言うと，はじめは子どもの好きな題材や方法で自由に描かせ，徐々に多様な題材や技法にふれる機会を教える側が意図的に組み込んで行くことが考えられる。

すなわち，実際の教育実践においては，子どもの内面にはたらきかけるために子どもの本性の展開を尊重するが，当然の前提として大人の意図が存在するものとなる。そのような教育実践は，近代の主流の子ども観に限りなく近づくことになる。

西洋近代社会の子ども観の矛盾▶

さらに注目したいのは，西洋の近代社会における子ども観が，次のような矛盾した構造をもっている点である。

(1) 子どもの内面を理解するため，子どもの心の奥底まで監視しコントロールしようとして，子どもの自律性をこわしてしまうおそれがある。
(2) 子どもは進歩するものであるとの考えによって，将来のためになることを優先し，現在を犠牲にする心性をつくりかねない。
(3) 子どもに教える技術を高めることで，それ以外の子どもへの影響が見えにくくなる。

こうした西洋の子ども観は，西洋文明の拡大とともに，世界各地の子どもの見方にも影響を与えていく。

② 日本の子ども観の展開

日本社会の精神風土は，西洋近代のそれとは大きく異なり，子ども観にもかなりの違いがある。

祖霊信仰▶

日本社会は，自然界の事物に霊魂(れいこん)が宿るという原始的アニミズムが高度に発展した**祖霊信仰**と，肉体と精神とを別々にとらえる人間観を有してきた。死者の霊魂は，一定の時期を経て個性を失って祖霊となり，新しい生命の誕生に際して，魂は再び祖霊界から子孫の肉体に宿るというものである。

子宝思想▶ また，子どもを絶対的な神の被造物とする西洋の子ども観に対して，日本社会では子どもを親の付属物とするような**子宝**（こだから）**思想**が存在した。さらに，こうした子ども観を基盤におきながら，近代以前から選ばれた子どもを大切に育てるという風習があった。

西洋の子ども観の流入▶ 近代を迎えて日本社会に西洋の子ども観(思想)が流入し，それと並行するように，都市に住む中間層を中心に子どもを大人社会から分離してとらえるという動向が進行していく。そして，1920年代には，子どもの自発的な学びを重視する**子ども(児童)中心主義**が唱えられるにいたる。

しかし，それは西洋と同じ精神のうえで唱えられたものではない。西洋においては，宗教改革によって，信仰が共同体から個人を解放して自律的な個人相互の間の契約関係が結ばれるという精神革命を経ている。こうした精神革命を経ることがなかった日本の社会の場合，従来の子宝思想をもとにして無前提に子どもがよいものになる存在としてとらえられた。

子どもの扱いの差▶ 子ども観の違いは，実際に子どもの扱いに大きな差をもたらしているという見方がある。日本とアメリカの心理学者による母子関係の比較研究では，両国のしつけと教育の方法に関する比較を通して，精神発達と文化の違いが浮かびあがったことが示されている[1)]。それによると，日本の子どもの場合は，**しみ込み型** osmosis model であり，アメリカのほうは**教え込み型** instruction model ととらえられるとする。

教え込み型は，子どもに対して言葉を介して教えるという母子のみならず親子の関係を軸にもち，教える者と教えられる者の役割分担がはっきりしている。それに対してしみ込み型では，学ぶ環境を整えるため親と子が一緒に行動するということが重視され，そうすることによって，自然に子どもは学ぶと考えるのである(▶図3-1)。なにをもってアメリカ文化であるかという留意が必要であるが，日本社会での子どもへのかかわり方は，異文化の社会との比較のなかで特徴的な性格をもっているのである。

1) 東洋：日本人のしつけと教育 発達の日米比較にもとづいて(シリーズ人間の発達)．東京大学出版会，1994.

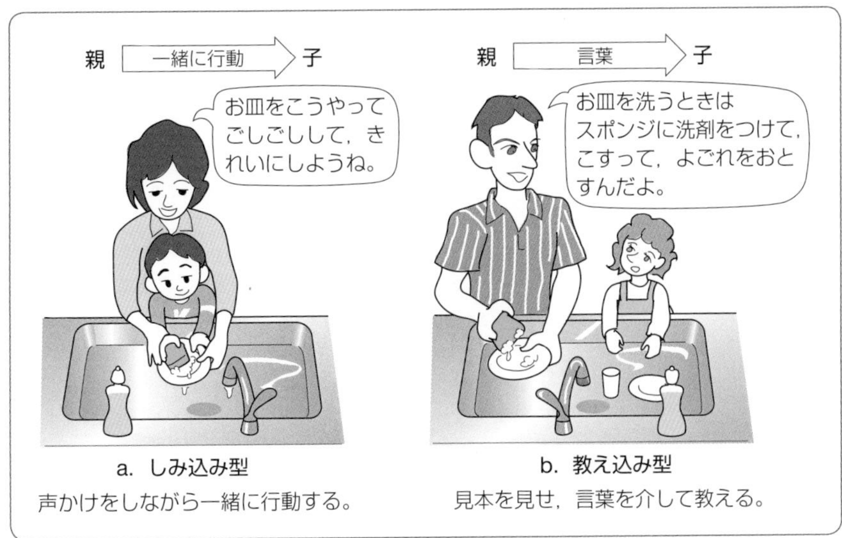
親
一緒に行動
子
お皿をこうやってごしごしして，きれいにしようね。
親
言葉
子
お皿を洗うときはスポンジに洗剤をつけて，こすって，よごれをおとすんだよ。
a. しみ込み型
声かけをしながら一緒に行動する。
b. 教え込み型
見本を見せ，言葉を介して教える。

▶図 3-1　親子関係における「しみ込み型」と「教え込み型」の例

B 発達という見方

① 発達を考えるために

子ども観と深くかかわるが，教育を理解するためには子どもの変化・成長をどのように読みとるかが重要なポイントとなる。その場合の子どもの変化・成長をとらえる概念として**発達**という見方がある。発達という言葉は日常で用いられている言葉であるが，あらためて発達とはなにかを考えてみよう。

「発達」という言葉の日本における今日的な意味での使用は，明治初期に西洋社会と接したことに始まる。すなわち development の訳がそれである。しかし，development には，「発達」だけではなく経済学などにおける「開発」や写真の「現像」という訳もあてられている。「開発」は，人間の役にたつように自然が内に含んでいる力を引き出すという意味である。また，「現像」はフィルムに目に見えないかたちできざまれている映像を触媒(しょくばい)の力で目に見えるようにすることである。「発達」を人間にあてはめた場合には，人間の潜在的な力が顕在化することを示す言葉として理解できる。

② 発達の把握

日本の教育学や教育実践のなかで発達が正面から取り入れられたのは 1950 年代以降である。今日にまで大きな影響を与えてきたのが，ピアジェとヴィゴツキーの理論である。

1 ピアジェの発達論

子どもの認知構造の変化▶ スイスの心理学者であるピアジェ Piaget, J.（1896–1980）の発達論は，子どもの認知構造の変化を明らかにしようとしたところに特徴がある。この理論では，認知とは，①外界を概念やイメージといった自分の入れ物に取り入れ（「**同化** assimilation」），②もの自身をつくりかえる「**調整** accommodation」を経て，③均衡させながらその構造を高次化させていくことであるとしている（**均衡化理論**）。

たとえば，子どもが魚の概念を獲得する場合は，次のように認知構造を変化させていく。

（1）魚を大小や色などの属性ではなく，水の中を泳ぐものという自分の入れ物に取り入れて認知を確固としていく。

（2）あるとき鯨（くじら）は水の中を泳ぐものの，魚ではないということを知らされることで，自分の入れ物を調整する必要が生じる。

（3）魚を認知するための入れ物をえら呼吸という入れ物につくり直し，より魚に対する認知を高次化させる。

このように，対象を認知するための入れ物を高次にしていくという理論である。

4つの発達段階▶ またピアジェは，発達の過程において，それぞれの時期に固有の質的な認識構造があり，それらは，①感覚運動的段階（0〜2歳），②前操作的段階（2〜7歳），③具体的操作的段階（8〜11歳），④形式的操作的段階（12歳〜）という4つの発達段階があると考えた（▶図3-2）。

このように，子どもの認知における発達の構造を明らかにし，そのなかで発達には**段階性**があることを指摘した点にピアジェの大きな貢献がある。しかし，ピアジェの発達論は，教育がどのように発達にかかわっているかについての把握において十分ではなかった。また，さらに社会との関係を十分に考慮に入れることなく個のレベルでの子どもの認知の発達をとらえる傾向をもっていた。それを批判したのがヴィゴツキーであった。

2 ヴィゴツキーの発達論

ソビエト連邦（現ロシア連邦）の心理学者ヴィゴツキー Vygotsky, L.（1896–1934）の発達論は，発達を教育的なはたらきかけとの関係でとらえ，子どもの発達において社会や文化とのかかわりを重視した点に特徴がある。

発達の最近接領域▶ ヴィゴツキーは，子どもには課題に対して独力で達成できる水準と，まわりの大人から手がかりや援助が与えられたときに達成できる水準の間の部分に**発達の最近接領域** zone of proximal development（ZPD）があることを提示した。「目下の発達の水準」と「明日の発達の水準」の間の水準を発達の最近接領域として設定し，教育はこの最近接領域にかかわるものとして位置づけたのである。

例として，自転車の乗り方を覚えるために他者の援助を受ける場面を考えて

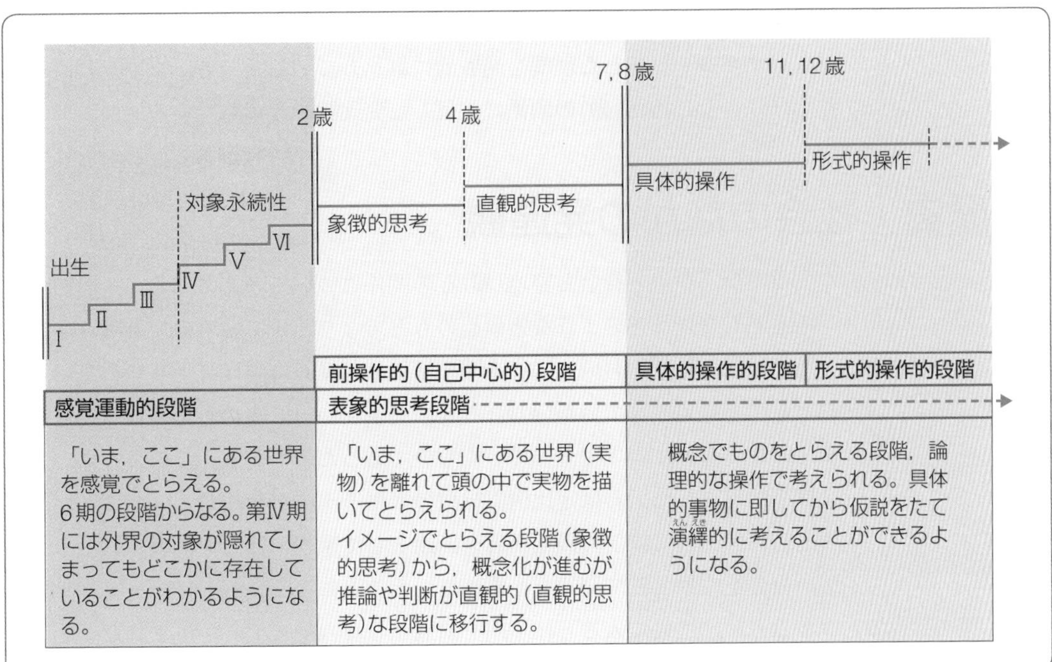

7，8 歳
11，12 歳
2 歳
4 歳
形式的操作
具体的操作
対象永続性
直観的思考
象徴的思考
出生
Ⅰ
Ⅱ
Ⅲ
Ⅳ
Ⅴ
Ⅵ
前操作的（自己中心的）段階
具体的操作的段階
形式的操作的段階
感覚運動的段階
表象的思考段階
「いま，ここ」にある世界を感覚でとらえる。6 期の段階からなる。第Ⅳ期には外界の対象が隠れてしまってもどこかに存在していることがわかるようになる。
「いま，ここ」にある世界（実物）を離れて頭の中で実物を描いてとらえられる。イメージでとらえる段階（象徴的思考）から，概念化が進むが推論や判断が直観的（直観的思考）な段階に移行する。
概念でものをとらえる段階，論理的な操作で考えられる。具体的事物に即してから仮説をたて演繹的に考えることができるようになる。

▶図 3-2　ピアジェの発達段階図

みる。ある年齢に達した子どもは，自力では自転車に乗れなくとも，自転車を支えてもらうという適切な他者の援助を得ることによって乗ることができるようになる。それはあくまでも適齢に達した子どもへのはたらきかけによるものであって，乳児はいくら援助を得ても自転車には乗れない。このように適切な時期にちょうどよいはたらきかけを与えることが，発達を促すことをヴィゴツキーは明らかにした。

内化理論▶　また，ヴィゴツキーは，言語などに注目することで，個人の心の発達が社会や文化との相互関係によってなされることを示した。すなわち，他者との対話（コミュニケーション）の道具として機能していた言葉が，人間の内部に取り入れられ思考の道具となり，心をつくりあげたりみがいたりする。そして，そのようにつくりあげられた心が社会に向けて表出されることによって，新しい文化の創出が行われる。一見すると個人の心のはたらきであるように見える思考も，実は言語などを媒介として社会や文化との関係のなかでおきているとする。

このような個人の発達と社会の発展を総合的にとらえる理解を**内化理論**という。発達の最近接領域と内化理論がヴィゴツキーの発達理論の核となっている。

3 その後の発達論の動向

さらに，社会の複雑さや人間の全体性を見すえた発達のとらえ方として，より広い文化的・歴史的な視点をもって学習活動をとらえようとしたフィンランドの**エンゲストローム** Engeström, Y. や，フランスの**ワロン** Wallon, H.の議論がある。エンゲストロームは，社会における複雑な相互交渉という背景に注目し，ヴィゴツキーの提示した理解を発展的に継承している。一方，ワロンは，からだ(身体)とこころ(情動)の関係に注目した発達論を提示している。

③ 歴史・社会のなかの発達観

ここでは，歴史・社会と発達(観)との関係について考えてみる。

そもそも発達はどのような価値観のもとでなりたっているのであろうか。

近代以前の発達のとらえ方▶ 近代以前の社会においては，人間の価値は年長者に向けて上りつめていくものとしてとらえられていた(▶図3-3-a)。一生かかってたくわえられる知恵が価値であり，それに向けて上っていくものであったのである。このように，高齢者層を頂点としたいわば定比例直線型の人生モデルが存在していたことがわかる。これは，近代以前の最年長者を筆頭として家族や社会が構成される家父長型の社会を背景として発達をとらえていたことによる。

近代以降の発達のとらえ方▶ ところが，近代に入ると壮年期を頂点とした人生モデルが示された。そこでは高齢者の地位は大きく低下し，退行した存在として位置づけられる(▶図3-3-b)。このような移行は，近代以前の家父長型の社会から，おもな働き手となる壮年男子を中心とした壮年男子型へと社会が転換したことを受けている。

それと並行するように，発達と**エイジング**(老い)の概念が分けられた。そして，発達は「児童・青年期固有」のものに限定され，発達を促すはたらきかけとして教育の概念が集束されていった。

現代の発達のとらえ方▶ 1980年代以降の発達に関する研究では，発達の概念をさらに広げ，新生児から高齢者まで人間の変化の過程全体を発達としてとらえるよう視野の拡大が目ざされている(▶106ページ)。

発達の否定▶ また，発達自体を否定する議論もある。発達という尺度が，近代以降の進歩

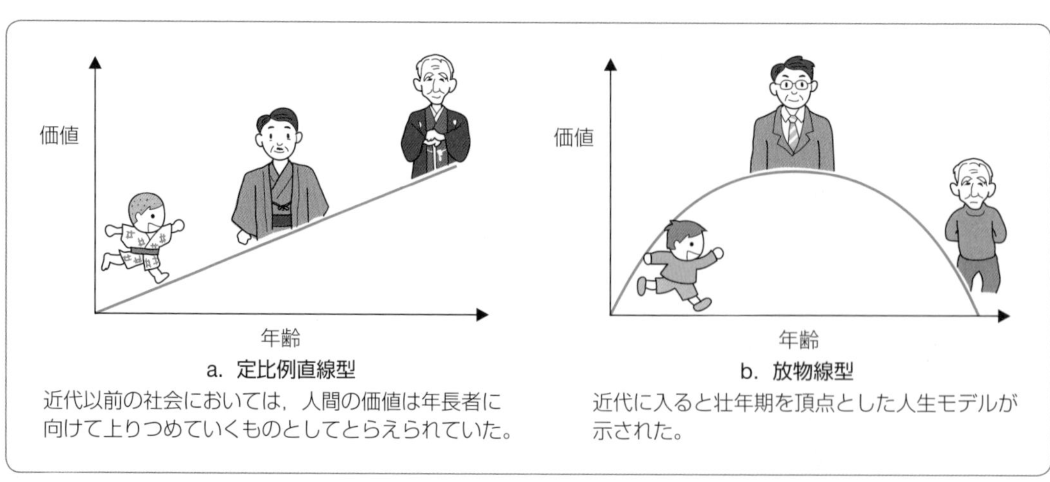
価値
年齢
a. 定比例直線型
近代以前の社会においては，人間の価値は年長者に向けて上りつめていくものとしてとらえられていた。
価値
年齢
b. 放物線型
近代に入ると壮年期を頂点とした人生モデルが示された。

▶図3-3 人生の年齢段階像の2つのタイプ

を絶対とする価値と結びつき，子どもや障害者などを抑圧するという指摘はそれを代表するものである。

「生成」論▶ さらに，発達は人間の変容を生(せい)のレベルでとらえられていないという批判もある。人間の無意識の領域での感情や生の変容全体をとらえようとする**「生成」論**がそれにあたる。「生成」論によれば，発達という見方では，遊びのなかにみられるような外界と自分の境界をなくした生き生きした体験そのものや，他者や自然との交流そのものをとらえ出せないということになる。

発達という見方の意味▶ 発達という見方は，成長の過程で子どもの内部でおきる質的な変化に区切りがあり，その変化をとらえようとする認識の仕方である。そして，それは子育てや教育への責任という観点から，人間の変化をより総合的な視点でとらえようとしている点に重要な意味がある。

このように，発達に対する理解や認識は，歴史的・社会的・文化的な背景のなかで規定や制約を受けている。そのため，今後も社会や文化の展開とともに，発達をとらえかえす議論が行われ，新たな展開をとげていく可能性がある。

C 権利主体としての子ども

① 子どもの権利とその特徴

発達という見方は，つきつめていくと1人ひとりの子どもを一人前に大切に育てようとする通念に根ざすものである。教育はこの点で重要な役割を果たしている。今日の日本では，教育は単なるサービスではなく，社会が責任をもって与えるべき子どもの権利として位置づけられる。

子どもが権利主体として位置づけられたのは，自然発生的にではない。子どもの権利もまた，黒人・先住民・障害者・女性など，かつては人権の対象の外におかれていた人々の場合と同様に長い時間をかけて認められてきたものである。

子どもの人権▶ 子どもの人権は，大人と同様の幸福に生きていくという基本的な権利を前提としながら，子ども独特の権利として，子どもであるがゆえにこその独自な権利があると考えられるものである。子どもとしての成長・発達の権利であり，幸福をみずから選びとる権利である。

その構造について，①親と子の関係における子どもの権利，②大人と子どもの関係における子どもの権利，③古い世代と新しい世代の関係における子どもの権利という3つの性格で整理されることがある。すなわち，①子どもが大人の私物として扱われない権利，②大人への成長の権利，③古い世代をのりこえる権利である。その達成のために保障される発達と学習の権利は，人権中の人権という意味で**基本的諸権利の基底**と位置づけられている。

② 子どもの権利の展開と課題

子どもの権利にかかわる展開をみながら，現代の課題についてふれておく。スウェーデンの教育学者であるケイ Key, E. は 20 世紀を子どもの世紀とよんだ。1924 年，国際連盟は児童の権利に関するジュネーブ宣言において，子どもに最善なものを与えるために，人類が子どもをまもり育てる義務を宣言した。さらにその後，第二次世界大戦後の 1948 年に国際連合により「**世界人権宣言**」が示された。そして，これらの宣言を受け継ぎ 1959 年には「**児童の権利に関する宣言**」がなされ，すべての子どもを権利の主体として位置づけた。

日本における子どもの権利の法的な整備▶ その間，日本においては，1946 年に日本国憲法が制定され，1947 年には教育基本法，児童福祉法，1951 年には児童憲章が定められ，子どもの権利の実現のための法的な整備が進められた。今日においては，日本国憲法第 26 条に定められている「教育を受ける権利」は積極的に「教育への権利」としてとらえられ，学習者の「学習権」としてとらえる場合もある。

子どもの権利条約▶ 1989 年には，「**児童の権利に関する条約**」(**子どもの権利条約**)が国際連合の総会で採択された。そこでは，「子どもの教育への権利 right to education」を保障するために，すべての子どもが初等教育から高等教育までを受けられるようにするための制度，教育の普及を目ざす国際協力の促進が示されている。

また，この条約では，発達と学習の権利は生存権につながる権利として基本的諸権利の基底にあることが示された。

子どもの意見表明権▶ この子どもの権利条約は，**子どもの意見表明権**が明記されている点に特徴がある。子どもの権利条約の第 12 条によれば，子どもの意見表明とは，「自己の見解をまとめる力のある子ども」が，「その子どもに影響を与えるすべての事柄について自由に自己の意見を表明する」ことと規定されている。すなわち，子どもの学習権をおかすものに対してはもとより，自分たちの処遇に関するさま

Column 何歳までが子どもか

大人と子どもの境界線はどこにあるのか。日本においては満 20 歳をもって成人とみなされる。この点からは，子どもの範囲は 10 代いっぱいのようにみえるが，日本では子どもと大人(成人)の定義は法律によって異なっている。

少年法では「少年」とは，「20 歳に満たない者」，民法では「年齢 20 歳をもって，成人とする」としているが，児童福祉法では「児童(子ども)」は「満 18 歳に満たない者」とされている。また同法では，満 1 歳に満たない者は「乳児」，満 1 歳から「小学校就学の始期に達するまでの者」は「幼児」，「小学校就学の始期から，満 18 歳に達するまでの者」を「少年」としている。

学校教育法では，義務教育の対象とされる学齢児童，学齢生徒という概念があり，それぞれ小学生，中学生が対象となる。義務教育の対象である中学生までは就労を行えないという点で，子どもとしてとらえられる。

このように，日本においては，法律や領域ごとの子ども観の違いによって何歳までを子どもととらえるかには幅があることに留意する必要がある。

ざまな決定への意見表明が権利として認められている。

この子どもの意見表明権の明記は，子どもが成長の途上にあるという特殊性を考慮しつつ，子どもの自己決定権や人格的自立権を示したものである。子どもを大人とまったく同等の権利を行使する主体としてみるわけではないが，「未熟さ」を理由に子どもの権利を制約的にとらえてしまえば，子どもがみずからを権利主体として自覚することや，子どもが正当な権利を行使することを抑制することにもなる。そのため，親や教師など子どもの教育にかかわる者は，子どもの権利や意見表明権について理解を深めることが求められる。

③ 子どもの権利にかかわる現代の課題

今日，教育に関連した子どもの貧困問題が，大きく注目されてきている。日本社会においては，教育のための経済的な負担が大きく，親の貧困が子どもの貧困に直結する場合が多い。その結果，子どもの教育の権利が著しく制限される状況がある。貧困世帯に育つ子どもは学力，健康，家庭環境などさまざまな面において不利がある。

また，貧困により高等教育を受けることができなかった子どもは，成長し大人になってからも有利な就業が困難なため貧困が持続していくことが多い。こうした貧困の連鎖を断ち切るためには，教育の権利がしっかり保障される必要がある点についても理解しておきたい。

この場合の教育は，貧困に限らず人生の全体にわたって困難な課題に対応できる力量の形成を含めて生涯において保障されるものであり，生涯学習の充実も含めて考えられる必要がある。

◉要約

教育というはたらきかけは，子どもをどのようなものとしてとらえるかによって定められている。そのもとには子ども観がある。さらに発達という見方に根ざしている。発達は，成長の過程で子どもの内部でおきる質的な変化に区切りがあるととらえ，その変化をとらえようとする認識の仕方に根ざしている。この見方は価値判断を伴うものであり，社会的・文化的・歴史的背景によって異なる子ども観や，その時代の価値観や志向に影響を受けている。教育のはたらきかけはこうした発達の見方に大きく影響を受けている点に留意することが必要である。その際に発達を子どもの権利との関係でとらえる視点は重要である。

読書案内

❶ 大田堯：生きることは学ぶこと 教育はアート（大田堯自選集成 1）．藤原書店，2013.

子どもがもつ自己本位という生物の生命力，成長力から教育や発達を考えた著書。子どもの身になるという地点から，子どもの権利を平易な言葉でとらえだしている。

❷ 小原秀雄：人［ヒト］に成る．大月書店，1985.

生物進化のうえで成立する「人間（ヒト）に成る」という観点から発達をとらえた著書。同著者の『教育は人間をつくれるか』（農文教）と合わせて読まれると生物のなかで人間がどのような固有性をもった存在であるかの理解が深まる。

参考文献

1）東洋：日本人のしつけと教育．東京大学出版会，1994.
2）ヴィゴツキー，L. S. 著，柴田義松訳：思考と言語．明治図書，1962.
3）木村元ほか：教育学をつかむ，改訂版．有斐閣，2019.
4）小嶋秀夫ほか編：人間発達と心理学．金子書房，2000.
5）佐藤学：習熟度指導の何が問題か．岩波書店，2004.
6）汐見稔幸：発達と発達観．教育科学研究会編：現代教育のキーワード．国土社，2006.
7）田嶋一：民衆社会の子育ての文化とカリキュラム．民衆のカリキュラム・学校のカリキュラム（叢書・産育と教育の社会史 2）．新評論，1983.
8）田中昌人：人間発達の理論．青木書店，1987.
9）中内敏夫：教育学第一歩．岩波書店，1988.
10）浜田寿美男編：発達の理論 明日への系譜．ミネルヴァ書房，1996.
11）浜田寿美男：ピアジェとワロン 個的発想と類的発想．ミネルヴァ書房，1994.
12）堀尾輝久：子どもの権利とはなにか 人権思想の発展のために．岩波書店，1986.
13）宮澤康人：近代的子ども観の発明．小林登ほか編：新しい子ども学 1 巻．海鳴社，1985.
14）矢野智司：自己変容という物語 生成・贈与・教育．金子書房，2000.
15）山下恒男：反発達論 抑圧の人間学からの解放．現代書館，1977.
16）ロゴフ，B. 著，當眞千賀子訳：文化的営みとしての発達 個人，世代，コミュニティ．新曜社，2006.

教育学

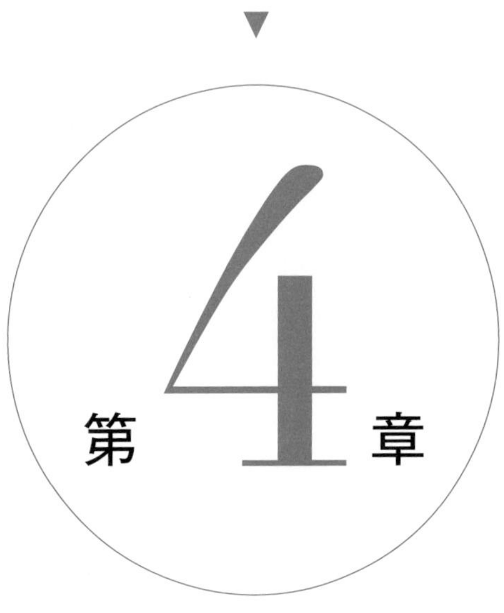

社会変動と教育

どのような社会を背景にしているかによって教育の特性や役割は異なる。その意味で教育を理解するためには，社会への理解が欠かせない。ここでは教育を社会との関係でとらえるための視点を，現代の日本をつくりあげてきた社会変動とそのときどきの教育のあり方に注目して考えてみよう。

まず，私たちが暮らしている現代の日本の大衆社会が変容する過程で，教育の果たす役割がきわめて大きくなり，そのなかで大人になる経路が動揺してきた点について着目する。さらに子どもたちの生活を大きくかえた情報社会化，消費社会化，さらに，少子化動向にも目を向けることで，変容する社会が教育のあり方を問い，その課題をつくりあげていることについてみていきたい。

A 大衆社会の成立と変容

① 社会の人類史的な展開

人類史上，社会は数百万年の尺度で，狩猟(しゅりょう)社会から農耕社会へと移行した。さらに18世紀以降は，工業を中心とした産業社会を経て，情報・知識・サービスを基盤とする脱(ポスト)産業社会である現代に急速に移行してきた。

農耕社会における次世代の形成▶ 「今日の食べ物をどうするか」をつねに考えながら移動を繰り返す狩猟社会から，長期にわたって定住し共同で生産する農耕社会への移行に伴って，共同体的な精神風土がなによりも重んじられ，伝統に基づきみんなで力を合わせて生産にとり組むことが求められた。そこでの次世代の形成は，年長者の経験や習俗などに従って生活するなかで自然に行われた(▶11ページ，第2章)。

産業社会における人間形成▶ 一方，工業化された産業社会は，大規模な機械・設備のもとで規格製品を大量生産することが経済活動の中心となる。そこでは読み書きの知識をもった大量の労働力が必要とされ，それに伴って，読み書きの知識を効率的にいきわたらせるために学校による人間形成が求められた(▶43ページ，第5章)。

大衆社会とその変容▶ また，産業社会は，見知らぬ個人から構成され，一般の人々が社会勢力の大部分を占める大衆社会を生み出した。さらに大衆社会は，情報・知識・サービスに多くを依存する脱産業社会にいたって，その性格を大きくかえていく。次項以降では，日本の大衆社会で求められてきた次世代の人間形成とその変容について，より具体的にみていく。

② 大衆社会の成立

高度成長期の大衆社会化の展開▶ 大衆社会は，現代の社会の出発点ともいえる。日本社会の大衆社会化のはじまりはすでに1930年代にみられるが，1950年代の後半から70年代の前半にかけての高度成長のなかで急激に展開した。高度成長期には，地方から都市への

人口移動と**都市化**，**核家族化**を伴いながら，農林水産業などの第一次産業から工業を中心とした第二次産業，そしてサービス業などの第三次産業へと産業の基軸を移し，産業構造の転換が劇的に進められた(▶図 4-1)。

この年代に農村から都市に移動してきた人々がいかに大量であったかは図 4-2 からもわかる。大量の人が農村から都市へと移動してきた過程で，血縁・地縁などの共同体意識をもつ親密な人間関係で結ばれていた**第一次集団**にかわって，目的や利害に基づいて人為的に形成された集団である**第二次集団**が社会において優位を占めるようになった。こうして日本社会は，学校によって知識を得て，地域の共同体から飛び出した見知らぬ個人から構成される大衆社会へと展開していった。

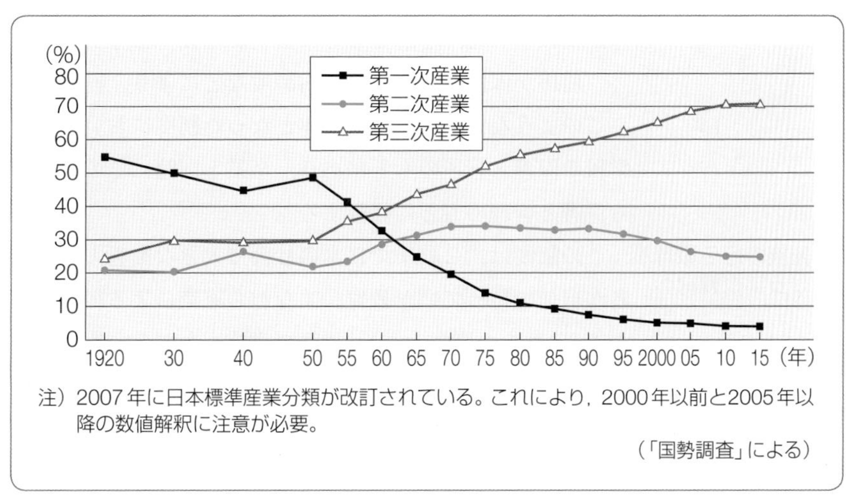

▶図 4-1　第一次産業から第二次産業，第三次産業への産業の基軸の移行

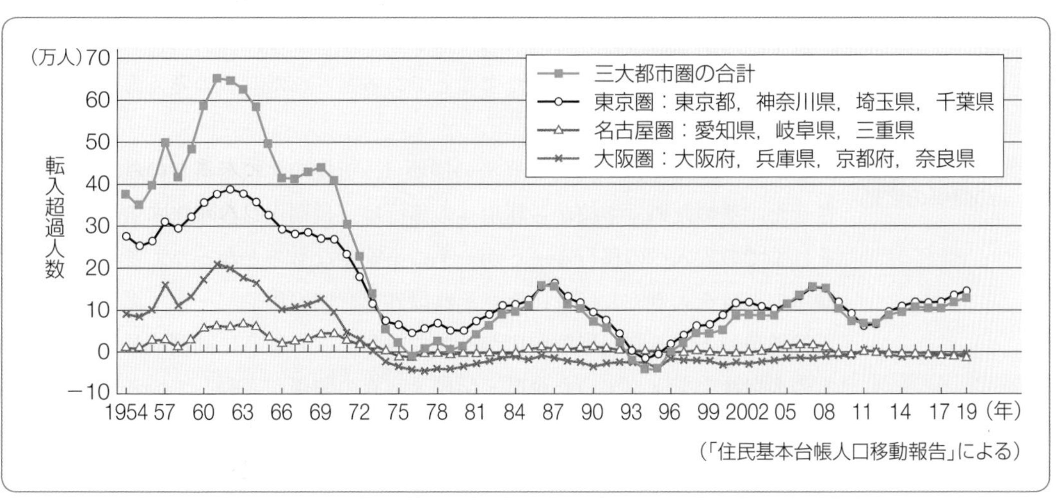

▶図 4-2　農村から都市への人口移動の変遷

大衆社会における教育▶ 高度成長期には，都市において核家族どうしが競うように「一億総中流化」などといわれた「豊かな社会」をつくりあげた。そのなかで大衆社会への展開において欠かせない役割を担ったのが学校であった。

大衆社会を支える人材を形成するためには，多くの人たちが長期にわたって教育を受けることが必要で，さらに社会自体もそのような教育の拡大を望んでいた。その際に，教育の場や役割を担う学校が求められたのである。このような社会を**大衆教育社会**とよぶ。また，学校を前提とした社会を**学校化社会**という（▶43ページ，第5章）。

日本の大衆社会における社会的標準▶ 日本の大衆社会は，企業を中心とする社会（企業社会）に対応した社会的な標準をもとに成立した。その標準とは，次のようなものである。

(1) 学校と雇用の接続が社会全体で一括して行われる。毎年4月に新規に学校を卒業した者を正規雇用として採用する。
(2) 就職すると，年齢とともに賃金が上昇する年功賃金と，基本的に定年まで雇用が保障される終身雇用制度などにより，同一企業で継続して就業する。

このような学校と雇用が一体となった制度においては，学校在学中は家族と学校の保護と管理のもとにあり，卒業と同時にその生活のほとんどが企業による保護と管理のもとに移行する。

家族の行う教育から学校教育へ▶ この制度は，これまで日本の社会で大きな影響力をもっていた農家や自営業者が自前で行っていた教育，すなわち家業による後継者づくりを排することになる。「ウチの農業大学」「暖簾（のれん）の学校」などといわれ，農村や町工場，小店舗などで広く存在していた家族の行う教育が，大衆社会化に伴い全面的に学校教育にかわっていった。このように企業・学校・家族が深く結びつき合って日本の大衆社会が確立されたのである。

③ 日本社会の転換と教育問題

日本の大衆社会において，大人になるということは，経済的自立を軸に親からの自立や社会的な自立を果たすことであるとされた。この考え方は，高度成長期に確立された。

企業・学校・家族の関係の変動▶ しかし，1990年代のバブル経済の崩壊は，新規の学校卒業者の就職率を低下させた。そのため，学校から雇用への移行は，長期化し複雑化することになり，それまでの大人への移行ルートが一挙に不安定なものとなった。その後，正規雇用の人数を大きくしぼり込み，それ以外を有期雇用やパート・派遣などの非正規従業員とする雇用形態が広がっていった。このように高度成長期以降の日本の大衆社会を支えていた企業・学校・家族の関係が変動しているのが，今日の社会である。そのなかで教育のあり方が模索されている。

現在，学校を卒業してすぐ職につくというこれまでの標準的なモデルがくずれ，若者をおそう不安や貧困などが社会問題化している。本書の第4部で述べる現代教育の動向はこうした状況と深くかかわっている(▶193 ページ)。

以下は，経済的な自立のシステムが社会的に定まっていた時期には必ずしも正面にすえられなかったが，今日において注目されている教育の問題である。

(1) 公共の社会を生きるために必要な力量はどのように保障されるか(▶195 ページ・第 15 章，235 ページ・第 18 章，247 ページ・第 19 章)。

(2) 性別の役割を前提としたこれまでの教育をどう組み直すか(▶209 ページ・第 16 章)。

(3) 社会に出るための教育をどう構想するか(▶221 ページ・第 17 章)。

これらは，若者が社会を生きていくために必要な，いわば生存のための教育の課題である。

B 大衆消費社会と情報化社会

以下は，1990 年代に入ってからの中学校での一場面を描いている。

> その普通の子どもたちが，授業中に読むための漫画を買って登校し，休み時間になると上履きのまま近くのコンビニで買い食いをし，遅刻も早退も，途中で授業を抜け出してまた戻ってくるという中ヌケも自由で，当たり前のように校内で喫煙をし，なんの悪気もなく他人の自転車に乗って帰っていく……[1)]

これらは，一部の目だった子どもというわけではなく，ふつうの子どもの変化によって大きく教室の状況が変容していく状況を伝えている。その要因として，大衆消費社会，情報化社会が大きくかかわっている。

① 子どもを取り巻く社会の変容

大衆消費社会▶ **大衆消費社会**とは，所得の上昇やマスメディアなど情報技術の発達などにより大衆の消費意欲の拡大が進み，大量消費が行われるようになった社会である。そこでは，生産者は他社と違う魅力的な商品を開発し，消費者の消費意欲を刺激する。それに対応するかたちで人々は，商品を消費することで自分らしさや他者との差異を実感するようになっていく。このように今日の消費社会は，消費者の欲求に応じて商品を生産するのではなく，消費行動そのものが生産者によって引きおこされ，そのもとで消費の主体(消費者)がつくり出される。子ど

1) 別冊宝島編集部：ザ・中学教師 子どもが変だ——子供はもはや，あなたの知っている子どもではない．別冊宝島 129，JICC 出版局，1991.

も・若者は，社会的・経済的な自立をとげる前に，コマーシャルなどの情報メディアを見て，こうした消費の主体となるのである。

情報化社会▶ 一方，**情報化社会**とは，社会的に大量の情報が生み出され，それを処理するパーソナルコンピュータ personal computer（PC）やソーシャルネットワーキングサービス social networking service（SNS）などをはじめとするインターネットによる情報技術が飛躍的に進展し，巨大なネットワークをつくりあげ，人々の意思決定や行動に大きな影響を与えるようになった社会である。こうした情報技術が，政治・経済・文化をはじめ日常生活へ浸透し，これまでの対面的で直接的な情報のやりとりとは異なったコミュニケーションを可能にしている。また，情報を伝えるということよりも「いま，ここ」でのコミュニケーション自体を楽しむというコンサマトリー（自己充足）化が進行した。

② 社会の変容の学校教育への影響

大衆消費社会や情報化社会は，子どもの個性化や自分らしさの指向を強め，学校秩序を重んじる学校の論理と葛藤を生みだした。学校での「教える-学ぶ」の関係を軸とするコミュニケーションにも大きな影響を与え，学級崩壊，学校知識（▶62 ページ）離れなどの変化や，学校での教師と子どもとの関係のあり方の変容を生じさせた。

振り子型成長とトライアングル型成長▶ 社会哲学者の中西新太郎は，今日の子ども・若者の成長の変化を「トライアングル型成長」モデルとしてとらえている。これは，これまでの家庭・地域と学校の往復を軸とする「振り子型成長」モデルに対して，家庭・地域と学校，そして消費文化の３つを成長の軸としてすえたものである（▶図 4-3）。

幼児の時期から大量の消費文化に接し，またパソコン・スマートフォン・携

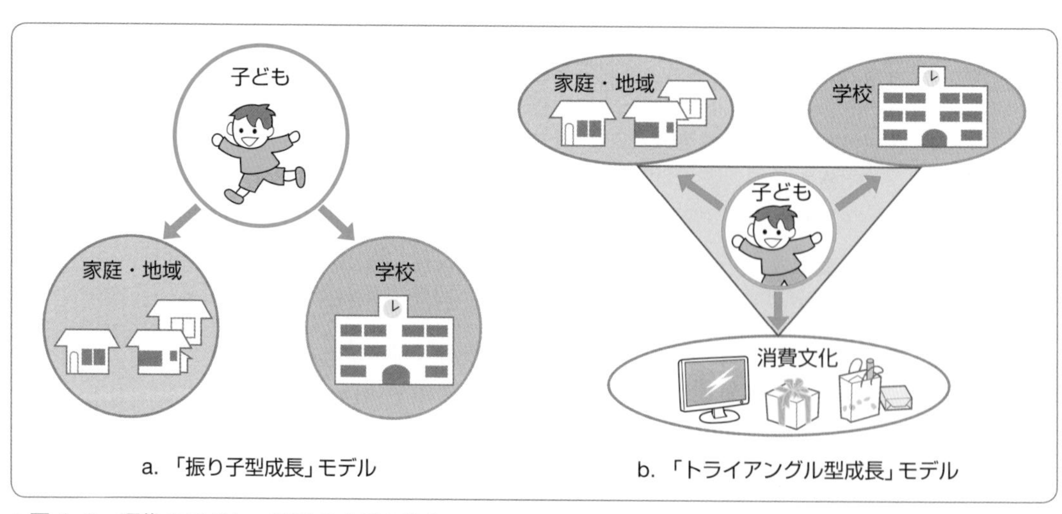

▶図 4-3 現代の子ども・若者の成長の変化

帯電話の普及により情報化社会のなかに育った子どもたちがそのまま学校に通ってくることで，既存の学校での「教える–学ぶ」のコミュニケーションは多くの課題をかかえることになった。すなわち，情報化社会に生きる子どもたちは生活のなかで過剰な情報や知識にふれているため，学校で学ぶ知識に特別な意味や価値があるという感覚がもてない。

さらに，たとえばSNSで流された根拠のないうわさ話があたかも事実のように広がってしまうなど，実際の体験が乏しいことによりそれを自分に取り込むか排除するかを選択する能力そのものが欠落している状況がおきている。

ICT 教育の導入▶ このように社会の情報化が急速に進むなかで，**ICT 教育**の導入が急速に進められている。ICT（information and communication technology）とは**情報通信技術**であり，ICT 教育とは，教育現場で活用される情報通信技術そのものや取り組みの総称である。ICT 教育については第 3 部第 14 章（▶189 ページ）で扱うが，そのなかに ICT リテラシー教育がある。パソコンやスマートフォンなどの情報端末やインターネットを利用して，必要な情報を入手し，整理・活用する情報活用能力を育成するとともに，上述したインターネット上のトラブルへの対応など安全に情報やデータの管理を行う能力の養成をはかるものである。

C 少子化動向

大衆社会の変容，大衆消費社会，情報化社会の到来とともに，日本の教育のあり方に影響をあたえる近年の要因として少子化動向があげられる。

子どもが産まれるままに産みたくさん死ぬ（多産多死）という社会と，限られた子どもを産み少数の子どもを大切に育てる（少産少死）という社会では，子どもの扱いが大きく異なる。ここでは日本の少子化の動向とそれに伴う子育てへのまなざしの変化をみる。

多産多死の社会の子どもの見方▶ 多産多死の社会においては，なによりも育つこと自体が困難であったのであり，個別の子どもの違いに細心の注意がはらわれることは少ない。生活をまもるために「子殺し」（間引（まび）き）すら行われることがあった。

少産少死の社会の子どもの見方▶ しかし，少産少死の社会においては，産まれた 1 人ひとりの子を大切に育てようとするがゆえに，子どもの 1 人ひとりに詳細なまなざしが注がれる。その結果，他者と比較したり，ちょっとした逸脱にも注意がはらわれがちになる。

子どもをどうみるかということは，それぞれの大人の個別の性格をこえて，社会を背景にした子どものもち方や数が大きな影響力を与えているのである。

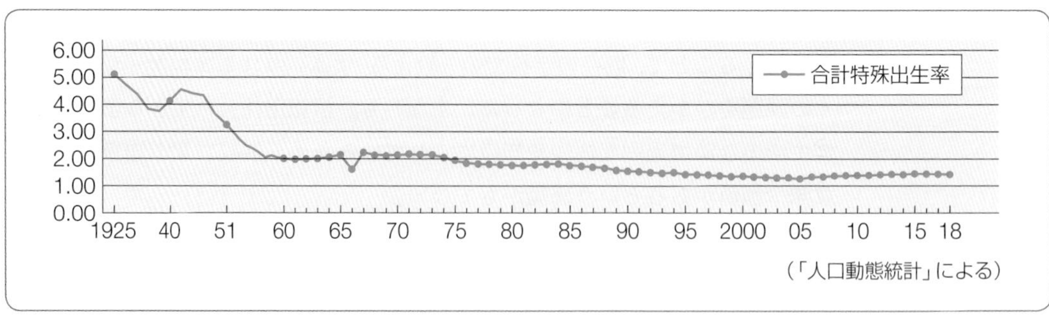

▶図 4-4 合計特殊出生率の年次変化

① 人口転換と家族 —— 子育てへのまなざし

少産少死への変化▶ 日本社会においては，第二次世界大戦後の短期間に多産多死から少産少死へと変化した。1人の女性が生涯に産む子どもの数をあらわす**合計特殊出生率**の低下は1940年代末から進行し，それ以前は4〜5人の子どもを育て上げていたものが1950年代前半までに一挙に2人台になってしまった(▶図4-4)。ヨーロッパ諸国での合計特殊出生率の低下が19世紀末から半世紀くらいの幅で展開したのに比べると，きわめて短期間で少産少死へと変化したことがわかる。

子育てへのまなざしの変化▶ 社会学者の落合美恵子は，こうした日本の戦後社会のなかで，1950年代中ごろから70年代中ごろにかけて築かれた家族を「家族の戦後体制」とよび，その地点に日本の近代家族の成立をみている[1)]。そこでは2人か3人の子どもを産み，愛情をもって接することで「よりよく育てる」ことが共通の価値とされた。

なお，「よりよい」教育を与えることを目的として産児制限を行うなどの産育行動は，**教育的マルサス主義**とよばれている(▶Column)。

Column 教育的マルサス主義と「教育家族」

マルサス主義は，1897年に『人口論』をあらわしたイギリスの経済学者のマルサス Malthus, T. R. によって唱えられた。等差数列的に増加する食料の生産に対して，人口は等比数列的に増えるため，人口増大に食料生産は追いつかないとし，「結婚延期」によってこの難問に対応しようとするものである。

19世紀後半には，この問題は，結婚の際の産児制限の必要性と可能性の主張へと展開する。出産制限をして人口増大を抑えることで家族を維持しようとしたこの主張は，新マルサス主義とよばれる。

さらに，1920年代のヨーロッパの都市中間層では，「よりよい」教育のために産児制限が提唱されるにいたる。家族の維持のための新マルサス主義をより進め，子どもへのよい教育を目的として産児調整を行うという「教育的マルサス主義」である。このような主張をもつ家族は**教育家族**といわれ，子どもの純真さを求めながら，一方で教育や学歴によって子どもが無知な段階から脱却することをはかるという矛盾したメンタリティをもつ。

1) 落合恵美子：21世紀家族へ 家族の戦後体制の見かた・超えかた，第3版．有斐閣，1994.

1920年代には，すでに子どもは「授かるもの」ではなく「つくるもの」「育てるもの」という意識が都市の一部の階層で広がっていたが，1960年代以降においては，それが日本社会全体に拡張したのである。この時期はいかに子どもを「よく」育てるかが大きな問題になった。1960年前後には「教育ママ」という言葉が登場するなど，家庭教育ブームという現象が生まれた。ここにいう**家庭教育**は，家業の伝統のもとで家族が独自に行う教育とは違い，学校の勉強の下請け的な性格をもつものである。

また，この1960年前後は，「よりよい教育」が「よりよい学校」として一元的にとらえられ，社会のすべての階層が学歴を獲得するための競争に巻き込まれはじめていった時代でもあった。

② 少子化社会の到来と課題

少子化社会の到来▶ 少子化社会の指標としてあげられることが多いのは，人口を一定に保つために必要な出生率をもとにした**人口置換水準**である。日本においては，1974年以降，合計特殊出生率が人口置換水準を下まわりつづけており，出生数も1974年以降減少傾向が続いている。そして，1989年に合計特殊出生率が1.57となったことを契機に，1990年代に入って少子化問題が叫ばれることとなった。

少子化社会の課題▶ 出生数を増やして少子化を改善するためには，いうまでもないが，産みたいけれど産めないという社会の状況は克服されなければならない。また，働きやすい環境および産み育てやすい環境の形成と，そのための**男女共同参画社会**の推進による女性の地位と権利の確保は，大きな課題である。少子化の問題では，このような社会状況の改善が求められるのみならず，同時に次のような現代のライフスタイルや価値観の問題を含んでいる。

(1) 親が子どもの成長の全責任をかかえ込むことで引きおこされる家族のストレスの問題。

(2) 親自身が働いて自己実現しようとすることと，子育ての負担との葛藤。

子どもの選別に伴う課題▶ 子どもの数をしぼり，産まれた子どもを大切に育てるということは，つきつめると産まれる子どもの選別と結びついていく。現実に出生前診断や罹患リスクを測定する遺伝子検査技術の進歩により，事前に子どもを選抜するための技術が格段に向上している。

生まれた子どもを教育することを前提に，子どもを産むことを選択するという意味では，教育をどのように考えるかは，子どもを選ぶことの是非を含めて重要となってくる。この点については第2部第9章(▶103ページ)や，第3部第10章(▶121ページ)など，本書の各章でふれることになる。

◉要約

教育は，社会との関係でその時代に固有なかたちで存在する。高度成長期の前後では日本社会における一人前の形成が大きく転換した。この時期に成立する企業社会は，家業の後継者づくりを担ってきた「家族の行う教育」やそれを支えた地域の形成力を衰退させた。これにかわって学校と雇用とが直接に連絡するようになり，学校の一人前の形成に果たす重要度が飛躍的に高まった。高度成長期後は，不就学問題・学校知識離れなどが進む。その背景には，大衆消費社会や情報化社会の到来，さらに近年の要因として少子化動向があり，子育てのあり方の基盤に大きな影響を与えた。教育や学校の問題を考える際にその基盤を支える社会の変動への視点は欠かせない。

読書案内

❶ **広田照幸：日本人のしつけは衰退したか――「教育する家族」のゆくえ．講談社，1999.**
日本のしつけの歴史をたどりながら家族や学校の変化，さらには日本社会全体の変化を描いている著書。教育としつけの関係を考えることができる。

❷ **中内敏夫：家族の人づくり――18～20世紀日本．藤原書店，2001.**
社会変動のなかで共同体から自立してきた日本の家族がその自立の戦略として用いた教育の実態を描こうとしている著書。日本の家族がどのように後継者をつくりあげてきたを学べる。

参考文献

1）網野善彦：日本中世の民衆像．岩波書店，1980.
2）乾彰夫：日本の教育と企業社会――一元的能力主義と現代の教育＝社会構造．大月書店，1990.
3）乾彰夫：<学校から仕事へ>の変容と若者たち．青木書店，2010.
4）加瀬和俊：集団就職の時代――高度成長のにない手たち．青木書店，1997.
5）木村元ほか：教育学をつかむ，改訂版．有斐閣，2019.
6）久冨善之：競争の教育．労働旬報社，1993.
7）久冨善之：「新・競争の教育」と企業社会の展開．渡辺治編：変貌する<企業社会>日本．旬報社，2004.
8）田嶋一：共同体の解体と<青年>の出現．中内敏夫ほか：教育 誕生と終焉（叢書・産む・育てる・教える：匿名の教育史1）．藤原書店，1990.
9）中西新太郎：思春期の危機を生きる子どもたち．はるか書房，2001.
10）日本教育学会特別課題研究「教育改革の総合的研究」研究委員会：教育改革の総合的研究（特別課題研究報告書），2003.
11）ブルーナー，J. S. 著，岡本夏木ほか訳：教育という文化．岩波書店，2004.
12）渡辺治編：高度成長と企業社会．吉川弘文館，2004.

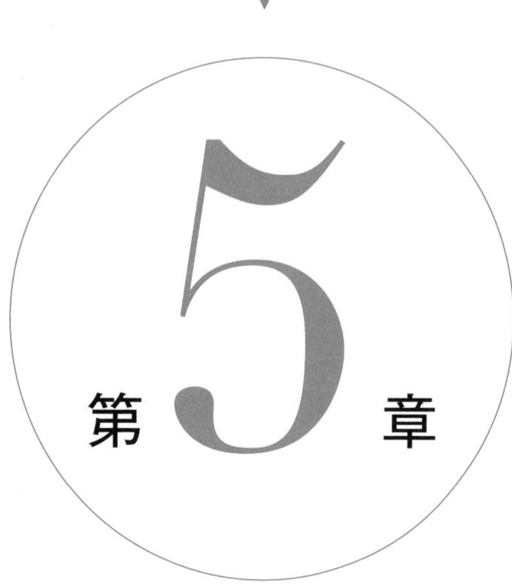

教育の組織化——学校

① 学校の役割と機能

教育の場として日本に学校が登場するのは，ここ1世紀半くらいのことでしかない。しかし今日では，学校を出ることで大人になると考えられ，学校を出ていないと社会的な信頼を得られにくく一人前としては扱われないことが多い。短期間に学校は，人間形成においてなくてはならないものになったのである。

学校を出ていなければ一人前として扱われないのはなぜか。現代社会において学校は，人が社会を生きるうえでなくてはならない力を与え，人を一人前にする機能を兼ね備えているからである。

学校の役割・機能▶ 現代の学校の役割・機能とは，大きくいうならば，①よりよく生きるために必要な知識や技能(スキル)を伝達すること(教授，学習指導)，②社会のなかでみんなと一緒に生きるための力量を形成すること(生活指導)である。ここで行われる文化伝達は，単なる一方的な伝達でなく，受け手が新しい独自な文化を創造する能力や感性をつちかうことも含めた文化伝達でありコミュニケーションである(▶58ページ)。学校はそれぞれの時代の社会状況によって，①と②の間に課題を設定して運営される(▶図5-1)。

このような役割や機能をもつ近代の学校は，どのように生まれ，どのような方向に進もうとしているのかについて，次節からみていく。

② 文化伝達としての学校方式

1 学校の成立と文化伝達の方式の転換

学校の起源▶ 学校の起源は古く，もともとは文字を使って記録を残す書記官を養成するための場であった。人々は，狩猟(しゅりょう)時代を経て農業を始めると，余った農作物をたくわえた。それが富となり，持つ者と持たない者との間に支配する側と支配される側という関係が生まれた。支配層は，人やモノを管理する手段として文字を用いるようになった。そして効率的に文字の学習を行うため，生活から離れ

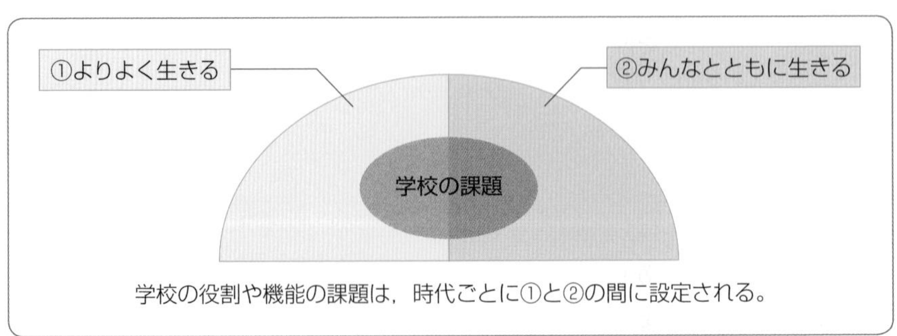

▶図5-1 学校の役割・機能と課題

たところで文字の習得と習熟の場としての学校がつくられた。近代以前は，学校の対象は一部の為政者やその周辺の人々に限られており，一般の人々を対象とした学校がつくられるのは近代社会になってからである。

学校方式への転換▶ 近代以前の社会では一般の人々の間の文化伝達は，基本的には見てまねることであり，今日においても職人の世界で行われている。それに対して，なにを教えるかが明確で文字を介して組織的に教える方式を**学校方式**とよぶ。

学校方式は，生活から離れた「教える」ということを目的にした特別な場所を設ける。さらに学校方式においては，易から難，単純から複雑など，学ぶ側が理解しやすいように内容を意図的に配置するなどの工夫をして，文化伝達がなされるところに大きな特徴がある。

2 近代学校の性格

活版印刷の成立と教授学▶ 文化の伝達の方式が紙と文字を介した情報伝達へと移行するのを飛躍的に進めたのが，活版印刷の成立である。グーテンベルクが15世紀半ばに発明した活版印刷によって，紙と文字からなるテキストを大量につくることが可能になった。これを背景に，17世紀には，学校などでおおぜいの子どもを対象にどのように教えるかを考察する教授学(ディダクティカ)が生み出された。教授学の祖とされるコメニウス Comenius, J. A. (1592-1670)は，その主著である『大教授学』で「あらゆる人にあらゆる知識を」教えるという汎知主義を打ち出した。

一斉教授▶ このような文化伝達の方式の変化は，おおぜいの子どもたちに同時に同一内容を伝達する**一斉教授**という形態を生み出した。一斉教授が生み出された背景には，産業革命によって地域共同体からあふれ出たおおぜいの子どもたちを工場労働力とするために，効率よく新しい人間形成を行うことが求められていたことがある。

③ 日本の学校

1 近代学校制度のはじまり

近代の学校方式は，イギリスからヨーロッパ各地に広がり，さらにアメリカを経て，日本にも伝えられた。

学制の公布▶ 日本の学校制度は，1872年に公布された**学制**によって導入・組織された。学制による学校制度では，西欧諸国に追いつくことを目ざし，西欧の知識・技能を難易順に「級」(グレイド)に区分・配列し，小学校から大学までの学校が設けられた。各学校の内にも「級」を設定し，一級ずつ進学していくシステムであり，毎月の小試験，半年ごとの進級試験，卒業試験など厳密な試験制度によってなりたっていた。

後発効果▶ 学歴によって社会で地位を得るしくみは，後れて近代化を進めた諸国に共通するものであるという指摘があり，それを**後発効果**という[1)]。日本でも学制に伴って設けられた学校制度を通じて得た学力や学歴によって職業や地位が決まっていくようになり，学校は人材を社会に配分する役割を果たすことになった。

ただし，当時は，農業などの第一次産業にかかわる人間や家庭が多く，一般の人々の生活にとって学校が最初から必要とされていたわけではなかった。そのため，学校に来た子どもであっても，積極的な学習や学力が求められる上級には円滑に進めず，下級に滞留しがちであった。

日本の学校の原型▶ 近代学校は，学歴によって社会に人を配分する役割がある一方で，国家の一員(国民)をつくりあげるという役割も与えられていた。そのため，国家は，小学校を義務制とし，すべての子どもを通わせることを求めた。

しかし，一般の人々に学校が必要とされていなかった時点では，すべての子どもの就学を実現するためには，学校側の工夫が必要であった。そのため，教師たちは，学校を「家」に見たてて，教師が親であり，子どもたちがきょうだいであるととらえた。そして，親(教師)のいつくしみのもとにきょうだい(子ども)が「家」(学校)の中でみんな仲よく暮らす(勉強する)という関係をつくりあげようとした。ここに日本の学校の特徴がある。このような家族的な共同体のような学校の中での教師と子どもの安定した関係は，その後の日本の教員文化(▶173ページ)の基盤となった。

修得主義から履修主義への転換▶ それに伴って，進級方式も，当初の知識を習得して試験によって進級する**修得主義**(しゅうとく)から，子どもが学校へ来て授業を受けることが進級の条件となる**履修主義**(りしゅう)へと転換されることとなった。ドイツやフランスなど西欧の学校には義務教育であろうとも落第があるが，それは修得主義が原則としてあるからである。それに比べて日本において修得主義から履修主義へ変更されたことは大きな転換であり，今日にいたる日本の学校の性格を定めた。

2 第二次世界大戦後の学校

教育基本法と6-3制▶ 第二次世界大戦後の1946年11月，平和主義，国民主権，基本的人権の尊重を基本原則とした日本国憲法が公布された。この憲法の理念と目的を実現するうえでの教育の役割が示されたのが，翌年に出された**教育基本法**である(▶258ページ)。この教育基本法のもと，戦後の教育の枠組みがつくりあげられた。教育の意義は，戦前の国家に対する忠誠をしいるものから，個人にとっての権利へとおきかえられた。また，教育は「人格の完成」を目的とし，自立した個による国民主権をなしとげるために不可欠なものと位置づけられたのである。

教育基本法に基づいて戦後の学校制度の法的整備が進められた。その中核を担うのが，**学校教育法**である。学校教育法の第1条では，幼稚園，小学校，中

1) ドーア，R. P.：学歴社会 新しい文明病．岩波書店，1978.

学校，高等学校(高校)，大学などが学校とされている。これらの学校は学校教育法の第1条によって定められているため，「一条校」といわれる。

また，学校教育法により小学校の6年間と前期の中等教育である中学校の3年間までを義務教育とし，望めば高校，大学への進学もすべての人に開かれた教育制度が示された。

この新しい学校制度(新学制)は，戦前は，本人の学力と家の経済力によって別々の経路の学校に進む複線型をとるものであったことと比べて，その修業年数と進学経路から6-3-3-4制の単線型学校制度体系といわれる(▶図5-2)。戦後の教育制度は，戦前の反省に基づき，能力に応じて等しく教育を受けえるという教育の機会均等を保障するものであった。また，戦前においては義務教育の対象から除外された障害児にも，等しく教育を受ける権利が保障された。

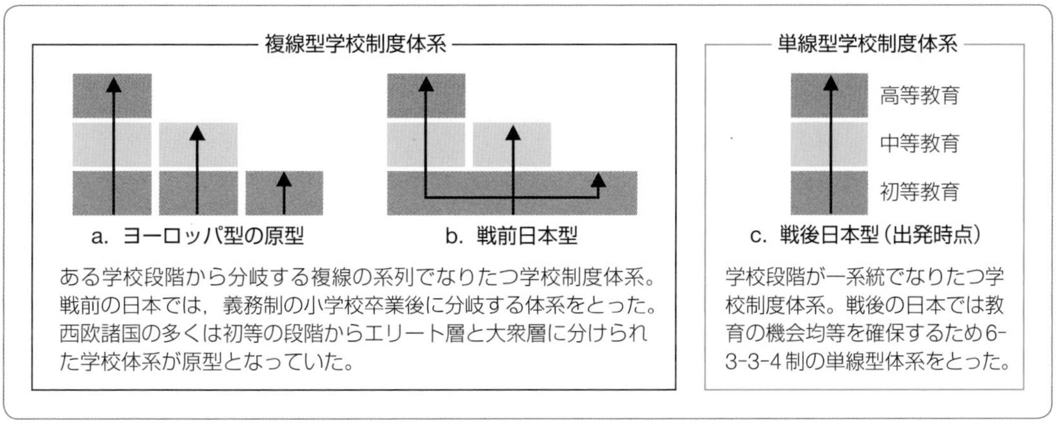

複線型学校制度体系

a. ヨーロッパ型の原型

b. 戦前日本型

ある学校段階から分岐する複線の系列でなりたつ学校制度体系。戦前の日本では，義務制の小学校卒業後に分岐する体系をとった。西欧諸国の多くは初等の段階からエリート層と大衆層に分けられた学校体系が原型となっていた。

単線型学校制度体系

高等教育

中等教育

初等教育

c. 戦後日本型(出発時点)

学校段階が一系統でなりたつ学校制度体系。戦後の日本では教育の機会均等を確保するため6-3-3-4制の単線型体系をとった。

▶図5-2　学校システムの類型

Column 義務教育

義務教育とは，「国民が一定の教育を受けることを国家的に義務づけられている教育とその制度」[1)]ととらえられている。

義務教育では，国による学校設置義務と，保護者への就学義務が求められる。さらに，その前提として，保護者が子どもを就学させるための環境を国が整える教育保障義務がある。このように学校設置義務，就学義務，教育保障義務の3点が義務教育を支えている。日本では，これらの義務に基づいて，15歳までの最長9年間は子どもを教育段階に応じた学校に就学させるとしている。

なお，督促を受けてもなお，この義務を履行せずに子どもを就学させない保護者は10万円以下の罰金に処するとされている。ただし，子どもが学校に就学できるように保護者が十分な便宜をはかっているにもかかわらず，子ども自身が登校しない場合などは，その限りではない。

また，市町村の教育委員会は，病弱，発育の遅れ，そのほかやむをえない理由で学校に就学することが困難と認められた場合は，文部科学大臣によって定められた手続きで保護者の就学義務を延長したり免除したりできるとしている。

1) 平原春好・寺﨑昌男編：新版　教育小辞典，学陽書房，2011.

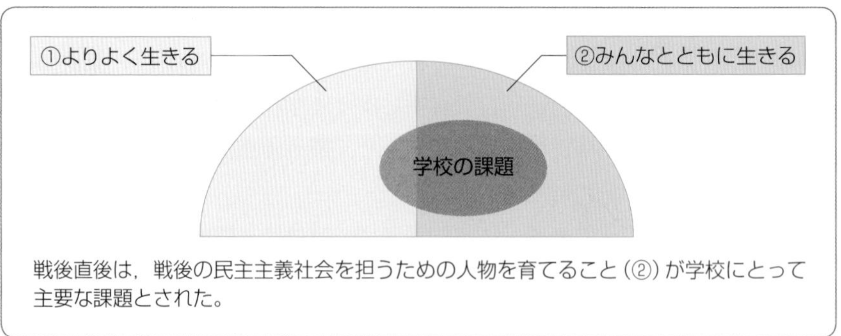

▶図 5-3　戦後直後の学校の課題

自主的な教育課程編成▶ 国の教育課程の編成においても，戦後，新しい展開があった。教育課程とは，教える内容を学習者の発達，学力に応じて学問の体系ごとに配置したものである。戦前の教育課程が国家主義的で統制的であった点を反省して，戦後は民主的に組みかえようとしたもので，1947 年に「**学習指導要領（試案）**」によって教えるべき内容が提示された。これは，各学校の裁量権を強くし，自主的な課程編成を行うために構想されたものである。その後，1951 年の改訂を経て，1958 年の学習指導要領改訂まで大きくはこの方針が続いた。

民主的な社会の担い手づくり▶ 教育の実践においても，子どもの生活のなかにある問題を解決する学習を中核とし，その過程で必要に応じて基礎的な知識・技能を学習するという**コアカリキュラム**や，地域の実情や住民の要求をふまえた**地域教育計画**の立案など，さまざまな教育の試行がなされた。その代表的なものが**生活綴方**（つづりかた）の実践である。これは，子どもに自分の生活を作文に書かせ，そのなかにある地域の生活課題を発見し討論しながら問題の解決を考えさせるという日本の教師がつくりあげた独特な教育方法である（▶80 ページ）。

このようにこの時期には，戦後の民主主義社会を担うための人物を育てることが学校にとって最大の目的とされ，**図 5-3** に示した学校の役割と機能のうちの②の社会の一員の養成が中心的な課題とされた。

3 産業社会への対応

高度成長と学校▶ 1950 年代後半から日本は高度成長期を迎えた。この時期の学校教育の特徴は，国家によって教育の基準を明確にし，産業社会に対応する知識・技能を身につけさせるために，教える内容と構成を再編成したことである。

1958 年の学習指導要領の改訂はその象徴的なもので，「試案」という文言が除かれ，法的な拘束力をもつものとなった。教科教育を中心にした全国一律な内容で，多くの必修時間を設けるなど，戦後において最大量で高度な学校知識の習得を目ざした。学習指導要領は，以降約 10 年ごとに改訂されていく。

高度成長期以降，義務教育後の進学熱が高まり，高校に進学することが一般

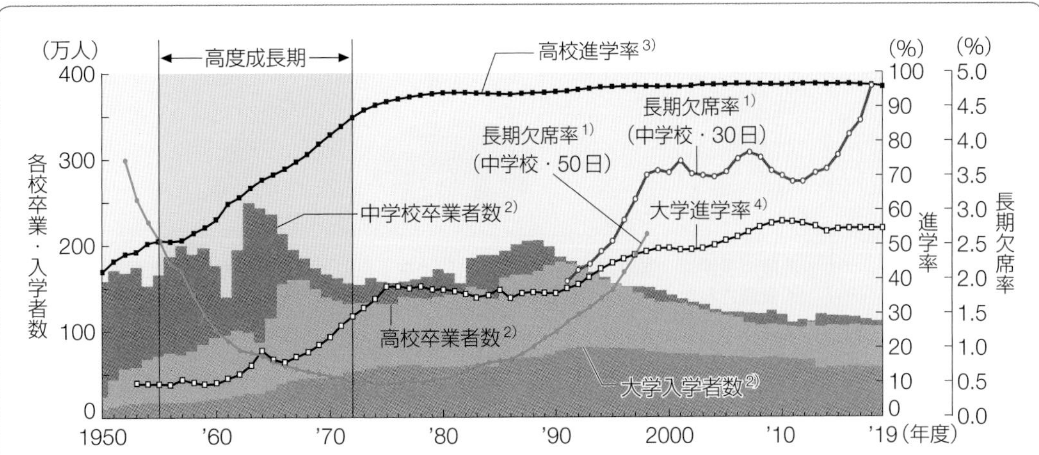

1) 1998年度までは年度間に通算50日以上を欠席した生徒の割合。1991年度からは30日以上欠席した生徒の割合。ただし，1999年までは年度間に通算30日以上欠席した生徒の割合と50日以上欠席した生徒の割合を併記。

2) 卒業者数・入学者数は，各年度3月時点での値。中学校卒業者は中等学校前期課程修了者を含む。高校卒業者数(中等学校卒業者を含む)は通信制を除く。

3) 高校進学率は，通信制課程(本科)への進学者を除いた高校進学者数(義務教育学校卒業者・中等学校後期課程進級者を含む)を，中学校卒業者数(義務教育学校卒業者・中等学校前期課程修了者を含む)で除して求めた値。

4) 大学進学率は，4年制大学・短期大学への入学者数を，3年度前の中学校卒業者数(中等学校前期課程修了者を含む)で除して求めた値。

(「学校基本調査報告書」「公立小学校・中学校長期欠席児童生徒調査」「児童生徒の問題行動・不登校等生徒指導上の諸課題に関する調査」による)

▶図5-4　進学ならびに不登校生徒の動向

的になった(▶図5-4)。その結果，中学校は高校進学のための通過点となり，保護者の進学要求に対応するように高校が増設された。

学校と雇用との連絡▶ 高度成長期以降，企業に雇用されて生活するという雇用社会が広がり，これまで地域のつながりや縁故関係が果たしてきた職業紹介の機能を，学校が担うことになった。職業指導や進学指導など，学校が進路指導に積極的に取り組み，企業社会への橋渡しとなった。

1960年代には高校の増設が進み，進学する学校が就職に大きく影響するようになり，一般の人々にとっての学校の役割が格段に高まった。この時期は学校が産業社会への出口となったことから，学校の役割と機能のうち①の要請が課題として強く意識された(▶図5-5)。それに伴って，学校が入試や内申書を通して，学習指導要領で定められた学校知識を生徒がどの程度習得しているかを評価し選別する役割を強めることにもなった。

一方で，どのような学校を出たかが就職に大きな影響を与えるという社会，つまり**学歴社会**によって不平等な社会がつくられることにならないように，すべての子どもに社会の担い手となる力や，科学的に理解する力を保障することが学校の課題とされた。到達度評価(▶138ページ)や生活指導(▶79ページ)の実践はその例である。

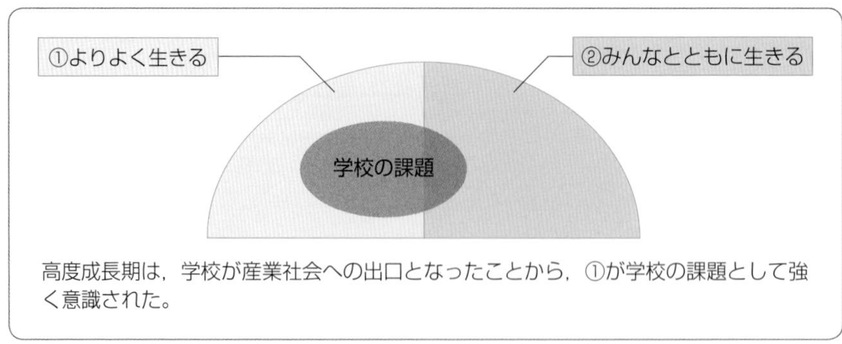
①よりよく生きる
②みんなとともに生きる
学校の課題
高度成長期は，学校が産業社会への出口となったことから，①が学校の課題として強く意識された。

▶図 5-5 高度成長期の学校の課題

専修学校制度の確立▶ 1962年には中学校卒業後の5年制の高等専門学校が認可され，1964年には短大が「大学」として認可された。1975年には専修学校制度が学校教育法のなかで位置づけられた。このように「一条校」以外の学校にも，職業や実際の生活に必要な能力を育成し，または教養の向上をはかることを目的として地位を与えた。なかでも高校の卒業者を対象とする専修学校は専門学校とされ，増加が抑制されていた大学を補う役割をもち，拡大を続けていくことになる。

学校のとらえ直し▶ 高度成長期以降，学校が人々の生活に深く浸透していったと同時に，学校を問い直す動きが出たところに，この時期のもう1つの特徴がある。おおぜいの子どもを受け入れることになった学校は，社会への出口として選別的な機能を強くもつ一方で，学校秩序をまもるために校則が強化されるなど，子どもを過度に管理する「管理教育」が行われ，批判が高まった。

また，この時期の学校制度が「みずから学ぶ」という行為を抑制している点を批判し，学校に対する不審を示した「脱学校論」が世界的な関心をよんだ。

不登校の増加▶ 実際の就学行動においても，それまで減少の一途をたどってきた不登校者数が1970年代の中ごろに増加に転じ，1980年代以降に急増した(▶49ページ，図5-4)。この時期に増加した不登校は，経済的な理由ではなく，子ども自身の学校からの忌避(きひ)行動によるものであった。1990年代には，全国の小，中学校のどのクラスに長期欠席の生徒がいても不思議ではなくなった。

2000年代に入ると，不登校者数の増加傾向に歯どめがかかったように見える(▶49ページ，図5-4)。しかし実際には，不登校者の減少を示すというより，保健室への登校や，適応指導教室(教育支援センター)の設置，さらにオルタナティブ-スクール(▶130ページ)の定着など，それまでは不登校者となっていた子どもの行き場がさまざまに広がったことによるものといえる。

④ 現代の学校の課題

学校の役割は，よりよく生きていく力と社会の成員として生きていく力を養成することであるが，今日においては，その前提である子どもの生活を見つめ，

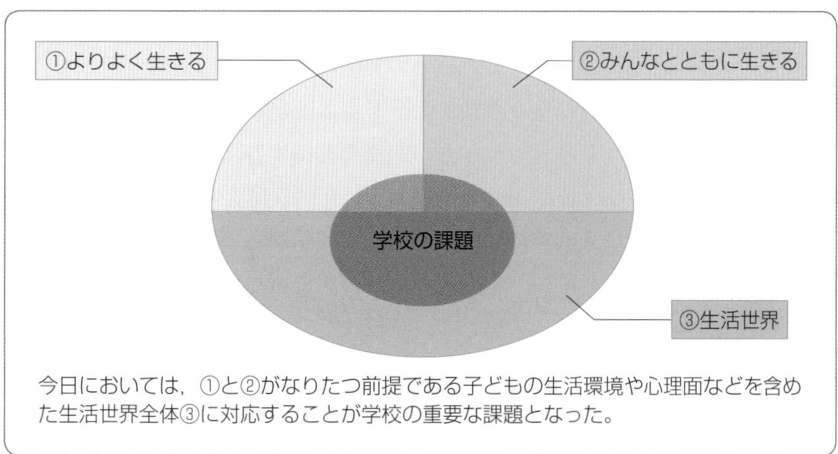

▶図 5-6　現代の学校の課題

それに対応するということが，学校の重要な役割として位置づけられている（▶図 5-6）。その背景には，高度成長期後におこった社会や子ども自体の変化がある（▶34 ページ）。

1 教えることの再考 ── 指導と支援

高度成長期後の学校の多くで，受験に必要な知識の詰め込み教育が行われ，過度に受験にかたよった教育や競争などが大きな問題となっていた。これらを見直し，これからの時代に対応した創造力やみずから学び考える力（「生きる力」）の形成を目ざそうとする動きが生まれていた。そのもとで学校に要請されたものが「ゆとり教育」であり「新しい学力観」であった。

ゆとりの時間の導入と新学力観▶ 1977 年の学習指導要領の改訂で，人間的なゆとりをもった調和のとれた人間形成を目ざして，授業時間数の削減，指導内容の精選などが示された。また，学校の自由裁量時間である「ゆとりの時間」が導入された。

さらに1989年に告示された学習指導要領の改訂では，これまでの共通の知識，技能を身につけさせることを重視する学校での教育から，「子どもがみずから考え主体的に判断し表現できる資質や能力の育成を重視する学習指導」への転換が示され，「**新学力観**」と命名された。その背景には，子どもが学んだ知識の意味や意義を実感できなかったり，機械的な暗記にかたよりがちな実態があった。それを克服するために学校教育は，子どもの「関心・意欲・態度」「思考力」「判断力」を重視し，知識や技能の「指導」ではなく，子どもの主体的な学習への「支援」を行うものとして位置づけられた。

子ども自体の変化への対応▶ 「ゆとり教育」や子どもの学びを支援する「新学力観」への転換には，詰め込み教育への反省だけでなく，社会と子どもの相乗的な変化への対応という側面もあった。社会の変化としては，高度成長が終結し，情報化社会や大衆消費社会の進展により価値観やニーズが多様化し，さまざまな生活場面においても 1

人ひとりの要求に応じたサービスの個別化を望む傾向が強まったことがあげられる。こうした社会の変化に呼応して相乗的に子どものあり方も変化した。

このような社会と子どもの変化によって，教える者と学ぶ者という学校における教師と子どもの関係を維持することがむずかしくなった。すなわち，教師が生徒に権威を示すことに拒否反応をおこしたり，さまざまな情報が容易に手に入るために学校の知識に興味がもてない子どもが増えた。

さらに，学校での自分の居場所を得るためにいわゆる「空気を読む」ことにストレスを感じて，学校に行くことができなくなる子どもの増加や，いじめや発達障害をかかえた子どもへの対応など，さまざまな問題が学校の場でおきていたのである。

教える責任▶ 子どもが主体的に学習するための支援は，知識の詰め込み教育などに対して反省を求めた点で重要である。他方，義務教育において指導することは，社会を生きるために必要な知識や技能をしっかり身につけさせる責任を負う。そのため，子どもの主体的な学習への支援を重視するあまり必要な知識・技能を教える責任が軽視されることがないように留意する必要がある。

21世紀に入ると，経済問題や環境問題など，さまざまな分野で国家・地域などの境界をこえた世界規模(グローバル)な対応が求められるようになってきた。このような現代社会に対応した新しい学力や能力の養成が，世界規模で求められている。

さらには，ピザ(PISA[1])に代表される国際学習到達度調査は世界の教育改革に大きな影響を与えたが，PISAとともに**コンピテンス**という概念が注目されるようになった。コンピテンスは，「ある特定の文脈における複雑な要求に対し，心理社会的な前提条件の結集を通じてうまく対応する能力」(OECDのDeSeCo[2]プロジェクト)とされている[3]が，日本では「資質・能力」としてとらえられ，2017・2018年改訂学習指導要領のキーワードとされている。

2 課題としての教育内外の連携

現代社会における子どもの変化は，格差や貧困問題など家庭環境の問題とも深くかかわる。親の貧困が子へと連鎖していく現状や，家庭内暴力，ネグレクト(育児放棄)，不登校，児童虐待などは大きな社会問題でもある。学校の役割や機能を果たすためには，学校がなりたつ土台である子どもの生活環境や心理面などを含め家庭や社会への対応も重要になる。

1) PISA：Programme for International Student Assessmentの略で，経済協力開発機構Organisation for Economic Co-operation and Development(OECD)が進めている国際的な学習到達度に関する調査。
2) DeSeCo：Definition and Selection of Competencies(コンピテンシーの定義と選択)の略。
3) Rychen, D. S. and Salganik, L. H.(Eds.)：*Key competencies：For a successful life and a well-functioning society.* p.43, Hogrefe & Huber Publishers, 2003.

養護教員の対応の変化▶ 学校内でもこれらの問題への対策がとられてきた。保健室の養護教員はけがや体調不良の子どもへの対応のみならず，保健室が教室に居づらい子どもの居場所となるように対応している(▶97 ページ)。

外部の専門家の導入▶ さらにスクール-カウンセラーやスクール-ソーシャルワーカーの配備など，外部の専門家を学校に導入する動きもある。

スクール-カウンセラーは，学校内でカウンセリング(相談)などの専門的な活動を行う臨床心理士などの心理学の専門家である。スクール-カウンセラーの導入によって，これまでに学校の教職員を中心に行われてきた相談活動に加えて，カウンセラーによる「治療」の目を取り入れた相談体制の充実がはかられた。これにより，悩みや問題をかかえた子どもや保護者への対応を充実させることができるため，学校内の教育活動がより円滑に進められるようになった。その際,「指導」と「治療」という異なる目的をもつ教師とカウンセラーがどのように連携を築いていくかが課題として残されている。

一方，**スクール-ソーシャルワーカー**は，子どもたちが日々の生活のなかで出会ういろいろな困難を，子どもの側にたって解決するためのサポートをする。サポートの内容には，①問題をかかえる子どもやその保護者の相談に応じること，②学校関係者への代弁，③当事者の視点での情報提供，④人間関係のもつれに対する中立的な立場での調整，⑤援助に必要な人や集団間を結びつける仲介，援助が必要にもかかわらずみずから援助を求めない者への家庭訪問や学校教職員へのアドバイス・コンサルテーションなどがある。

日本では，1980 年代の半ばから必要性が唱えられ，2008 年度から文部科学省によるスクール-ソーシャルワーカー活用事業が開始された。スクール-ソーシャルワーカーは，社会福祉士や精神保健福祉士など福祉の有資格者のほか，教育と福祉の両面に関して専門的な知識技術を有し，過去に教育や福祉の分野においての活動経験があるものが担い手の条件となっている[1)]。

教育・心理・福祉の協働の構築▶ 今日，教育・心理・福祉の専門家による協働の構築は，学校の重要な課題とされている。不登校の児童生徒への対応などは，学校内の努力だけでは限界がある。1992 年に文部省(現文部科学省)は不登校について認識を転換し，「どの子にもおこりうる」として，学校外の施設における相談や学習が指導要領上の出席扱いとみなされるようにした。それに伴い不登校となっている児童生徒の学習機会の保障や学校復帰を目的とした教育施設として学習支援センターが整備されるなど，各種の不登校対策が開始された。すでに 1980 年代から活動していた民間のフリースクールも含め官民のさまざまなつながりのなかで，子どもの学習の権利を保障することが求められている。

---

1) 文部科学省：スクールソーシャルワーカー実践活動事例集．p.2，2008.

◉要約

学校は教えるための特別な場所であり，それまでの習俗による人間形成にかわる近代の機関である。大きく学校の役割は，①社会をよりよく生きるための知識や技能を伝達することと，②社会の一員の養成があげられる。この両者の課題のバランスのなかで，学校は機能している。

日本は西欧で生まれた近代学校の制度を導入するが，日本社会に合うように修正しながら学校の定着がはかられた。第二次世界大戦後の学校は，権利としての教育を保障する場として，機会均等の原則をもとに展開してきた。

その一方で，知識や技能の詰め込み教育などの課題が発生し，それに対する取り組みなどが行われてきた。加えて，今日の学校の新たな課題としては，外部の専門家や組織との協働をはかり，子どもの生活世界の変化に総体的に対応できる体制が求められている。

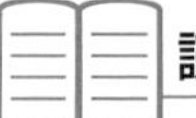

読書案内

❶ 堀尾輝久ほか編：講座学校（全７巻）．柏書房，1995-1996.
学校の文化，組織，そこでの学びの性格，社会との関係などを全体的な視点から考え，学校づくりの課題とともに示した講座。

❷ 木村元：学校の戦後史．岩波書店，2015.
日本の学校の性格をその成立と展開のなかにとらえて，今日の学校の課題がどのようなものであるかを示している。変化する日本の社会のなかで今後の学校の方向について考えるための著書。

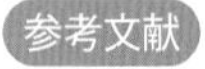

参考文献

1）天野郁夫：増補 試験の社会史（平凡社ライブラリー）．平凡社，2007.
2）イリッチ，I. 著，東洋・小澤周三訳：脱学校の社会．東京創元社，1977.
3）奥地圭子：学校は必要か 子どもの育つ場を求めて．日本放送出版協会，1992.
4）木村元：学校の戦後史．岩波書店，2015.
5）小林正幸ほか編：教師のための学校カウンセリング．有斐閣，2008.
6）小松佳代子：社会統治と教育 ベンサムの教育思想．流通経済大学出版，2006.
7）高橋勝：情報・消費社会と子ども．明治図書，2006.
8）寺崎弘昭：教育と学校の歴史．藤田英典ほか：教育学入門．岩波書店，1997.
9）ドーア，R. P.：学歴社会 新しい文明病．岩波書店，1987.
10）橋本紀子ほか編：青年の社会的自立と教育 高度成長期日本における地域・学校・家族．大月書店，2011.
11）藤田和也：保健室と養護教諭 その存在と役割．国土社，2008.
12）水原克敏：学習指導要領は国民形成の設計書 その能力観と人間像の歴史的変遷．東北大学出版社，2010.
13）山下英三郎ほか：新スクールソーシャルワーク論 子どもを中心にすえた理論と実践．学苑社，2012.

第2部
教育をなりたたせるもの

Introduction

第2部

この第２部では，教育をなりたたせる基本的な構成要素を扱う。

教育のはたらきかけは，おもに教えるというコミュニケーションによってなされる。教えるという行為は，教育学では教授という概念でとらえられてきた。教授とは，目標をもって意図的に相手にはたらきかけることであるが，その際に，相手の変化を見ながらそのはたらきかけが有効かどうかを考え，場合によってははたらきかけをかえることも含んでいる。したがって，教授の際には相手の変化をどのようにみるかが重要である。その変化を理解するために，発達という見方がある。

他方，教授には，その前提として，教育関係をつくりあげる訓育と，対象をまもりつつ育て，育てつつまもるという養護とが必要である。訓育と養護がそれぞれの役割を果たすことで，教育というまとまりをもった行為をつくりあげるものである。

この第２部では，第６章で教授，第７章で訓育，第８章で養護，第９章で発達について考える。

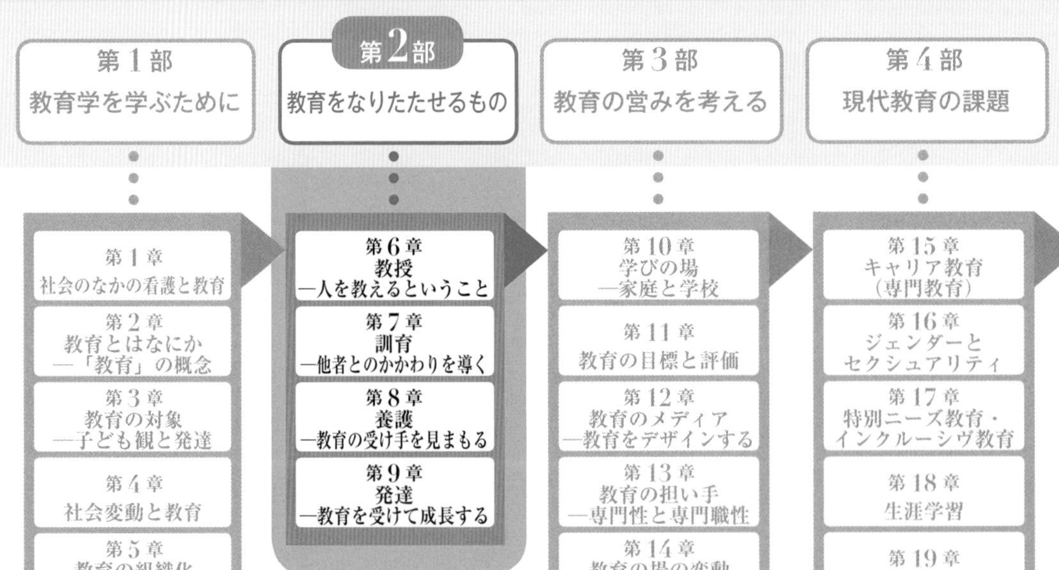

教育学

▼

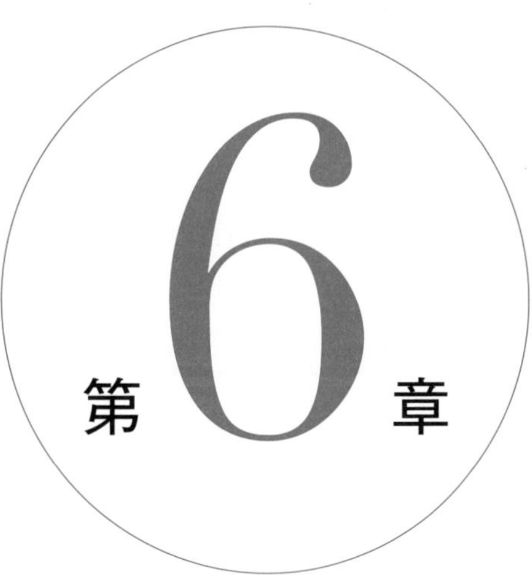

教授——人を教えるということ

A コミュニケーションとしての教えること —— 看護との比較

教育の中心は教えることである。教えることの専門職としての学校教師の場合を例にこの点をみることから始める。

1 非対称的なコミュニケーション

コミュニケーションを情報の伝達とみるなら，教えるという行為も1つのコミュニケーションのあり方といえるだろう。ただし，そこには，日常の一般的な情報交換との明らかな違いが存在する。まず，教えるという行為に基づくコミュニケーションは，相互の対等な情報交換を行うものではない。このように二者が対等な立場ではない関係にあることを**非対称的な関係**とよぶ。その特質は学校の教師と生徒の関係に象徴的にあらわれる。

以下は，小学校の算数の授業での教師から生徒への問いかけである。

> 太郎さんはあめを三個もっていました。お母さんから何個かあめをもらいました。いま太郎さんはあめを五個もっています。お母さんから何個あめをもらったのでしょうか[1]。

こうしたコミュニケーションは，日常ではありえない。算数の授業におけるコミュニケーションのルールに慣れない子どもは，「なぜ，お母さんが何個くれたかわからないの？」といった問いを発することがしばしばあるという。ここでは，足し算を教えるという明確な目的のもとで，教える者と教えられる者という非対称的な関係や，その役まわりがはっきりと定められた特別なコミュニケーションがなされている。

2 教えることを支えるもの

教える行為をなりたたせる要件▶ 非対称的な関係において教える行為をなりたたせるには，2つの重要な要件が必要となる。1つは，教え手が，明確な目的をもち，それが習得されることで以前よりよくなった学び手のイメージをもちながらはたらきかけることである。もう1つは，教え手が学び手の年齢，性格，理解の能力，さらに関心や価値をふまえながらはたらきかけているということである。

1）上野直樹：「言語ゲーム」としての学校文化．佐伯胖ほか編：学校の再生をめざして1 学校を問う．p.51，東京大学出版会，1992．

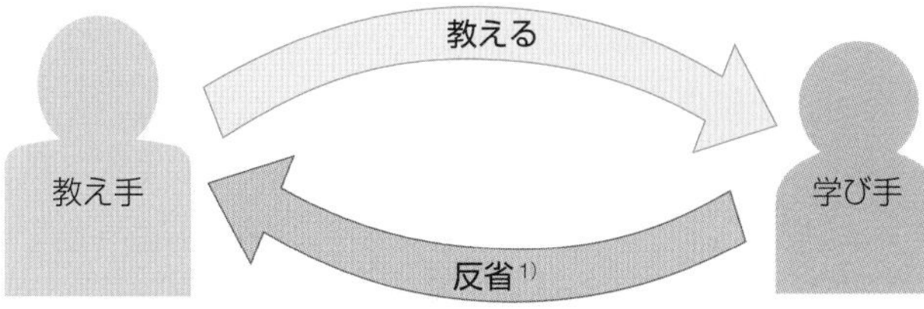

1）反省：学び手に適切な内容だったか，教える方法や時期は適切であったかなどを教え手が考えること。

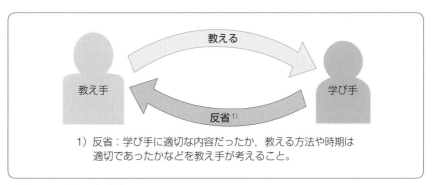

▶図 6-1　教える行為としてのコミュニケーション

教えるという行為の特徴▶

教えたい内容がうまく伝わらない場合，その原因をさぐりながら次の一手を考えることによって，教え手と学び手とのコミュニケーションを持続させる必要がある。そのため，教えるという行為においては，なぜうまくいかないかを考えることが重要であり，その反省性に最大の特徴がある(▶図 6-1)。

先述の小学校の例は，算数の授業におけるコミュニケーションのルールに則してはいたが，当該の子どもの日常の感覚や考え方を十分にふまえたものではなかったために子どもに疑問を引きおこした。この例においても，設問の仕方を工夫するなど，子どもの実態に応じたはたらきかけが求められているといえる。

3 教えることと見まもること

教えるというはたらきかけの特徴を見てきたが，ここでは，医療行為としての治療・看護というはたらきかけと，教育とを比較してみよう。

医療行為は，健康の回復・向上という明確な目的をもっており，看護師の業務もその目的にそって展開される。また，医療的な技術のサービスは，人の生死にかかわるという点で，学校での教えるという行為以上に明確な評価基準をもっているともいえよう。

教育と医療・看護との共通点▶

一方で，治す・見まもるという行為は，治す−治される，看護する−看護される関係を前提としており，教育と同様に非対称的な関係にある。両者に共通しているのは，非対称的な関係において教えるあるいは治す側にある者が，学び手あるいは患者本人の意思に反してでも介入する行為，すなわちパターナリズムによる行為に陥る危険性を内包していることである。ここでのむずかしさは，相手にとってよかれと思ってはたらきかけることでも，当人にとっては受け入れられないことがあるところである。これは，今日の教育においても重要な論点であり，課題となっている。

第1部で学んだように看護の行為はケアに根ざしたものであり(▶3ページ)，患者への心づかいが求められるが，そこでの配慮は同時に患者の管理とも両立されるものでなければならない。しかし，実際には，患者の全体を見てケアすることより，病気を治すことを優先してしまうことがある。

教育の教えるという行為においても，学び手への配慮より教えるという目的を優先してしまうことがある。たとえば，学校教育では教える内容や技術が重視されるあまり，教えられる存在としてだけ子どもをとらえて，その子どもにとってどのように教えることが必要であるかを見失ってしまうことがある。このことは必然的に，教えることの効率性を追求して子どもを管理の対象とすることにもつながる。その結果，子どもの学びを減退させる場合があり，子どもの全体への配慮をふまえることがあらためて求められている。

B 学ぶ・教えるということ

① 学ぶということ

教えるということは，学ぶということと対になっている。そこで，ここでは学ぶということについて考えてみる。

1 心理学の定義

学ぶことは，学習ともよばれ，日本社会においては教えること(教授)と対でとらえられることが圧倒的に多い。しかし，教えられることなく，自分から情熱を傾けて進んで学ぼうとした経験を私たちはもっている。

そもそも学習という言葉は，心理学用語として理解され，大きな影響力をもってきた。その代表的なものである『ヒルガードの心理学』では，学習とは，「経験によってもたらされる行動のかなり永続的な変化」[1]としている。

2 広義の学習

生物一般の進化にまで視野を広げた生物学においては，学習とは，環境との相互交渉のなかで生体が経験する対応の一種としてとらえられている。ある段階までの生物においては，その種の生存と再生産は親から子への遺伝情報によってなされる。

それに対して，一定以上の高等な生物では生体から生体へ伝えるべき情報が多くなりすぎ，遺伝子だけでは情報が足りなくなり，生体と生体，生体と環境とのコミュニケーションも重要な役割を果たすことになる。その際，みずからが外界から情報を得ながら後天的にできるようになる行動一般が，学習としてとらえられる。オーストリアの動物行動学者のローレンツ Lorenz, K. Z.（1903–

1）リタ＝L. アトキンソンほか著，内田一成監訳：ヒルガードの心理学，第13版．p.484，ブレーン出版，2002.

1989)は，生まれたての鳥が最初に出会った動く存在を親として把握する刷込み imprinting(インプリンティング)に注目した。この刷込みによる親を追従する行動は，遺伝的に定められた本能的なものではあっても，どの物体を親と認識するかは学習によることを示したものである。

3 生活のなかの学習

広義の学習を考慮しつつも，人間の学習を考える場合に前提としなければならないのは，人間の生活は社会や文化の上になりたっているということである。学習とは，そもそも人間が生活していく過程で必然的になされていくものである。つまり，必ずしも学習者のために意図されてはいないが，生活するなかで当人にとって社会的に意味あるものとなる行為を行うことが学習である。

レイブとウエンガーの研究▶ この点を検討したものにレイブ Lave, J. とウエンガー Wenger, E. による，リベリアの仕立屋の徒弟の観察に基づく研究がある。この研究によると仕立屋に弟子入りしたばかりの見習いが最初に教えられるのは，型紙づくりや布地の裁断といった仕立ての中核的な部分ではなく，補助的なボタンつけなどである。未熟な技能の徒弟が，最初から中核的な部分を担当して服を台なしにすることは避け，すぐにやり直しがきく作業で，仕立ての過程に直接参加する経験を積ませるのである。

仕立て業に限らず職人や徒弟の世界では，まず，やさしくて失敗しても支障が生じない作業から学習を始め，慣れるにしたがって徐々に中心的で複雑な作業に参加していく。このように段階的に文化的な実践に参加することで，その共同体の一員としての立場を確立していく方式を**正統的周辺参加** legitimate peripheral participation(LPP)という。そこでは，学習は，個人の変容だけに注目するのではなく社会や文化との関係のなかで位置づけられている。

4 知恵 —— 生きた知識

職人などの世界では，経験を通して獲得され，身体にきざみ込まれた知識がある。このような身体化された知識は，みずからの経験や試行錯誤が凝縮された知識であり，**知恵**という表現でとらえられる。状況に応じて適切な判断をくだせる人を知恵者とよぶ場合があり，知識を多くもち合わせてもそれが実際の生活のなかで生かせない博学的な知識の人と区別してとらえられている。知恵の多くは，実際の体験やときには失敗を経て習得されたものであり，その意味で学びのなかで蓄積された生きた知識といえるものである。

学びの本質は，当人にとって社会的に意味あるものとなる行為を行うことであり，それはつまり実際の生活のなかでいかせる，知恵の獲得であるといえる。

② 教えるということ

1 学ぶ構え

教えるということは，学びと一体であり，学びを促す行為として理解されている。しかし，実際には，教師が学校の授業でさまざまな知識や技能などを教授することとしてとらえられることが一般的であろう。それゆえ，現存の学校に疑問をいだく人々にとっては，学校での教えは，学ぶことを強制されることとして実感されているのではないだろうか。

教えることで学びを促そうとしても学ばないということは，なぜおきるのか。それは，学び手が学ぶ構えをつくりあげていないからであるとされる。**学ぶ構え**とは，学び手の興味や学びたいという欲求である。たとえば，目の前で母親がペンでなにかを書いているのを見て，幼児がそれに興味をもったとしよう。その幼児が自分でやってみたいと感じたとき，それがすなわち学ぶ構えができたときである。そこで，幼児にペンを渡して母親が手を添えたり，あるいは自分で書かせたりすることによって，幼児は書くことを学んでいく。こうした学ぶ構えのある者に援助する行為や状況をつくりあげることによって，学びを促すことができるのである。

2 教えることの意味

学ぶ構えを支援するという行為は，確かに教育を成立させるための重要な要素であり前提である。しかし，教えるという行為は，それ以外にも固有な特性と価値をもつことに留意する必要がある。

自分の経験や生活の繰り返しのなかで獲得される知識とは別の，生活に直接役にたつということをこえた体系的な知識や，新しい価値観につながる知識，文化や芸術によってつちかわれる情報などが存在する。たとえば，科学に裏づけられた知識や，社会のあり方を考えるための知識，芸術・文化に親しんだり創造したりする力などである。これらは社会(見ず知らずの人とともにある公共社会)を生きるために欠かせず，好むと好まざるとにかかわらず社会の一員として必要なものである。

したがって，人々がこの知識などを獲得し，人生を歩むことができるようにするため，その人の理解のレベルに合わせた段階的なはたらきかけが必要とされる。これが教えるということがもっている重要な意味である。近代の社会は，こうした教えるというはたらきかけを組織化・体系化した場として，学校をつくり出したのである(▶44ページ)。

3 次世代を育てる学校知識

教えるという行為は，次の世代にとって価値ある知識(文化)を伝える役割を担うものである。教えることを成立させるためには，次の世代にとって意味があり有用と判断された知識を選び出して，伝えられるように加工する必要がある。今日においては，国家がその国に住む人に共通な知識を選択して示すシステムがとられており，選択された知識を学校での学習を通してその国に住む人に共有させる。そこでの知識は，**学校知識**とよばれる。学校知識は，社会の要請と諸学問の裏づけをもった人類に蓄積された知識であると同時に，子どもの成長・発達の程度に配慮して次の世代に伝わるように再構成(再文脈化)されたものである。学校知識は，国家によって事前の教育計画として定められ，学校教師によって工夫して伝達され，子どもたちに獲得される。

学習指導要領▶ 日本においては，**学習指導要領**によって学校で教えるべき内容が定められている。学習指導要領は，1958 年版から文部(科学)省の告示のかたちをとり，約 10 年ごとに公示され，法的には大綱的な基準としてとらえられている。

また，この学習指導要領をふまえて高校までの教科書は教科書会社が作成し，教科用図書検定基準に基づいて教科書検定が実施されたあとに教科書として出版される。そして，定められた採択地区ごとに(高校では各学校や教育委員会で)教科書が採択されるという手順で，学校知識が子どもに示される。

学校知識の生産・伝達過程▶ しかし，こうして定められたものとは異なる知識を必要と考える人々や，受験で求められる知識など，さまざまな社会的な用件によって教えられる知識はかたちをかえる場合があり，実際には制度化された学校知識がそのまま伝達・獲得されているわけではない。

学校知識の実際の生産・伝達過程は，図 6-2 のように示すことができる。現実には，学習指導要領で定められている知識内容よりも入学試験によく出る知識内容が重んじられるなど，再文脈化や伝達・獲得の過程における力関係によって学校知識の内容が決まる。

学校知識を定めるためのプロセス▶ なにが社会のなかで欠かせない学校知識なのか。今日，その正当性をめぐって，学校現場の意見をはじめ，社会の諸層からの要望や意見をふまえて現状を批評し合いながら，共有すべき学校知識のあり方やその配列を定めていこうとする動きがある。

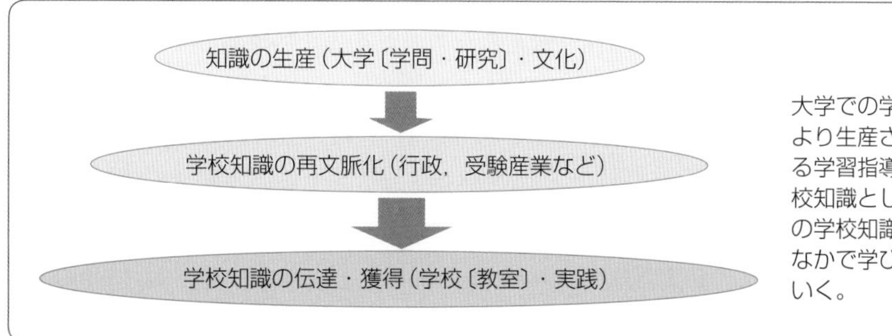

大学での学問・研究や文化活動により生産された知識が，行政による学習指導要領や受験によって学校知識として再文脈化される。その学校知識が学校(教室)や実践のなかで学び手に伝達・獲得されていく。

▶図 6-2　学校知識の生産・伝達過程

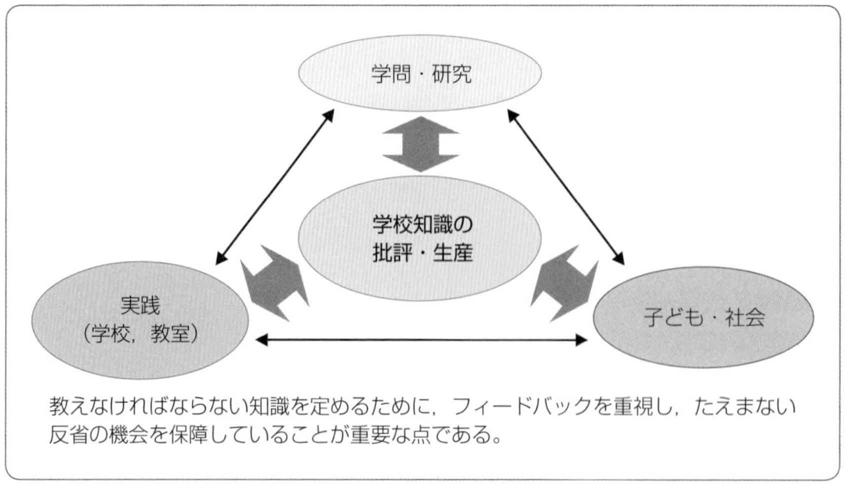

▶図 6-3 批評し合うことを重視した学校知識の生産

図 6-3 は，佐藤学によって提起されているカリキュラム開発の「実践・批評・開発」モデルをもとにした学校知識を定めるためのプロセスである[1)]。**カリキュラム**とは，一般的に学校知識を段階ごとに組織・配列した事前の教育計画としてとらえられている。しかし，それにとどまらず，子どもが結果として学びとった内容を含めてカリキュラムを定義する見方がある。このモデルは後者に基づいたものであり，教えなければならない知識を定めるために，子どもの学習の経験の多様性をふまえたフィードバックを重視し，たえまない反省の機会を保障していることが重要な点である。今日の複雑な社会の変動に対して，適切な学校知識を定めるためには，総合的な視点からのたえまない反省と十分な議論が必要だからである。

C 省察

① 配慮の省察

教えることは，教える内容を伝えるためのたえまない反省とそれに基づく工夫に支えられている。

省察とは▶ アメリカの哲学者であるショーン Schön, D. A. は，教師に限らず実務家の行為の**省察**（しょうさつ）reflection に注目している。省察とは，ある行為を反省しながら次のよりよい新たな知と行為を生み出す思考である。それを自覚的に行う実務家をショーンは，**反省的実践家** reflective practitioner とよんでいる。反省的実践家

1）佐藤学：カリキュラムの批評．世織書房，1997.

は，研究者の理論をもとに実際の問題の解決にあたるだけではなく，逆に実際の状況から解決策を構想し，理論の構築に積極的に関与する。ここでは，子どもへの配慮を重視した省察の実践例として，院内学級の教育について述べる。

院内学級とは▶ 一般的に院内学級とは，病院内に設置された小・中学校(一部高校)の特別支援学級をさす。入院中の子どもたちはその間，学校に通えないため学習に空白ができ，さらに入院による不安定な状況におかれている。院内学級はこうした子どもたちに教育を受ける機会を提供するために設けられている。

院内学級にはさまざまな病状や在籍期間の子どもが通う。そのなかでどのようにして教えるかは個別的にならざるをえず，1人ひとりへの配慮がとても重要である。NHKで放映された東京の病院に設置された院内学級「さいかち学級」の教員である副島先生の実践を手がかりに子どもへの配慮を重視した実践をみていく。

② 院内学級の実践

1 「よりそい」の実践

副島先生は，院内学級におけるみずからの実践を子どもへの「よりそい」という言葉で表現している。まず，子どもとの場の環境を整えるため，席の配列から始まって，教師との距離やどのような子どもどうしの組み合わせが最適かなど，その日その日の状況に応じて場づくりを行う。こうした子どもの学習環境への配慮が「よりそい」の前提とされている。さらに子どもたちへの声かけやたすけを入れるタイミングがはかられる。以下で子どもたちへの声かけやたすけをどのように入れているのかを具体的な事例を示す。

A君のケース▶ A君は，入院が8度目の，先天的な疾患をもつ小学4年生の男子で，短期間の入院である。A君は，最初は自己紹介カードをつくっても自分では読みあげられないほど緊張していた。しかし，A君が，好きなパズルを与えられてしだいに集中していくと，副島先生は4年生の音楽で習う歌を小さく口ずさんだ。すると，A君はつられて歌いはじめ，自然に空気がやわらいでいった。

Bさんのケース▶ Bさんは，幼いときから入退院を繰り返して手術を受けてきた小学5年生である。成長して手術の意味がわかるようになり，不安をつのらせ平常心を保てなくなっていたBさんに対して，副島先生は，手術前に個室で一緒に漫画を読むというかたちで，さりげなくよりそった。

子どもの安心感を生むアプローチ▶ 子どもへのアプローチにおいて，副島先生は小道具を活用している。ピエロを演じるための赤いつけ鼻や，押すと赤いひもが飛び出るケチャップの容器のびっくり箱などである。副島先生は，子どものみならず親やときには医師や看護師に対してもピエロを演じて笑いを誘う。これは，子どものいる空間全体の空気をなごませることで子どもに安心感を与えるのに大切な役割を果たす。

教具の使用▶ 学校という場においては，教えようとする内容を効果的に伝えるために，媒介として**教具**を使用することがふつうである。たとえば，足し算や引き算の繰り上げや繰り下げの意味をつかむためのタイルはその例である。

教師は教具を使って教えたい内容を具体的なものにおきかえ，子どもたちの目の前で実演をしてみせることにより効果的に教えているのである。この行為は，手品師(トリックスター)が道具を仕掛けて観客を驚かすのに似ている。副島先生は，具体的な教えるという行為をなりたたせる土台づくりのためにいくつかの道具を用いているが，これも広い意味での教具である。

2 省察への視点

「よりそい」という言葉は漠然としていて感覚的であるが，行為の省察という視点でこの行為をみてみると，子どものいる場がどうなっているかを観察して，さらに子どもたちがかかえている不安がなんであるかをさぐり，そのときどきに相応の最善のやり方を見つけ出していく行為としてとらえられる。たとえば，慣れない場所での孤独感・不安定感をもつ子どもや，退院後の学校の勉強についていけるか不安になる子どももいるからである。

また，長期に入院している子どもは，家族に迷惑をかけていると思いつづけているという。その圧力をやわらげ，君がいることは大事なことであるというメッセージを伝えることが大切と副島先生はとらえている。

D 「教える−学ぶ」の関係のなかでおきること

① 「育つ」「育てる」のなかの「教える−学ぶ」

1 「育つ」「育てる」「教える」

人の成長はなによりも「育つ」という内なるエネルギーに支えられている。こうした育つ存在にはたらきかけて，ある方向に成長を促すはたらきかけが「育てる」ということである。「育てる」は「育(はぐく)む」ことでもあり，辞書によると「親鳥がその羽で雛をおおいつつむ」[1]と解説されている。また，養うと同義でケアの意味合いをもつものである。「教える」という行為はこうした「育てる」に対して方向づけをより明確にしたものであるといえる(▶図 6-4)。

1）新村出編：広辞苑，第７版．p.2327，岩波書店，2018．

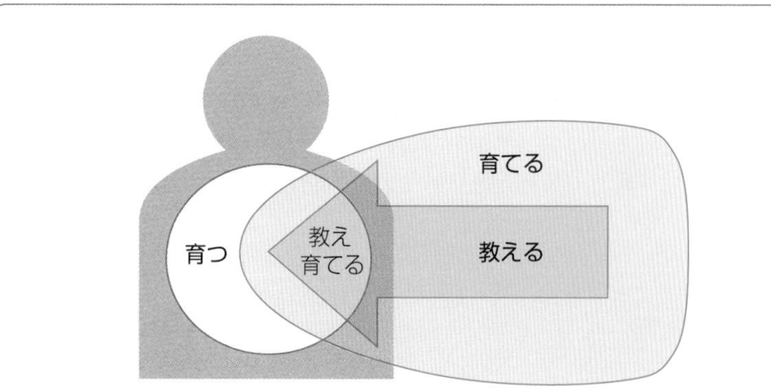

育つ存在に対して，ある方向に成長を促すはたらきかけが「育てる」ということである。「教える」という行為は，「育てる」に対して方向づけをより明確にしたものである。

▶図 6-4 「育つ」「育てる」「教える」

2 ヘレン＝ケラーとサリバンの「奇跡」

これまで，教えるということは，学ぶということと密接にかかわっていることをみてきたが，「教える-学ぶ」というコミュニケーションはなにを生み出しているのだろうか。その一例をヘレン＝ケラーとサリバンの間におきたことの解釈を試みた矢野智司の研究を参考にみていきたい。

乳児のときに高熱のために視力と聴力を失った少女ヘレンは，6歳になって出会った教師サリバンによって新たに言葉の世界へと導かれた。ヘレンとサリバンの半生は『The Miracle Worker』として舞台化や映画化され，日本では『奇跡の人』という題で何度も上演されてきた。英語の題名の「The Miracle Worker」は「奇跡をおこす人」であり直接的にはサリバンのことをさすが，日本では「奇跡の人」はヘレンの代名詞として用いられることも多い。

ここでは，サリバンとヘレンの間のコミュニケーションの変容を「奇跡」として取り上げてみる。このコミュニケーションの変容という「奇跡」は，「ウォーター」という言葉の獲得の場面にみることができる。

私たちは，スイカズラの香りに誘われて，それにおおわれた井戸の小屋に歩いていきました。誰かが水を汲んでいて，先生は私の手を井戸の口にもっていきました。冷たい水の流れが手にかかると，先生はもう一方の手に，はじめはゆっくりと次ぎに速く「水」という字を書かれます。私はじっと立ったまま，先生の指の動きに全神経を集中します。突然私は，なにかを忘れていたことをぼんやり意識したような，思考が戻ってきたような，戦慄を感じました。言語の神秘が啓示されたのです。そのとき「W-A-T-E-R」というのは私の手に流れてくる，すばらしい冷たいなにかであることを知ったのです。その生きた言葉が魂を目覚めさせ，光と望みと喜びを与え，自由にしてくれました。

> 井戸を離れたときの私は，学びたいという一心でした。すべてのものが名前を得，その名前の１つひとつが新しい考えを生んだのです。家に入ると，手に触れるものすべてが生命にわなないているように思えました。いまはあらゆるものを，新しく訪れたはじめての光の下でみるようになったからです[1)]。

さらにヘレンは次のように述べている。

> 入り口に入ると壊した人形のことを思い出し，手探りで暖炉の方に近寄って破片を拾い集めました。もとに戻そうとしましたがうまくゆきません。眼に涙が満ちてきました。私がどんなことをしてしまったかわかったからです[1)]。

3 「奇跡」をなりたたせる変化の重層性

「ウォーター」という言葉の獲得の場面において，ヘレンの中でおこった変化は重層的である。

世界の区別▶ まずは，水というものが，水以外のものから分けられて理解された。私たちはものを理解するときに，世界を図と地 figure and ground に区別する。この場合は，ヘレンにとっては意味のないまわりのもの全体(地)から水(図)が意味あるものとして区別されたのである。

名前による世界の理解▶ それによって，区別されたものには名前があることを知り，それがまわりの世界への理解にもつながる。ヘレンの場合も，「ウォーター」という言葉を獲得したことにより，水と水以外のものに限らず，ものには名前があることを知り，名づけることでまわりの世界に新しい文脈づけ(他と関係づけて対象をとらえて意味づけるという方法)をつくりあげたのである。

また，触れるものすべてが生命にわなないているように感じることや自分がこわした人形を思い出すということは，感覚をこえて，言語によってそのものを思い浮かべたり想像したりすることを可能にし，まわりの世界をより高次でとらえられるようになったことを意味している。

サリバンとの関係の変化▶ この新たな理解は，サリバンとの関係もかえた。すなわち，サリバンが親とは違ったやりかたで自分にかかわろうとする「先生」という存在であることがわかった。それまでは手のひらに文字を書く行為がヘレンにとっては単におもしろい「遊び」だったのが，サリバンとヘレンの「教える-学ぶ」という関係に組み直されたといえる。これは，その後に長く続くふたりの共生関係の原点ともいえるものであり，「意味あるもの」を教え，それを学びたいという両者の

1）ケラー，H. 著，川西進訳：ヘレン・ケラー自伝 私の青春時代．pp.33–34，ぶどう社，1982.

関係の構築である。

ヘレンには，水を意味あるものとしてとらえることができるようになると同時に，それによって「内面」の成立がなされた。すなわち，たとえばこれまで手に触れる感覚でまわりの世界を区切り・解釈していたものを，言語のレベルでまわりの世界を内面の世界のなかで位置づけるという再文脈化を成立させたということである。

②「教える–学ぶ」の関係を考えるために

サリバンとヘレンの物語には，これまで述べた以外にも「教える–学ぶ」ということを考えるうえでの重要な点がいくつも示されている。その１つが，教える側の意図と教えられる側(学ぶ側)の受けとめのズレである。サリバンが「ウォーター」という１つの言葉を教えようとしたとき，ヘレンはサリバンの意図をこえて，まわりの世界を言葉でとらえることを理解したのである。これは教える側と教えられる側の両方でつくりあげられた創造的コミュニケーションとでもいえるものであった。

サリバンとヘレンの「奇跡」にみることができる「教える–学ぶ」の関係の構築は，一般の子どもにとっては「奇跡」ではなく，一見自然に行われているようにみえる。なぜならば，学校に入った子どもたちは，比較的スムーズに教師とコミュニケーションを行うことができるからである。

しかし，今日「小１プロブレム」と言われるように，小学校に入学した子どものなかで学校生活にスムーズに入っていくことができない者の数が増えている。その原因として，入学したての子どもたちにとって「教える–学ぶ」関係や学ぶ構えをつくり出すことがむずかしくなっていることがあげられる。

実は，あたり前にみえるコミュニケーションがいかに複雑な過程をふまえているか，また，いかに子どもの内面でおきていることが重層的であるかを，ヘレン＝ケラーとサリバンの間でおきた「奇跡」は教えてくれている。

◉要約

教えるという行為は，一方から他方への単線的なコミュニケーションで完結するものではない。つねに教える内容が学び手に届いているかを確かめながら継続される反省的な行為である。また，伝えながら創造するといった教える側，学ぶ側の両方でつくりあげる創造的なコミュニケーションともいえるものである。教える価値に根ざし，よりよい方向に向けての変化を目的とする教育のはたらきかけと，看護のそれには，性格の違いはあるが，反省的な実践者としての意味において共通する。

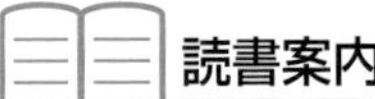

読書案内

❶ 佐伯胖：考えることの教育(現代教育 101 選所収)．国土社，1990.

教育はなにを教えるべきかについて目がとらわれがちであり，子どもがどう考えるかについての議論は多いとはいえない。この著は「考える」ということ，「わかるということ」自体に注目することで教えるということの意味を考えさせてくれる。

❷ 金森俊朗・村井淳志：性の授業，死の授業．教育史料出版会，1996.

生と死のリアリティを欠いた子どもたちの現状をふまえて「いのちの学習」をキーワードとした実践記録。いのちを実感する授業のはしりでもあり，ニワトリを殺して食べる授業の記録をおさめた鳥山敏子『いのちに触れる』(太郎次郎社)とともに答えの定まっていない内容を扱った教育の試みの例でもある。

参考文献

1) 東洋：学ぶことと教えること．東洋ほか編：1 学ぶことと教えること(岩波講座 教育の方法)．岩波書店，1987.

2) ケラー，H. 著，川西進訳：ヘレン・ケラー自伝 私の青春時代．ぶどう社，1982.

3) 佐伯胖：「わかる」ということの意味，新版．岩波書店，1995.

4) 佐藤学：カリキュラムの批評．世織書房，1997.

5) サリバン，A. 著，槙恭子訳：ヘレン・ケラーはどう教育されたか．明治図書，1973.

6) ショーン，D. 著，柳沢昌一・三輪建二訳：省察的実践とは何か プロフェッショナルの行為と思考．鳳書房，2007.

7) 中内敏夫：「教室」をひらく．藤原書店，1998.

8) バースティン，B. 著，久冨善之ほか訳：〈教育〉の社会学理論〈新装版〉象徴統制，〈教育〉の言説，アイデンティティ．法政大学出版局，2011.

9) 森田伸子：子どもと哲学を 問いから希望へ．勁草書房，2011.

10) 矢野智司：ソクラテスのダブル・バインド 意味生成の教育人間学．世織書房，1996.

11) リタ＝L. アトキンソンほか著，内田一成監訳：ヒルガードの心理学，第 13 版．ブレーン出版，2002.

12) レイヴ，J.・ウェンガー，E. 著，佐伯胖訳：状況に埋め込まれた学習 正統的周辺参加．産業図書，1993.

13) ローレンツ，K. Z. 著，日高敏雄訳：ソロモンの指環 動物行動学入門．早川書房，1998.

14) NHK：院内学級教師 副島賢和の仕事 涙も笑いも，力になる(プロフェッショナル 仕事の流儀)．NHK エンタープライズ，2011 年 1 月 24 日放送.

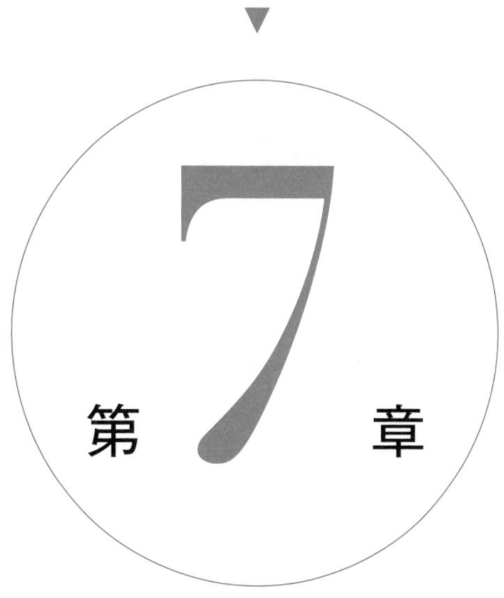

訓育
——他者とのかかわりを導く

A かかわり合うことの困難

① 子どもたちの生きづらさ

他者とのかかわりは，人が育っていくうえで，不可欠のものである。他者とのかかわりのなかで，人は他者を理解し，自分自身が何者であるかを理解し，育っていく。しかし，その他者とのかかわりは，ときに人に理不尽な苦しみを課す。他者とのかかわりは，人に，ひとりでは味わうことのできない喜びを与えもするが，しばしば耐えがたい苦しみをもたらすものでもある。

そして実際，現代の子どもたちは，きわめて過酷なかかわり合いの現実を生きている。まず，そんな過酷な現実の一端を紹介することから始めよう。

1 いじめの構造

東京都の公立中学校に通う2年生の鹿川裕史くんは，ある日学校に行くと，牛乳びんに挿した花，アメ玉，ミカンに突き刺した線香，そして追悼のメッセージを記した色紙が，自分の机の上に置かれているのをまのあたりにした。色紙にはなんと，担任を含む複数の教師の名前も書かれていた。「葬式ごっこ」である。鹿川くんは，その数か月後，みずから死を選んだ。1986年2月のことであった。

いじめの定義▶ 「いじめ」の語は，このころから日本社会において普及したといわれる。1980年代の一過性の流行現象にも思われたいじめは，いまや日本の学校と社会のあり方そのものに深く根づいた病(やまい)と考えられるようになった。そのいじめについて，社会学者の森田洋司は以下のように定義する。

> いじめとは，同一集団内の相互作用過程において優位に立つ一方が，意識的に，あるいは集合的に他方に対して精神的・身体的苦痛をあたえることである[1]。

相互作用過程とは，人がかかわり合い，互いに影響を与え合う過程である。そのなかで優位な者が劣位の者に精神的・身体的苦痛を与えることを，いじめとよぶ。「集合的」とは，1人ひとりは強く意図していなくとも，集団がまるで意思をもっているかのように，いじめがおこりうることを意味している。たとえば，自分も被害にあうのではという不安感からほかの者に合わせていじめる側にまわる場合，遊びが高じてみんなでいじめてしまう場合，相手へのいらだちが場の雰囲気を支配していじめがおこる場合などである。

1）森田洋司：いじめとは何か ―― 教室の問題，社会の問題．p. 95，中央公論新社，2010．

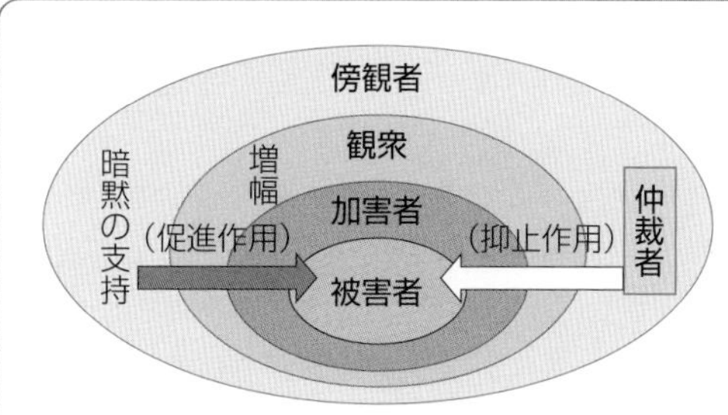

いじめの現場には，いじめをはやしたててておもしろがって見ている「観衆」，見て見ぬふりをする「傍観者」がいる。傍観者のなかから「仲裁者」があらわれれば，いじめは抑止されるが，逆に周囲がおもしろがってはやしたてれば，いじめは促進される。

（森田洋司：いじめとは何か——教室の問題，社会の問題．p.132，中央公論新社，2010 による，一部改変）

▶図 7-1　いじめ集団の四層構造モデル

いじめの構造▶ また森田は，いじめが，ある構造をもつと指摘する（▶図 7-1）。一般に，いじめでは被害者と加害者に関心がいきがちだが，いじめの現場には，いじめをはやしたてておもしろがって見ている「観衆」，見て見ぬふりをする「傍観者」がいる。傍観者のなかから「仲裁者」があらわれれば，いじめは抑止されるが，逆に周囲がおもしろがってはやしたてれば，いじめは促進される。

いじめは，このような子どもたちの関係構造によって，促進または抑止されながら存在している。よって，いじめ・いじめられ関係は，被害者と加害者個人どうしの単純な関係ではない。クラスや学校を構成するすべての子どもたちの，かかわり合いの構造全体に起因するものなのであり，それが現代の子どもたちの生きづらさを生み出している。

2 スクールカーストと「コミュ力」

スクールカーストとは▶ また，いじめ・いじめられ関係と友人関係のグレーゾーンであり，いじめの培地でもある，より広い意味での子どもたちの関係性をめぐる問題として，「スクールカースト」がある。

スクールカーストとは，日本の学校のクラスにある生徒の上下関係を，インドの身分制度であるカースト制になぞらえたものである。クラスの生徒たちは暗黙のうちに「一軍，二軍，三軍」「A，B，C」などのグループに分けられ，さらにその下には，グループすら形成できない層がある。上位のグループはクラスの中心である「イケてる」者たちであり，しばしば彼らの言動は，「イケてない」グループの者たちを当然のように見下している。

スクールカーストの事例▶ これに関して社会学者の鈴木翔は，以下のようなエピソードを聞きとっている。モモカは，地位の高い「清楚系」のグループに所属していた。そして，同じ「清楚系」に属するモモカの友だちが，地位の低い「めっちゃ地味」グループの女子生徒に対して，以下のような仕打ちをしていた場面を目撃したという。

モモカ：プロフィール帳みたいなやつって流行りませんでした？
鈴木　：あー，女の子はあったね。
モモカ：そう，それ！　そういうのめっちゃみんな書いてて，流行ってて，アタシの友だち（上位のグループの生徒）が，その子（下位のグループの生徒）にもなぜかそれあげて，「書いて！」って言って。んで，それでそしたら，その子めっちゃ嬉しそうにしてて。んで，アタシの友だちはそれを書いてもらった後に，なんかゴミ箱に捨てて（笑）。いじめとかではないんだけど，胸が痛んだっていうか。でもその（下位のグループの）子だから，アタシの友だち（上位の生徒）はそういうことやったんだと思う。やさしい子でしたから[1]。

しかし，モモカに言わせれば，友だちのふるまいは，「いじめではない」。ひどいことをするのは，「みんなをなごませようとして」のことなのである。この認識の背景には，上位グループは下位グループを侮辱的に扱って（「イジって」）当然という，暗黙の上下関係（身分制）がある。

「コミュ力」至上主義▶ ではこのスクールカーストのような，子どもたちの間に広がる序列は，いったいなにを基準に定まるのか。勉強ができる，スポーツが得意などいろいろなことが思い浮かぶが，社会学者の土井隆義が強調するのは「コミュニケーション能力」，俗にいう「コミュ力」の高低である。現代の学校の友だち関係において，他者から評価されるためには，場を盛り上げ，関係をうまく転がしていける高い「コミュ力」が必要となる。あらゆる価値が相対化された現代において，「コミュ力」は，互いに異なった価値観をうまく調整し，対立や衝突をさけるための力として，絶対的な優位性をもつようになったというわけである。

② 教師–生徒関係の不調 ——「学級崩壊」

いじめなどに象徴される現代の子どもたちのかかわり合いはきわめて過酷であり，その関係づくりを導く実践は，一層重要なものとなっている。しかし，いまの学校現場では，指導の土台である教師と子どもの関係そのものがなりたちがたい。その意味で，教育における関係のむずかしさは二重である。

学級崩壊の事例▶ 教師–子ども関係のなりたちがたさを示すキーワードは「学級崩壊」である。子どもたちが好きで，彼らの育ちを励ますことを自分の天職と考え教職についた教師にとって，「かかわってもらえない」というのは，とても苦しい。中学校教師の鹿嶋真弓は，自身の経験を以下のようにふり返る。

1）鈴木翔：教室内カースト．pp. 105-106，光文社，2012．

鹿嶋：〔略〕全校生徒に紹介してもらったときには，縦横斜めピシーッと 800 人くらいの子どもたちがそろってるんですよ。きちーんとした学校なんですね。ところが，いざ自分のクラスに行ったら，あの……，「帰れよ」とか，「うぜえ」とか，「ババア」とかって言ってるんですね。誰に言ってるのかなと思ったら，わたしに言ってたんですよ。〔中略〕
──：そのときは，とりあえずどうされたかは覚えていますか？
鹿嶋：自己紹介しましたね。〔中略〕黒板に名前を書いて，鹿嶋真弓ですって，子どもたちが大好きですって，でも子どもたち聞いてないんですよ。〔中略〕かかわってもらえないっていうのはこういうことかなって[1]。

教師–生徒関係の不調による苦しみ ▶

このような教師–生徒関係の不調で，心身を病む教師は少なくない。公立諸学校の 2021（令和 3）年度における精神疾患による休職者数は，5,897 人に上る[2]。鹿嶋先生もまた，心身に不調をきたした。通勤時にふと学校名を見上げ，彼女は吐きけをもよおし，そのまま帰宅してしまった。要するに，教師もまた，子どもたちとのかかわりに苦しんでいるのである。

子どもたちどうしのかかわりの困難，そしてそのかかわりを導く土台となるはずの，教師と生徒の関係の困難，教師たちは二重の困難をかかえている。

教育の場をなりたたせるための技術の模索 ▶

しかし，それは裏を返せば，困難のなかでもなんとか教育の場をなりたたせるための技術を，教師たちは模索しているということでもある。そこで，現代日本の教育現場におけるかかわり合いの困難のかたち，また同時に，その困難に対処するため日々蓄積されてきた教育の技術について，みていく。このようなかかわり合いに関する教育を，教育学では「**訓育**」とよぶ。ここでは，日本の教師たちが蓄積してきた訓育の技術を示していく。

B 訓育とはなにか

① 伝統的な訓育の概念

教育学の世界には，古くから「訓育」という言葉がある。1890 年ごろにドイツ語 Erziehung の訳語として登場したこの語は，「訓」は「教え，戒（いまし）め，さとす」こと，「育」は「育てる」ことであり，語義としては「教育」に近い。

現代日本の教育における訓育 ▶

しかし，実際の使われ方では，この言葉は，被教育者の適切な行動の仕方や態度の育成，人格・性格・人がらあるいは価値観や世界観の形成，という意味

1）NHK：人の中で人は育つ 中学教師鹿嶋真弓の仕事（プロフェッショナル仕事の流儀）．NHK エンタープライズ，2007 年 4 月 3 日放送．
2）文部科学省：令和 3 年度公立学校教職員の人事行政状況調査について．（https://www.mext.go.jp/a_menu/shotou/jinji/1411820_00006.htm）（参照 2023-08-23）

をもっている。そして，この意味での訓育は，知識や技能の教育である「教授」とともに，広義の教育をかたちづくっている。

実際，教育基本法第1条は「教育は，人格の完成を目指し，平和で民主的な国家及び社会の形成者として必要な資質を備えた心身ともに健康な国民の育成を期して行われなければならない」と教育の目的を定めている。冒頭の「人格の完成」は，ここでいう訓育と教授が一体となってかたちづくる教育の究極的な目的を示しており，それは訓育が教授とならんで教育という営みを支える二大要素の1つであることを意味している。その訓育の具体的なかたちとしては，道徳教育(狭義には「特別の教科 道徳」)，特別活動(ホームルーム，児童会や生徒会，クラブ活動，体育祭や文化祭，入学式，卒業式，修学旅行や林間学校，奉仕活動など)，総合的な学習の時間，生徒指導をあげることができるだろう。

② 訓育概念の現在

ただし，現在の教育の世界では，訓育の概念が新たな含意をもちはじめている。キーワードは「かかわり」である。たとえば，訓育の具体的な活動としての道徳教育をあげてみよう。2017年に公示された学習指導要領における，「特別の教科 道徳」の内容項目の4つの柱を示せば，以下のとおりである。

道徳教育の4つの柱▶

(1) 主として自分自身に関すること
(2) 主として人とのかかわりに関すること
(3) 主として集団や社会とのかかわりに関すること
(4) 主として生命や自然，崇高なものとのかかわりに関すること

それぞれ内容を要約すれば，(1)は望ましい生活習慣や自律性を身につけること，(2)は他者への礼儀や思いやり，他者の人格を尊重する態度を身につけること，(3)は法やルール，正義の尊重，家族や教師など身近な人々から始まり，より抽象的な諸々の共同体などに敬愛の念をもつこと，(4)は生命や自然の大切さを理解すること，となる。

とくに(2)(3)(4)に明らかなように，現在の道徳教育では，個人と個人，個人と共同体，個人と自然(生命)の「かかわり」が意識されている。また(1)についても，「わたし」が，「わたし」(の生き方や生活)をどう考え，かたちづくるかという，「わたし」と「わたし」の「かかわり」の問題と言いかえられる。現代の訓育とは，このような「かかわり」を導く営みなのである。

C かかわりを導く技法

① 心理学的アプローチ

ところで，先に取り上げた鹿嶋先生は，「学級崩壊」状態にあった学級をどうやってたて直したのだろうか。その大きな支えになったのは，心理学の知見をもとにつくられた，**構成的グループエンカウンター**とよばれる技法である。それはまさしく，子どもたちのかかわりを導く技法の 1 つにほかならない。

1 構成的グループエンカウンターとは

構成的グループエンカウンター Structured Group Encounter（SGE）とは，アメリカの心理学者らによって始められ，日本では國分康孝らによって1970年代後半から提唱されるようになった，「集中的なグループ体験 intensive group experiences」実践である。

「構成」とは「枠を与える」という意味であり，参加者は決められたルールに基づくエクササイズを体験する。「エンカウンター」は「出会う」という意味だが，参加者は，グループエクササイズのなかで，他者とふれ合い，自他を発見する。それによってネガティブな感情や思考，行動へのとらわれから脱却することが，この実践の目的である。

2 構成的グループエンカウンターの実践例

実際この SGE は，学校教育実践においても幅広く取り入れられている。鹿嶋先生もその中心人物の 1 人であった。NHK の番組でも披露された SGE のエクササイズを紹介してみよう[1)]。

エクササイズの例▶ エクササイズの名称は「権利の熱気球」である。子どもたちは，図 7-2-a のようなカードを渡され，以下のような状況が設定される。

> あなたは今，大切な 10 個の荷物と一緒に熱気球に乗っています。さてどうしたことか，熱気球が下がり始めました。さあ，大変。このままでは，熱気球が落下して，地面に衝突してしまいます。あなたにとっては大事な荷物ですが，それを捨てれば助かります。10 個の荷物とは，実はカードに書かれてある 10 個の「権利」でした。あなたは，どの「権利」から捨てていきますか。早くしないと，熱気球が落ちてしまいます。

1）國分康孝監修：エンカウンターで学級が変わる part 2 中学校編．p. 124，図書文化社，1997.

「権利の熱気球」カード（私たちの“権利”のリスト）

（捨てていく順番）

- □ 私だけの部屋をもつ権利…………（　　）
- □ きれいな空気を吸う権利…………（　　）
- □ 正直な意見が言え，それを聞いてもらえる権利…………（　　）
- □ お小遣いをもらう権利…………（　　）
- □ いじめられたり，命令・服従を強制されない権利…………（　　）
- □ 遊べる・休養できる時間をもつ権利…………（　　）
- □ 愛し，愛される権利…………（　　）
- □ 毎日，充分な食べ物と，きれいな水を与えられる権利…………（　　）
- □ みんなと異なっている・違っていることを認められる権利…………（　　）
- □ 毎年，旅行をして，休暇を楽しむ権利…………（　　）

a.「権利の熱気球」カード

「権利の熱気球」グループ集計用紙

班員の名前→	自分					
私だけの部屋をもつ権利						
きれいな空気を吸う権利						
正直な意見が言え，それを聞いてもらえる権利						
お小遣いをもらう権利						
いじめられたり，命令・服従を強制されない権利						
遊べる・休養できる時間をもつ権利						
愛し，愛される権利						
毎日，充分な食べ物と，きれいな水を与えられる権利						
みんなと異なっている・違っていることを認められる権利						
毎年，旅行をして，休暇を楽しむ権利						

b.「権利の熱気球」グループ集計用紙

（國分康孝監修：エンカウンターで学級が変わる part 2 中学校編．p.127，図書文化社，1997 による，一部改変）

▶図 7-2 「権利の熱気球」カードとグループ集計表

子どもたちは，10 個の権利について，まず捨てていく順番とその理由を個人で考えてカードに記入する（▶図 7-2-a）。記入後，今度はグループで互いの順番と理由について発表し合い，集計用紙に記入して，自由に話し合う（▶図 7-2-b）。これがエクササイズの一連の流れである。

エクササイズの意義と効果▶ このエクササイズの意義は，話し合いを通じて，それぞれの個性や価値観の多様性を受容することにある。いままで近寄りがたかったある友だちが「愛し，愛される権利」を熱心に主張するとき，ほかの子どもたちはその子の意外な一面に「出会う」。自分が真っ先に捨てた「みんなと異なっている・違っていることを認められる権利」を最後まで残した友だちと「出会った」とき，ある子どもは，他者と同じであることにこだわりすぎていた自分，他者の違いを認められない自分に「出会う」。その「出会い（エンカウンター）」が，子どもたちの心，子どもたちのかかわり合いのあり方を，変容させていくのである。

② 生活指導のアプローチ

SGE は心理学を基盤とした比較的新しい訓育の技法といえるが，日本の教師たちには，彼らが実践の現場でつちかってきた伝統的な訓育もある。生活指導である。ここでは，日本の生活指導を牽引する団体の1つである，全国生活指導研究協議会（全生研）の生活指導論（集団づくり）を紹介する。

1 集団づくり

生活指導は，子どもの自主性を尊重し，子どもたちが自治的な集団を担う力を獲得することを重視する。とくに全生研の生活指導の特徴は，学級を班という小さな集団に分け，その活動を介して子どもたちの自主性・自治性や共同性を育てる点にある。

集団づくりの意義▶

受験に象徴される現代の教育のあり方は，子どもたちを，個人単位の競争へと追い込みがちであるが，そのような競争主義的な環境では，他者とのかかわりを学ぶ機会が奪われてしまう。全生研の生活指導の方法である「集団づくり」は，班を単位として，学級・学校行事に参加して係や当番を担い，また班遊びや班学習を行うなかで，他者とのかかわり方を学ぶ機会を準備する。子どもたちは，班活動を通じて，自己への固執から解放され，他者とのかかわりに開かれ，他者との対話や相互批判を通じて，自治的な集団を形成していく。

教師の「共感」「応答」「対話」の実践▶

だが，班活動ですべての子どもたちが適切な自他とのかかわり方を身につけられるわけではない。子どもたちは，さまざまな理由からしばしば互いを攻撃し合うが，それは建設的な相互批判をこえて，自治の基礎をそこなってしまう。

そこで重要なのが，子どもたちの集団活動を援助する教師の，「共感」「応答」「対話」の実践である。具体的な事例は次のD節でふれるが，衝動的な暴力をふるう子どもを，生活指導の教師は，ただ否定し，矯正あるいは排除したりはしない。教師はその暴力を，苦しんでいる彼らの自己表現として受けとめ，その子の苦しみに共感し，暴力としてあらわされた自己表現にさまざまな仕方で応答する。そして教師は，子どもたちの自治を尊重しながら，その共感，応答，対話の輪を，徐々に班や学級全体へと広げていくのである。

2 生活を読みとく

ところで，先にキーワードとして「共感」「応答」「対話」をあげたが，これらに通底するのが，「生活を読みとく」という考え方である。たとえば，道徳教育は，子どもの逸脱を「心」の問題と考える。他方で生活指導は，子どもを「生活者」としてとらえる。そして，子どもの表現や行動の根底に，貧困・差別・虐待・障害に起因する困難など，生活者としての課題や葛藤を見いだし，読みとく。その意味で生活指導は，福祉の仕事と近しくなる(▶83ページ)。

生活綴方▶ この「生活を読みとく」という考え方(思想)の源泉は，現在の生活指導の原型である，生活綴方(つづりかた)という教育方法にある。生活綴方は，1930年代の日本の教師たちが編み出したもので，①子どもに自分の生活に取材したひとまとまりの文章を書かせ，②それらを共同で読み合わせる，というものである。

生活綴方はもともと作文教育の手法であるが，それが子どもの生活を「ありのまま」につづることを主眼とした結果，教師たちは，ふだんは見ることのできない子どもたちの生活者としてのすがた，彼らが直面するリアルな生活の課題を垣間(かいま)みることができた。また，それらを子どもたちどうしで読み合わせることは，子どもたちが他者の課題を共有し，それに対して集団で行動するという自前の共同性をたち上げるきっかけになった。生活綴方の作品をまとめた文集『山びこ学校』に結実した無着成恭の実践は，その好例である。

D 訓育の新たなかたち

生活指導の説明をふまえて，最後に，生活指導(訓育)が現在直面する課題と実践の具体像を示しておく。いわゆる「荒れる」子どもは，彼(彼女)自身の生来の性質によって荒れていると考えられがちである。だが，その背景には，さまざまな困難(差別・貧困・児童虐待・発達障害など)がある。しかもそれらは，学校で日常をともにする教師であっても，なかなか見通しづらい。

よって生活指導は，見えづらい子どもの現実や，子どもどうしのかかわりを読みとき，手さぐりで子どもたちとかかわっていくことになる。その過程において生活指導は，既存の教育や学校の範疇(はんちゅう)をこえて，福祉の領域とまざり合いながら，1人ひとりの子どもと向き合い，配慮(ケア)しながら，子どもの幸福を保障する営みとなっていく。そんな生活指導は，まさに訓育の現代的なかたちである。ここでは，小学校教師である鈴木和夫先生の実践を見てみる[1)]。

① 発達障害をかかえる子ども

小学校6年生のTは，しばしば学校でパニックをおこし，物を投げ，カッターナイフを持ち出して暴れる。「アスペルガー的な傾向」があり，「セルフコントロールに難がある」。また「病院で検査も受け，通院もしている」。鈴木和夫先生は，そんなTを急きょ担任することになった。

1) 以下，鈴木の実践に関しては，鈴木和夫：子どもとつくる対話の教育 ―― 生活指導と授業．山吹書店，2005による。

▶表 7-1　知的発達に遅れはないものの学習面または行動面で著しい困難を示すとされた児童生徒の割合(小学校・中学校，2022 年)

状態	推定値(95%信頼区間)
学習面または行動面で著しい困難を示す	8.8%(8.4〜9.3%)
学習面で著しい困難を示す	6.5%(6.1〜6.9%)
行動面で著しい困難を示す	4.7%(4.4〜5.0%)
学習面と行動面ともに著しい困難を示す	2.3%(2.1〜2.6%)

(文部科学省初等中等教育局特別支援教育課：通常の学級に在籍する発達障害の可能性のある特別な教育的支援を必要とする児童生徒に関する調査結果について〈https://www.mext.go.jp/b_menu/houdou/2022/1421569_00005.htm〉〈参照 2023-08-23〉による)

実際，発達障害をかかえる子どもは，学校現場においてけっしてまれな存在ではない。代表的なものに限局性学習症 specific learning disorder や，注意欠如・多動症 attention-deficit/hyperactivity disorder(ADHD)がある。なお，前述のアスペルガー症候群 Asperger syndrome(AS)は現在では，自閉スペクトラム症 autism spectrum disorder に含まれる。

また，**表 7-1** は，通常の学級に在籍する，知的発達に遅れはないものの特別な教育的支援を必要とする発達障害の可能性のある児童生徒の割合である。日本の公立小・中学校の通常学級に在籍する児童生徒のうち，8.8%が，学習面または行動面での著しい困難を示している。40 人学級に換算すれば，クラスで 3.5 人というこの数字は，けっして小さくはない。そして T もまた，このような子どもの 1 人であった。

②「自分がこわい」という T

T のおこしたトラブル▶

T のおこしたトラブルとは，たとえば以下のようなものである。

Y 男や E 男が 4，5 人かたまって，バーチャルなゲームを話題にしながら，どうやったら簡単に人を殺せるか，ということでもり上がっていた。そこに T が首を突っ込んできて，「こうすればいいんだ！」と執拗(しつよう)に話に割り込んできたので，Y 男や E 男が，「わかったから。でも，この話におまえは関係ないから」と言って，T をそのなかに入れなかった。すると，T は刃の出ていないカッターナイフを持ち出して，Y 男の後ろから彼の首筋にそっと当て，「一気に引けば死ぬんだ」と言った。Y 男はびっくりして，T を突きとばし，彼の首を締めあげ，「こうすればイチコロなんだよ，このバカ！」と怒鳴り，殴りあいになった。T は逃げながら，消火器やイスや机を投げつけたが，Y 男に捕まって，取っ組み合いのケンカになったというのである[1)]。

1）鈴木和夫：前掲書．p. 18.

刃が出ていないとはいえ，カッターナイフをクラスメイトの首にあてるというのは，ふつうではない。「どうやったら人を簡単に殺せるか」などということで盛り上がるY男たちも問題だが，そこにうまく入れてもらえないからと危険な行為に走るTは，確かに指導がむずかしい子，「困った子」である。

Tへの生活指導のアプローチ

しかし，生活指導のアプローチでは，この行為に厳罰や排除をもってのぞむのではなく，徹底的な対話によってその背景を読みとくことが目ざされる。なぜTはカッとなってしまうのか。医学的にはそれは発達障害に起因するのかもしれないが，単に医学的に問題を説明するだけにとどまらず，鈴木先生は，当事者であるTとの対話を通して，新たなかかわり方を模索する。それは，Tのまだうまく表現できない特別なニーズに，どこまでも敏感であろうとする，鈴木先生の配慮(ケア)の精神に支えられている。

鈴木：きみは，トラブルを起こすと相手が怖くなる？
Tは「………」のままうなずく。
鈴木：だから相手が向かってこないようにものを投げて，逃げ出すの？
また，「………」のままうなずく。
鈴木：いつから？
T　：1年のときから……。
鈴木：自分が怖い？
T　：怖い
鈴木：どうして？
T　：なにをするか，わからなくなるから。
鈴木：自分が好き？
T　：きらいに決まっている。誰だってきらいだよ。ぼくのことは……[1]。

「困った子」は実は「困っている子」

Tは，なにをするかわからない自分がこわい。一見粗暴で「困った子」のTだが，実は一番困っているのはT自身である。彼は自分自身に「困っている子」なのである。それは，いままで周囲の人間が知りえなかった，しかしいまや対話と読みときによって明らかになった，Tの現実である。

では，このような「困っているT」と新たなかかわりをつくり出すきっかけは，どこにあるのだろうか。実はそれも，T自身の内面に準備されていた。教育学者の竹内常一によれば，ここには，「他者と呼びかけと応答を交わしながら平和な交わりをしたい，平和な自分として世界と応答しあいたい」[2]というTの要求が見いだせるという。それを理解している鈴木先生は，Tに「おまえのそのパニックやトラブルととことんつき合ってやるから」と応答する。

1）鈴木和夫：前掲書．pp. 20–21.
2）竹内常一・佐藤洋作編：教育と福祉の出会うところ —— 子ども・若者としあわせをひらく．p.78，山吹書店，2012.

Ｔ　：本当かよ？　絶対逃げない？　捨てない？
鈴木：ああ，たった一年間だけど，とことんつき合うよ。おまえがものを投げつけたり，パニック起こしてもつき合うさ。それをしないですむようになるためにどうしたらいいか，一緒に考えるよ。おまえはそうしなくても行動できるはずだから，絶対。この一年，おまえは今まで生きてきた自分とちがう自分を探す，それでいいだろう？[1)]

もちろん，事はそう簡単ではない。このあともＴはパニックをおこし，カッターナイフを持ち出したりすることもあった。

集団づくりによる指導▶ そこで鈴木先生が採用したのが，班を単位とする集団づくりであった。男女混合で５つの班をつくり，班長のペアを決める。Ｔは，自分をコントロールしてくれる人だといって，Ｍ子をペアに選び，Ｍ男，Ｋ男，Ｗ子と班をつくった。①「班独自に毎日方針をつくって活動する」，②「朝，班員どうしで『おはよう』のあいさつを必ずする」，③「班遊びを１日１回，必ずする」が班の原則だった。この班を「居場所」にして，Ｔはかわっていく。

Ｔの変化▶ Ｓ男は以前からのケンカ相手である。彼がまたちょっかいをだし，Ｔがカッとなると，「Ｔ，どうした？　話してごらんよ」と，Ｍ子がたずねる。それに対してＴは「教室の真ん中にイス投げてもいいか？」とたずね返す。するとＭ子は，「今から，Ｔが教室の真ん中にイスを投げるから，みんなどいて」と呼びかける。Ｔは振り上げたイスを転がすように投げて，自分の席に戻った。Ｍ子「えらい。ものは投げたけど，契約書〔以前Ｔが書いた集団での約束ごと〕どおり，人に向かって投げなかった」と声をかける。さらにＭ男が「Ｔに拍手」とよびかける。

ここには，子どもたちの対話的な共同性がある。以前のＴは，自分がこわかった。恐るべき自分と孤独に戦っていた。しかしいまは，友だちとの対話的なかかわりを通して，自分自身と対話的にかかわり，自分自身を徐々にコントロールできるようになりつつある。Ｔは，対話と配慮(ケア)を基調とした，鈴木先生やＭ子をはじめとした他者とのかかわりのなかで，自分自身との適切なかかわり方を，ゆっくりではあるが，身につけようとしているのである。

③ 教育と福祉の出会うところ

障害をかかえた人々に，健康で文化的な生活を保障するのは，福祉の仕事である。しかし，ここで紹介した生活指導(訓育)の実践は，もともと教育の営みでありながら，その境界を飛びこえる。発達障害という生きづらさをかかえた

1）鈴木和夫：前掲書．pp. 21-22.

子どもの声を聞きとり，対話を重ね，他者とのかかわり方の成熟を励ますことは，教育でありながら福祉でもあるような実践である。

このことについて，竹内たちは，学校がそのような「教育と福祉の出会うところ」でありうると強調する[1)]。学校は「すべて国民は，個人として尊重される。生命，自由及び幸福追求に対する国民の権利については，……最大の尊重を必要とする」(日本国憲法第 13 条)とされているところ，1 人ひとりが，安心して自由に，幸せに生き，成長できる場であることが求められる。そして，そのような場をつくり出すことが，現代の訓育が目ざす目標の 1 つでもある。

また,「教育と福祉の出会うところ」は，学校に限られるわけではない。学校，家庭，福祉施設，病院，あるいは地域社会全体が，困難をかかえた人々に対する配慮(ケア)にあふれ，あらゆる人々が生命，自由および幸福追求の権利を行使することを支えるような場であることが，求められている。

◉**要約**

現代の訓育は，従来の人格形成の側面に加え，人と人とのかかわり合いを導くという意味合いを増している。過酷な人間関係を生きる子どもたちを導くため，なりたちがたい教師−生徒関係に苦しみつつも，教育現場では日々，訓育の思想や技が蓄積されている。また訓育の 1 つである生活指導では，福祉とのつながりが意識され，教師のケア労働の側面が注目されている。

読書案内

❶ **竹内常一・佐藤洋作編：教育と福祉の出会うところ —— 子ども・若者としあわせをひらく．山吹書店，2012.**

日本の生活指導研究をリードする竹内らによる，教育と福祉をつなげる新しい試み。教師のケア職としての一面もかいまみることができ，近年の教育学・教育実践におけるケアの重要性を理解するために有益な本。

❷ **國分康孝ほか編：構成的グループエンカウンター事典．図書文化社，2004.**

SGE の原理や実践のポイント，エクササイズや豊富な資料がまとめられた事典。SGE を理論的に理解したい人にも，実践者として実際にエクササイズをやってみたい人にとっても有用な一冊である。

1）竹内常一・佐藤洋作編：前掲書．pp. 4–5.

参考文献

1）朝日新聞社会部：「葬式ごっこ」（TOKYO ブックス）．東京出版，1986.

2）教育思想史学会編：教育思想事典，増補改訂版．勁草書房，2017.

3）國分康孝ほか編：構成的グループエンカウンター事典．図書文化社，2004.

4）全生研常任委員会編：子ども集団づくり入門 —— 学級・学校が変わる．明治図書出版，2005.

5）土井隆義：キャラ化する／される子どもたち —— 排除型社会における新たな人間像．岩波書店，2009.

6）無着成恭編：山びこ学校．岩波書店，1995.

教育学

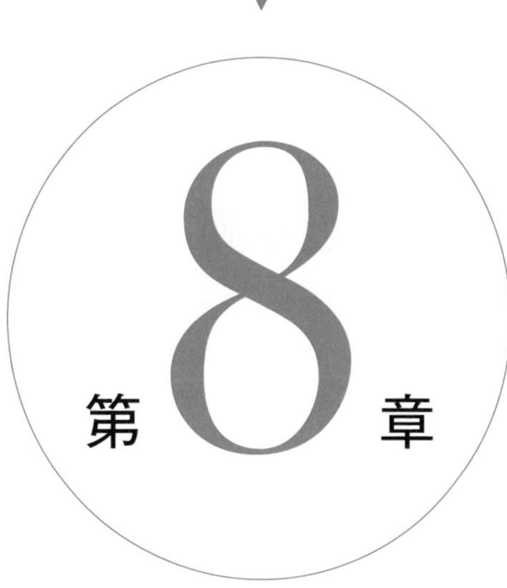

養護——教育の受け手を見まもる

A 養護とは ── 看護・ケア・教育との異同から

① 養育と保護

養護の意味▶ 養護という語は，字義どおり解釈すれば，「養(やしな)い護(まも)る」と書くように，養育と保護を合わせもった作用ないしは行為を意味し，その対象を保護するというだけでなく，養い育てるという配慮やはたらきかけを含んだ意味合いをもっている。

養護という語の使われ方▶ 従来，養護という語は，養護学校[1]，養護学級[1]，養護教諭などといった教育分野の用語としてだけでなく，児童養護施設，特別養護施設，高齢者養護施設などといった福祉分野の用語として使われていた。いずれも，子どもや障害者あるいは高齢者などを，ただ「護る」だけでなく，その人たちのもつ発達力や生命力を前提にして，その力を「養う」という意味合いを含んで使われている。要するに，養護とは，「護る」ことと「育てる」ことの両視点から対象を見まもり，世話をし，なんらかのはたらきかけをする営みをさしている。

② 養護と看護

養護と看護の違い▶ 「養護」が，見まもり，世話をし，そしてなにがしかのはたらきかけをすることを意味するとすれば，これらの行為をほぼそのまま含んでいる「看護」とどう違うのかという問いが浮上してくる。文字どおりに両語を対比すると，いずれも対象を「護る」という点で通底しているが，前者には「養う」という語(行為)が付加され，後者には「看(み)る(よくみる，見まもる)」という意味合いが加味されているという違いが読みとれる。この違いをあえてきわだたせると，養護が「養う」という対象へのなんらかの積極的なはたらきかけを示唆しているのに対し，看護は「看る」というやや控え目な行為を示唆している。この意味合いをふまえると，看護はその生命力や回復力が十全に発揮できるような配慮や世話をすることをさし，養護はその生命力や発達力をより積極的に養う方向ではたらきかけや世話をすることをさしている，ということができる。

養護と看護の共通部分▶ しかし，この両語の対比で重要なのは，その差異もさることながら，養護と看護の通底部分の積極的な意味にある。養護の含意の説明で，対象のもつ生命

1）2006年の学校教育法の一部改正によって「特殊教育」が「特別支援教育」と改称されたことに伴い，(従来，盲聾(もうろう)を除く知的障害児や肢体不自由児などが通う学校・学級をさす)これらの語は使用されなくなり，特別支援学校・学級に含められるようになっている。

力や発達力を前提にして(というより，その力に期待と信頼を寄せて)見まもり，養うという意味合いをもつことにふれた。実は，看護もまた，ナイチンゲール Nightingale, F. の次の言葉「看護とは，(中略)患者の生命力の消耗を最小にするように整えること」[1]を引用するまでもなく，その人の生命力，回復力，治癒力を前提にした営みである。このように両語とも，対象のもつ潜在的な力に期待と信頼をかけて，見まもり，世話をし，援助をする行為であることが共通している。

③ ケア・教育・養護

1 「ケア」という語の使用

看護，養護，あるいは介護など，「護る」ことを基本にしながら対象への配慮や世話，あるいは援助を意味する最も包括的な言葉として，「ケア」という語が幅広く用いられている。教育の分野においても，近年，子どもたちの間にいじめや「荒れ」，あるいは「閉じ」といった繊細で傷つきやすい子どもが増加していることを背景に，ケアという語が使われるようになってきている。

これは，指導や指示あるいは教授といった子どもへの積極的なはたらきかけを意味する行為とは別に，受容や配慮，世話や支援といったより控えめなかかわり方の必要性が重視されるようになってきたためである。

そこで，本章では，教育において，ケアと教育と養護の関係をどうとらえればよいかについて，若干の整理をしていく。

2 メイヤロフのケアの概念

最近の「ケアと教育」の関係を問う議論のなかで，養護概念がケア概念と深く重なり合っていることに気づかされている。なかでも，アメリカの哲学者であるメイヤロフ Mayeroff, M. のケア概念は，とても示唆に富んでいる。彼は，『ケアの本質』[2]という書のなかで，ケアの意味について次のような説明をしている。

メイヤロフのケアの意味▶

序文の冒頭で，彼は「一人の人格をケアするとは，最も深い意味で，その人が成長すること，自己実現することをたすけることである」と書きはじめている。ケアするとは，人の成長や自己実現をたすけることだというのである。

続いて，ケアとは単に「一人の人格について幸福を祈ったり，好意をもったり，慰めたり，支持したり，興味をもったりすること」ではなくて，「相手が成長し，自己実現することをたすけることとしてのケアは，(中略)相互信頼と，

1) ナイチンゲール，F. 著，湯槇ますほか訳：看護覚え書 —— 看護であること，看護でないこと，改訳第7版. p. 14，現代社，2011.
2) メイヤロフ，M. 著，田村真・向野宣之訳：ケアの本質. ゆみる出版，1996.

深まり質的に変わっていく関係とを通して(中略)成長するものなのである」と言っている。ケアについてのこの一連の説明は実に意味深く，養護と(同じく看護とも)ほぼ重なり合った意味合いをもっていることに気づかされる。

養護や看護の姿勢との重なり▶ その重なりを確かめるためにもう少し引用を続けると，彼は，自分以外の人格をケアするには，「その人とその人の世界を，まるで自分がその人になったように理解できなければならない」と言う。そして，「その人の世界がその人にとってどのようなものであるか，その人は自分自身に関してどのような見方をしているかを，いわばその人の目でもって見てとることができなければならない」と言う。この文章の「その人」を「その子」あるいは「その患者」におきかえて読むと，まさに，養護や看護の姿勢と重なり合っていることがわかる。

ケアにおける信頼と希望の重要性▶ さらに彼は，ケアにおける信頼と希望の重要性も説いている。ケアには「その相手が，自ら適したときに，適した方法で成長していくのを信頼することが含まれ」ており，その信頼によって得られる「“あの人は私を信頼している”という認識は，ケアされている人が，そのような信頼が正しいものだと信じ，自分自身が成長していくのだということを確信するのに，大きな力を発揮する」と言う。成長することを信頼してくれているという認識がその人(子)の成長の大きな力になるというのである。

また，彼は「ケアを通して相手が成長していくという希望がある」とも言う。この希望は「エネルギーを発揮し，私たちの能力に活力を与えてくれる」ものであるという。さらに，これはただ外からなにごとかがおこることを期待するとか，単に他者に希望をかけるというのではなく，「私のケアを通じて相手が自己実現していくのを希望することなのである」と言っている。この相手の成長への信頼と希望をもつことは，子どもと向き合いながら日々仕事をしている教師に共通に求められる基本的姿勢にほかならない。

ケアと教育と養護の関係▶ このように整理すると，「ケアの相手の成長は自己実現をたすける」「ケアの相手を理解する」「成長への信頼と希望をもってケアする」といった要素は，そのまま教育と根底でつながっており，その重なり合った部分が養護にほかならないといえる。したがって，ケアと教育と養護の概念上の関係(包摂関係)は図8-1のように示すことができる。

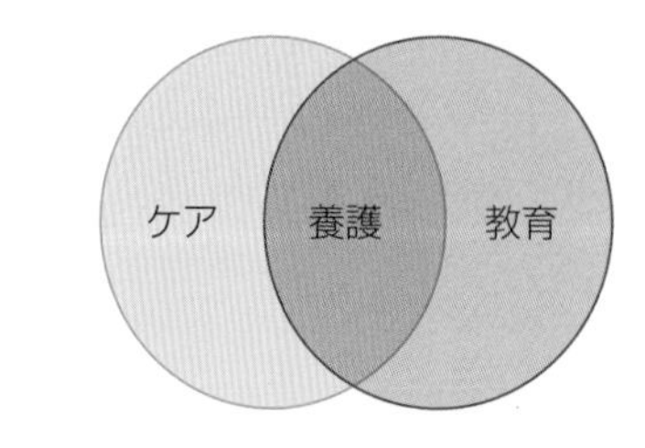

ケアと教育とが重なり合った部分が養護にほかならない。

▶図 8-1 ケア・養護・教育の包摂関係

B 学校における養護の機能

学校において養護の機能は，実際にはどのような役割を担っているのであろうか。それは学校の機能である以上，学校の基本的任務である「子どもの発達保障」の一端を担うものでなければならない。したがって，それが子どもの発達保障にいかにかかわっているかという視点でとらえる必要がある。その機能の全体像をとらえると**表 8-1** のように整理することができる。

実は，**表 8-1** にあげた機能全体を担っているのは，現行ではいわゆる学校保健という分野であり，この分野の機能を一語で集約的にくくるとすれば養護であるということができる。

それでは，これら 3 つの機能について，それぞれが「子どもの発達保障」とのかかわりでどのような意義をもつものであるかを確認していく。

① 心身の健康保護と発育保障

子どもの生存権や健康権の保障▶

子どもの心身の健康を保護し，発育を保障する機能は，学校保健が長らく担ってきた最も基本的な機能である。ことに義務教育を行う学校には，地域から子どもたちがこぞって通ってくるのであり，学校はその子どもたちを保護するという社会的責務を負う。そのため，この健康保護の機能を十分に発揮しなければならない。子どもの生存権や健康権を保障するという理念は，学校においても貫かれなければならない。

心身の健康問題と教育との関係▶

それだけではなく，子どもの健康をまもり，十全な発育を促していくことは，発達を保障する教育という仕事にとって欠かすことのできないものであり，その根底部分をなしているというべきであろう。つまり，からだや健康への配慮を抜きにして子どもへの教育的なはたらきかけはなりたたないのである。

このことは，教育現場で多くの教師たちが，個々の子どもの具体的な問題に遭遇するなかで実感していることである。子どものかかえるからだや心の健康

▶表 8-1　学校における養護の機能

機能	具体的な内容
①健康保護と発育保障	健康・発育状況の把握，問題の早期発見と適切な処置，衛生・安全の維持などを通じた，子どもの健康の保護と，順調な発育の促進
②学習条件の整備と就学保障	就学受け入れ条件の整備，学習条件・環境の整備，学校における生活時間構成などについての保健面からの就学・学習保障
③保健的能力(保健の知識・技能・自治能力)の育成	健康や安全の維持についての知識や技能，そしてその自治能力の育成

の問題が，その子の内面に深く影を落とし，学習につまずいたり，生活全体に少なからぬ支障をきたしたりする原因となることはけっして少なくない。そうしたつまずきから立ち直らせたり，乗りこえさせたりするためにも，またそのような問題を未然に防ぐためにも，子どものからだや心の健康への配慮と手だては教育の仕事にとって不可欠である。

② 学習条件の整備と就学保障

心身の健康保護・発育保障との関係▶ 学習条件の整備と就学を保障する機能は，前項の心身の健康保護と発育保障の機能と表裏の関係にあり，両者は1つのものを異なる側面からとらえた関係になっている。しかもそれは，一方の機能を十分に満たすような仕事を進めれば，もう一方の機能もそれに伴って高められる関係にある(▶図 8-2)。

ただ，保健・安全面での環境・施設条件と学習課題や学習活動面からの環境・施設条件がつねに一致するとは限らない。なぜならば，学習活動によっては，より基準の高い環境や施設を必要としたり，あるいは逆に，保健・安全面のリスクがより高まる学習環境や学習条件が必要になったりする場合があるためである。そのため，個々の状況に応じた両面からの検討と両者の兼ね合いを考えなければならない場合もある。

学校保健の機能(養護)の不可欠な構成要素▶ このように，保健的な立場から学習条件を整え，安心して就学できる条件を整えることは，発達保障を支え援助する仕事として，学校には欠かせないものであり，学校保健の機能(養護)の不可欠な構成要素ということができる。逆にいえば，この機能の低下は，子どもの学習権と就学権をおびやかすおそれを生じさせる。

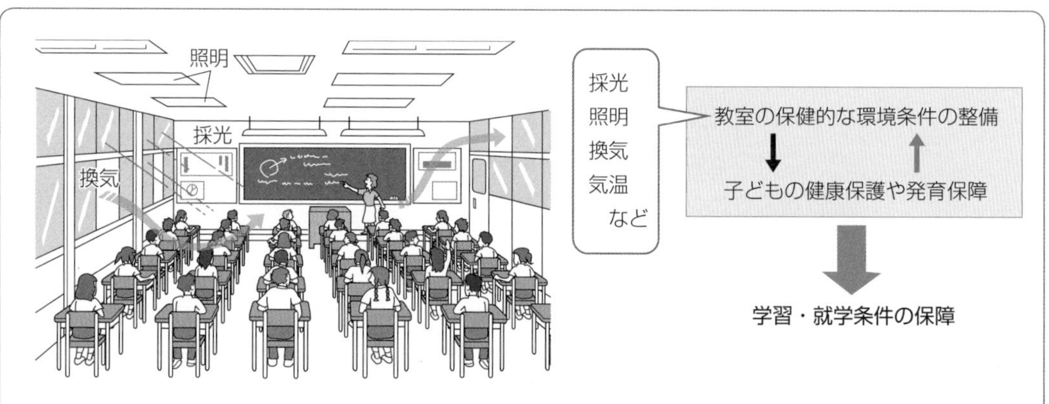

たとえば，学習環境の整備という点から教室の保健的な環境条件（採光・照明，換気，室温など）を整えるという仕事は，他面では子どもの健康保護や発育保障につながっている。あるいは逆に，健康保護や発育保障の観点から子どものもつ健康上の問題や身体的条件に即して学校環境や施設の諸条件を整えていくことは，同時に，学習・就学条件の保障につながっていく。

▶図 8-2 学習条件の整備・就学保障と健康保護・発育保障の関係

③ 保健的能力(保健の知識・技能・自治能力)の育成

教育的なはたらきかけ▶ 学校保健(学校における養護の機能)は，単に発達保障の土台となったり，教育活動のための条件整備の役割を果たしたりするにとどまらない。実は前述の2つの機能を果たすような仕事(諸活動)を通して，直接，子どもたちに教育的にはたらきかける営みが組み込まれている。

たとえば，学校では保健室において，けがや体調不良への応急処置，健康相談や悩み相談などさまざまな健康上のケアを養護教諭が行っているが，これらの場面では，保健指導も組み込まれている。また，健康診断や予防接種などの保健的行事，環境衛生や学校安全への配慮，運動会や体育大会などでの事故防止，防災や避難訓練など，心身の健康保護や学習条件の整備に関してさまざまな配慮や活動がなされている。これらの配慮・活動のなかには，保健・衛生・安全の観点から，子どもたちへのさまざまな指導も組み込まれている。

さらに，教科の保健学習，学級保健指導，保健委員会活動などの指導を通しても，健康維持のための知識や技能と保健的能力を育てる取り組みがなされている。

育成機能の重要性▶ 養護には「護る」だけでなく育てる機能を含んでいることについては冒頭でふれたが，この機能こそが養護の重要な内容であり，また，看護との違いもこの機能の比重のおかれ方にあるといえる。

学校において保健的能力を育成することへの十分な認識と，教育活動における具体的な実践や位置づけがないと，養護は単なる子どもの健康保護や条件整備の仕事にとどまってしまう。それればかりか，それらの機能すらも十分に果たしえなくなる。なぜなら，子どもの健康保護や条件整備は，この保健的能力の育成と相互に補完し合う関係にあるからである。つまり，いくら養護教諭をはじめとした教員たちが，子どもの健康や学習条件に配慮と手だてを行ったとしても，それには限界があり，子ども自身がみずからの健康や環境をまもるための知識や技術を習得する必要があるということである。

たとえば，感染症の予防のために養護教諭や教員が日ごろより手洗いやうがいの大切さを説いて，それを行うための用具を整えたとしても，子ども自身がその大切さや効果的な方法などを理解・習得して実践しなければ，感染症予防の効果は高まらない。このように健康保護・条件整備と保健的能力の育成は，両者が相互に結び合わされてこそ，それぞれの機能が十分に発揮されるのである。

C 学校における養護の過程 ―― 子どもをまもりつつ育て，育てつつまもる

① 養護の仕事の2つの過程

学校における養護の機能は，次の2つの過程を通して果たされる。1つは，子どもの健康をまもる仕事を通してそこに子どもを育てるというはたらきかけを組み込むという過程である。もう1つは，子どもを育てるというはたらきかけを通して子どもの健康をまもるという過程である。

健康をまもる仕事を通して育てる▶

前者の過程は，たとえば，応急処置や健康診断，事故防止や防災・防犯など子どもたちの健康・安全を直接の目的とした仕事をしながら，その過程に育てるという視点を組み込む。つまり，応急処置や健康診断などをしながら，それに伴って必要な知識を与えたり，行動のとり方や生活の仕方を身につけさせるというはたらきかけをも合わせて行うという過程をとる。

育てるというはたらきを通して健康をまもる▶

後者の過程は，たとえば，齲歯（うし）予防やインフルエンザの予防などを目的にした保健指導や，あるいは交通安全指導などを通して，子どもたちをそれらの健康破綻（はたん）や健康被害などからまもろうとする取り組みが展開される場合である。

両過程(活動)を通した育成▶

この2つの過程には，それぞれ必要な知識や技術を伝える(教える)というはたらきかけが組み込まれている。こうした両過程を通して子どもたちは，健康に生きていく主体的な力をつちかっていく。それはつまり，自分や仲間の健康を維持・発展させるためにみずから努力し，同時にその条件を整えるために共同し合える力(保健の自治能力)を得るということである。この両過程を通した保健の自治能力の育成を概念図にあらわすと図8-3のようになる。

② 健康をまもる仕事を通して育てる

健康をまもる仕事を通して育てるという過程について，具体的な場面に即し

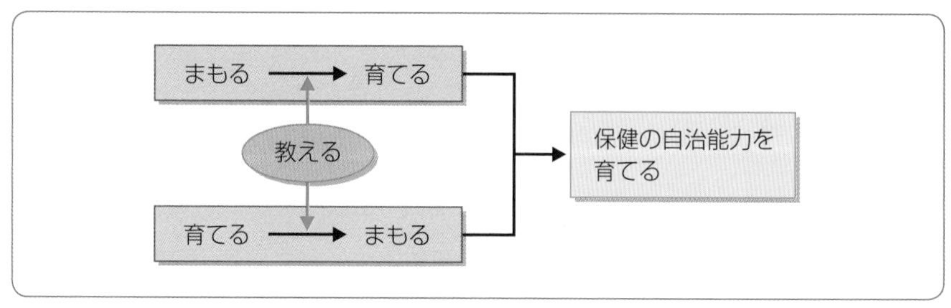

▶図8-3 保健の自治能力を育てる過程

て確かめてみる。学校で子どもの健康をまもる仕事といえば，前述のように，まず応急処置や健康診断などが思い浮かぶ。

保健室での養護教諭の対応場面の例▶ たとえば，ちょっとしたけがで保健室を訪れた子どもへの養護教諭の対応として，けがの処置の場面を想起してみる。養護教諭は，けがをしたその子の訴えを聞きながら，その部位を観察し，傷口のよごれや損傷のぐあいを確かめ，必要な処置を施していくことになる。これが健康を「まもる」仕事である。

そしてその過程で，養護教諭は，けがにまつわるからだの知識やけがの処置の仕方についての知識や技術を伝える。そればかりでなく，その子にけがをしたときの状況をふり返らせ，その原因に気づかせたり，その防ぎ方を教訓化するように仕向けたりもする。

このように養護教諭はけがをした子どもの健康をまもる仕事のなかに「教える」というはたらきかけを組み込んだり，けがの原因や防ぎ方に気づかせたり，考えさせたりして，その子を「育てる」営みをしているのである。

健康診断における例▶ 健康診断も健康をまもる仕事として，学校では重要な行事の１つであるが，事前と事後も含めてこの行事の一連の過程にも，工夫によってはさまざまな「育てる」はたらきかけを組み込むことができる。

たとえば，事前には学級指導で各検査項目や測定項目がからだのなにを調べ測定するのか，それによってなにがわかるのかなどについての保健指導を組み込むことができる。

また，実施段階では，健康診断の折に，校医の理解と協力を得て，子どもたちが日ごろの自分のからだや健康に関する疑問について質問し，それに簡単に答えてもらうような短いやりとりを組み込んだり，あるいは健康診断後に校医の短い講話を折り込んだり，といった工夫をすることができる。

さらに，事後には，検査結果をもとに自分の成長の様子を確かめたり，視力や聴力の変化を確かめたりするような事後指導に取り組んだりすることができる。また，異常や所見のみられた子どもたちには，ただ治療の勧告を出すだけでなく，それに関する「からだの学習」を組んだり，その所見にかかわる経験や生活上の支障あるいは工夫について互いに学び合える機会を用意したり，といった工夫が組み込める。

まもるから育てるまでの過程▶ このように，本来，健康管理的な「まもる」仕事の過程に，「教える」「育てる」という教育的なはたらきかけを組み込むことによって次のような一連の過程を生み出していくのである。

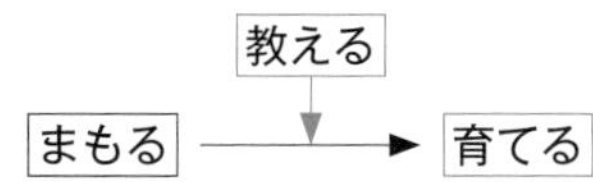

③ 育てる仕事を通して健康をまもる

一方，育てる仕事を通して健康をまもる過程については，子どもたちの間にみられる健康問題の改善，予防や防止のために，そのときどきの健康課題に向けて全校で保健指導に取り組むことも少なくない。

たとえば，齲歯の蔓延（まんえん），インフルエンザの流行，ときには腸管出血性大腸菌O157による食中毒の集団発生などに対する保健指導が行われている。その際の保健指導の内容として，齲歯の場合は，歯のしくみとはたらき，齲歯になるメカニズムとその防止法についての学習や，歯みがきの仕方などについての指導に取り組んだりする。また，インフルエンザの流行に対する保健指導では，インフルエンザウイルスの特徴とその伝播（でんぱ）の仕方，感染と発病と症状についての学習などとともに，感染の予防やかかったときの生活の仕方などの指導が，養護教諭や学級担任によってなされたりもする。このような直接子どもたちに「教え」「育てる」というはたらきかけを通して，子どもたちを具体的な健康問題から「まもる」という取り組みも展開される。この取り組みの場合，次のような過程を経ることになる。

教える → 育てる → まもる

このほか，「教え」「育てる」ことを固有の機能とした活動もなされている。たとえば，教科の体育（小学校）や保健体育（中・高等学校）における保健学習，児童・生徒による保健委員会活動，外部講師による保健講話などは，それ自体が教育活動として教育課程に位置づけられて取り組まれている。

学校ではこれまでみてきた2つの過程を通して取り組まれるさまざまな活動の総和によって，先の図8-3（▶94ページ）に示したように，子どもたちの保健的自治能力が形成されていくことが期待される。

④ 学校における養護の担い手

これまでに例示してきたような，学校における養護機能を果たすさまざまな活動は，養護教諭だけが担うものではけっしてない。現在の日本の学校（小・中・高等・特別支援学校）では，養護教諭がそれらの活動の中心的な役割を担っているが，養護の概念の意味する範囲は学校の教育活動全般に及ぶ。そのため，養護の機能を果たす諸活動は学校の全教職員によって担われるべきものである。もちろんその果たす役割は教職員の職種や役職によって異なるが，それぞれの役割をもって協働し，教職員全体で養護機能を発揮していく必要がある。学校の養護機能を担うそれぞれの職種の役割は，現状では表8-2のようにまとめることができる。

▶表 8-2　養護機能を担う職種とその役割

勤務	職種	役割
常勤	学校長	学校における子どもの生命・健康・発育・安全・食などを保障する諸活動(養護)の最終責任者
	保健主事・主任	学校の保健活動全般の計画・調整・推進の責任者(養護教諭が担当している学校が多い)
	養護教諭	学校の保健・安全に関する活動の推進者 保健室での処置・相談・指導
	学級担任	学級の児童・生徒の保健・安全・食とその指導
	一般教諭	教育相談・指導
	栄養教諭・栄養士・調理師	給食の提供・食育
非常勤	学校医	医科検診・健康相談・保健活動全般への助言
	学校歯科医	歯科検診・歯科相談・齲歯予防活動への助言
	学校薬剤師	環境検査・食中毒予防・環境衛生への助言
	スクール-カウンセラー	心理相談・教育相談活動への助言
	スクール-ソーシャルワーカー	個々の児童・生徒とその保護者などへの相談支援

D　今日の学校における保健室の存在と役割

学校における養護機能はその学校の全教職員によって担われるべきものであるが，そのなかでも中心的な担い手は養護教諭である。そこで，最後に，今日の学校における養護教諭とその主たる活動の場である保健室の存在と役割に焦点をあてることで，現代で求められている「養護」についてみていく。

1 今日の保健室の風景

いまや日本の学校において，保健室とそこにいる養護教諭は欠かせない存在となっている。子どもたちは休憩時間ともなると入れかわりたちかわり保健室にやって来る。けがをした子，体調不良を訴える子，なんとなくおしゃべりにくる子，ときにはあからさまにいらだちをあらわにする子，そして少し離れてなにをするでもなく様子をながめている子など，さまざまな子どもが保健室を訪れる。授業開始のベルが鳴ると保健室に集まってきていた子どもたちは潮が引いたようにいなくなるが，ときには1人2人と残っていたりする。こうした子どもたちのなかには，いじめや友達関係のトラブル，授業についていけない子など，教室に居づらい子や心の内になにがしかの悩みをかかえた子がいる。また，さらにいじめなどの原因により学級には通えず保健室へ登校する子もいたりする。保健室への出入りを管理的に制限している学校でない限りは，これが今日のごくふつうの保健室の風景である。

2 教職員にとっての保健室と養護教諭の存在意義

一方，管理職をはじめ，職場の教職員の集団にとっても養護教諭の存在は欠かせない。校長は最近の子どもたちの様子や不意におこりうる事故のことを考えると，養護教諭にはできる限り学校にいてほしいと考え，学級担任たちも，クラスの子どもの身心上のトラブルへの対応には養護教諭の支援や連携が欠かせないことを日々実感している。

体調の急変への対応▶ たとえば，運動後や給食後に子どもの体調が急変したり，骨折あるいは重い捻挫(ねんざ)が疑われるけがが発生したときなどの養護教諭の判断と対応は，ほかの教職員にとってはたいへん心強い。また，近年どの学校にもみられる注意欠如・多動症や自閉スペクトラム症傾向の子どもが興奮状態に陥った際に，それを落ち着かせる場としての保健室の存在と養護教諭の対応も，学級担任にとっては大きなたすけとなる。

教室に居づらくなっている子への対応▶ あるいは，担任が気づかない段階でのいじめやほかの困難で教室に居づらくなっている子のサインをつかむのも，保健室や養護教諭であることも少なくない。さらには，不登校ぎみの子が「保健室になら行ける」と言って保健室登校を続けながらエネルギーをたくわえて，やがて教室復帰することも少なくない。

問題をかかえる子どもの理解や対応▶ あるいは，生活・生徒指導部の教師たちにとっても，問題をかかえる子どもの理解や対応を考えるうえで，養護教諭ならではの見方やアプローチが欠かせないことを，経験を通して知っている。荒れた行動や逸脱した行動をとりがちな子どもが保健室では不安やいらだちの心情を受けとめてもらえて，素直な一面を見せたりするので，子どもの理解が多面的になり，指導の手がかりが得られることが少なくないからである。また，保健室での養護教諭ならではの親身な対応が，そのような指導困難な子どもの硬直した気持ちをときほぐし，相談・指導によって好転することもよくあるからである。

養護教諭の実践的努力の積み重ね▶ 保健室と養護教諭のこのような存在と役割は，けっして歴史の古いものではない。せいぜいこの40年余の間に養護教諭自身の実践的努力の積み重ねによって生み出されてきたものである。しかもそれは，諸外国のスクールナースの制度や仕事ぶりと比較して，次のような日本独自の発展をとげている。

3 日本独自の養護教諭の発展とその機能

制度面による特徴▶ 1つ目の特徴は，制度面において，他国ではスクールナースという看護師としての位置づけと身分の者が日本の養護教諭と同じ役割を担っているのに対して，日本では教員としての位置づけと身分がほぼ確立していることである。これによって日本の養護教諭は，看護的機能を果たしつつも，同時に教育職員としての役割機能を追い求めていくことになる。

第二次世界大戦前後は，日本においても看護師免許をもつ者が学校で養護教諭となっていた。それが戦後，1960 年代には，当時の文部省が各地の国立大学の教育学部に養護教諭養成課程や養護教諭養成所を設置して，いわば教育系の養護教諭の養成に力を入れるようになった。それによって看護師免許をもたない養護教諭がしだいに数を増し，近年では，むしろ看護師免許を有しない養護教諭のほうが圧倒的に多くなっている。

こうした養成段階の制度的変化をも背景に，その実践的模索と追究が，今日のような，単に子どもの健康上のケアにとどまらず，それを通して人間的な成長と発達を促すようなかかわり方やはたらきかけをするとともに，ほかの教職員と連携しながら活動をコーディネートしたりもするユニークな存在として，その役割機能を築いてきたのである。

多機能な保健室▶ 2つ目の特徴は，非常に受容性の高い，そして多機能な保健室をつくりあげてきていることである。今日の多くの保健室は(管理的な学校ないしは保健室運営をする例外を除けば)，誰もが気軽に入れるように広く開放されているので，先にも述べたように休憩時間ともなるとおおぜいの子どもたちでにぎわっている。しかし，これはけっして伝統的な保健室風景ではない。むしろ，かつてはけがや腹痛，発熱などのはっきりした身体上の理由がなければ入室が許されず，いわば「用のない者は入ってはいけないところ」であった。それを子どもたちの誰もが入って来られるようにと保健室を広く開放し，どんな子どもをも受け入れるようにしていったのが，この40年ほどの養護教諭の保健室づくりであった。

また，保健室の機能も，けがや急病に対する応急の「処置室」，身長や体重，視力などの「測定室」，体調不良の子の一時的「休養室」などの伝統的機能に加えて，新たに，健康相談のみならずいろいろな悩みについての「相談室」，からだや健康についての「学習室」，保健委員の子どもたちの「活動室」などの機能が加わり，さらに最近では，なにがしかの理由で教室に居づらい子の一時的「避難室」，保健室へ登校してくる子どもの「居場所」，休憩時間にふらっとやって来る子どもたちの「談話室」などの要素も加わってきている。こうした保健室の多機能化も養護教諭の「保健室づくり」が生み出したものにほかならない。

子どもたちの保健活動の育成▶ 3つ目の特徴としては，子どもたちの保健にかかわる自治的・文化的活動を育てるようになっていることがあげられる。具体的には，保健委員会の子どもたちの活動や，その子どもたちを通して学級や学年あるいは全校にはたらきかける活動をさしているが，ほとんどの学校では養護教諭がこれらの活動の指導にあたっている。

これも，かつては健康診断の手伝いや手洗い場の清掃，けがや急病の生徒の引率などの奉仕活動としてなされていたものを，自分たちで自分たちの学校を健康的で安全なものにしていこうという保健自治活動や全校集会，文化祭などでの劇・展示発表を通して保健知識や考え方を伝えようとする保健文化活動としての質をもったものにかえてきた歴史がある。

コーディネータの役割

４つ目には，養護教諭も教員の一員として職場でほかの教職員と連携し協働することを通して，保健活動を教育としての質をもった活動として展開してきたことがあげられる。たとえば，性についての学習や夜型にずれ込んだ子どもたちの生活リズムのたて直しに向けての学校ぐるみの活動の要（かなめ）になって取り組んでいる養護教諭がいる。また，教室に入れずに廊下で立ちすくんだり，泣き叫ぶ子をなだめながら保健室に迎え入れ，ねばり強くかかわりながら保護者や学級担任と連携しつつ，その子の自立を促していく取り組みをしている養護教諭もいる。

このような活動にあたって，養護教諭は，ほかの教職員やほかの組織との連携や協働のためのコーディネータの役割を果たすようになっている。こうした役割の創出を根底で支えたのは，専任で一校に常駐（じょうちゅう）し，教員としての位置づけをしている日本固有の養護教諭制度である。また，同時に，養護教諭自身がその自覚と志向性をもって創造的に実践的努力を積み重ねてきた力量形成の結果であるともいえる。

◉要約

養護と看護は対象を「護（まも）る」営みであるという点で通底しているが，養護は，見まもり，世話をしつつ，育てるという視点からの配慮やはたらきかけをする点により重きがおかれる。また，養護が養育を含むという点で教育と重なり合い，それが教育活動を支える基盤や条件となると同時に，それ自体が教育の内実となるものでもある。

学校における養護の機能は，①子どもの健康保護と発育保障，②学習条件の整備と就学保障，③子どもの保健的能力の育成，という３要素(機能)からなり，それらは学校の全教職員がそれぞれの役割を十全に果たすことによって発揮される。そして，その養護の「まもりつつ育て，育てつつまもる」という活動の過程を通して，子どもの主体的な保健自治能力が育成される。

読書案内

❶ 藤田和也：養護教諭が担う「教育」とは何か．農文協，2008.
日本の学校における養護教諭の存在と役割について，歴史的視点も入れながら養護教諭の教育実践としての考え方と進め方を実践論として体系的に整理したものであるが，学校の機能における養護機能の位置づけについても考究されている。

❷ 数見隆生・藤田和也：保健室登校で育つ子どもたち．農文協，2005.
発達上のつまずきや学習・生活上の困難などで教室に行けない子どもたちへの保健室での支援に焦点をあて，子どもが育つということの意味，その子の自立を支援する教育的かかわり方の原則などを，養護教諭の実践経験の調査と実践事例の分析に基づいて理論化を試みている。

❸ 教育科学研究会・藤田和也編：保健室と養護教諭 その存在と役割．国土社，2008.
日本の学校における保健室と養護教諭の存在と役割の今日的水準(到達点)を示すべく，養護教諭の実践記録と研究者の理論的整理でまとめている。

教育学

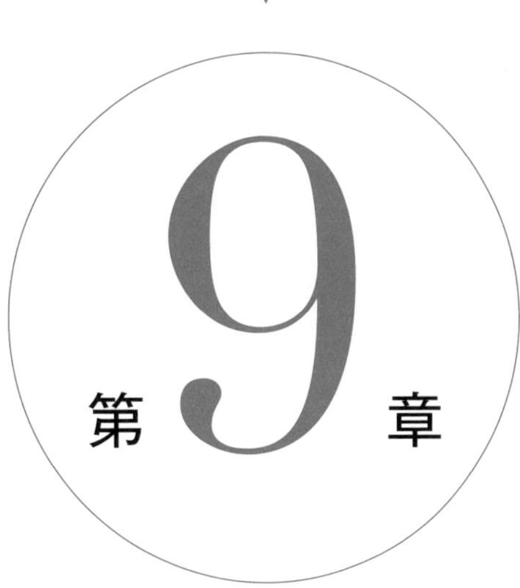

発達
——教育を受けて成長する

A 発達を支える・促す

教師が子どもに接するとき，その子どもの成長・発達が十分に実現されることを目ざして，個別または集団の活動を組織し，計画的なはたらきかけを行う。一方，医療者が患者と向き合うときには，成長や発達段階に合わせた治療方針をたて，患者と家族の病気への理解を促し，治療を生活の一部として受けとめることができるように援助を行う。このように，教育と医療はともに人の成長や発達を支え，促すことを目的とするものである。

しかし，発達を支え，促すことは容易ではない。熱意をもって取り組んでも，ときに目ざすものと逆の結果を生むことさえある。教師であれ医療者であれ，人の生にかかわる仕事は，専門的な知識や技能だけで達成できるわけではなく，つねに「なにが最善なのか」という問いがつきまとうものである。

「発達」とは，人間の生涯にわたっての，身体・精神の両面における量的・質的変化の総体であり，その変化は秩序と方向性をもち，成熟と学習の双方の作用によってもたらされるものである。発達は，教育や医療のような人の心とからだにはたらきかける営みにとって1つの指標となるものである。ただ，この概念は万能であるわけではなく，知能指数 intelligence quotient（IQ）のように数値化される場合には，人間の能力を一面的にとらえてしまう危険性もある。このように，1つの指標であるはずの発達が，絶対的な尺度のように取り扱われ，子どもや患者を個性ある存在として見ることを妨げることになってしまうこともある。

本章では，発達について実践的に考えを深めるために，発達研究の特徴や蓄積について検討し，教育と医療の実践者がともに取り組む課題について考える。

① 教育する・治療する

1 子どもの教育

教育学において，発達理論は子どもを理解するうえで中心的な位置を占めている。教育は意図的な行為であるため，目標設定や内容の組織化などの各過程において計画性が求められる。したがって，教育においては，発達理論はその目的を計画的に達成するための手がかりとして位置づけられており，**発達に応じた教育**という考え方が重視されてきた。

発達理論の形成の背景▶ 子どもの教育において発達という考え方が登場した背景には，心理学や生理学における発達理論の蓄積によるだけでなく，児童中心主義とよばれる子ども観の形成があった（▶24ページ）。教育学においては，子どもに内在する能力としての個性に関心が寄せられ，それをどのように開発し，のばすかという観点から発達理論が重視されたのである。

ただ，発達研究のおもな場となった発達心理学は，知能や性格をはかるテスト類や実験的手法を採用し，個性の内実を数値化してあらわす傾向があった。そのため，標準的な発達過程を正常とする信念を強力なものとし，子ども間の能力競争を引きおこしたという批判もなされている。その批判から，人の成長を「生成」という概念でとらえ直し，数値であらわすことのできない偶然性や多様性が強調される動きもある(▶28ページ)。

2 小児の治療と発達

次に，小児科の診療と看護において，発達理論がどのように位置づけられているのかをみていく。小児を診療する場合，子どもの成長の進みぐあい・遅れ・異常を観察し，乳幼児健康診査の結果や家庭環境をふまえ，身体的な異常の状態を的確に把握することが求められる。また，子どもを治療するうえで考慮しなければならないのは，長期的な成長への影響である。そのため，治療や看護においては，発達理論に基づく患児の評価が不可欠となる。

発達理論をふまえた評価▶ 小児医療・看護において発達理論に精通することは，生理・心理・社会的側面から患者をみる視点をもつことであるといえる。つまり，発達理論においては，身体や臓器などの形態的発達，循環器系や呼吸器系といった機能的発達に加え，心理的発達や社会的発達についての理解が成長・発達の評価に必要となる。

たとえば，子どもの気質は生得的なものであるが，それが性格としてあらわれてくる際には親子間の愛着(アタッチメント)の有無や家族構成などの要因による影響を受けている。そのため，子どもの性格については，生まれもつ気質以外の要因も含めた多面的，重層的な見方が求められるのである。このような視点をみがくことは，医療における生活の質 quality of life(QOL)の改善や患者の生活全体への配慮を高めることになるといえる。

インフォームドアセントにおける発達理論▶ また，発達理論は病気の診断場面においてのみ重視されているわけではない。子どもへの**インフォームドアセント**(親の承認を伴う子どもの同意)は，小児看護にとって重要である。そして，病気や検査・投薬・手術について，子ども自身の理解と同意を得るためには，子どもの恐怖や不信感を取り除く必要がある。そのためには，発達段階に応じた対応が必要となる。

「発達する権利」をまもる▶ 小児医療・看護の最終的な目的は，単なる疾病の治癒ではなく，すべての子どもの可能性を最大化することにある。それゆえ，小児医療・看護にかかわる専門家は，正常な子どもの発達理論に通じているだけでなく，「発達する権利」をまもる観点からも専門家としての役割を担っている。ときには，疾病の評価や発達の観点から，家族に対してさえ子どもの要求の代弁者となることも求められる。

② 看護師に求められる発達の視点

小児看護における発達の視点▶ 医療と教育の双方において発達への理解は重要であるが，実際に出会う子どもの姿は大きく異なる。学校教員の場合，基本的には同年齢の子ども集団に対して，一定の予定された期間を通して教育活動を実践する。ところが小児科病棟においては，0歳からおおよそ20歳までの幅広い年齢層を看護することが求められる。発達段階という点では，看護師の出会う子どもは実に幅が広いのである。加えて，看護をする期間は，短期的なものから十数年にわたる長期的なものまでさまざまな状況が考えられる。そのため，医療においては，特定の発達段階だけでなく，生涯発達の視点をつねにもっておく必要がある。

また，看護師は患児の保護者への対応を求められるが，その際，保護者自身の子育て観や発達観に配慮したはたらきかけが求められる。なぜなら，保護者が子どもの病気と向き合う過程は，親として成長する機会でもあり，小児看護は親子関係の発達を支援することにもつながるからである。

患者の発達を支援する意義▶ 小児看護において看護師に求められる生涯発達や親子関係の発達への支援という観点は，小児看護に限らず，成人や高齢者を看護するにあたっても必要なことである。とくに，病(やまい)やけがにより低下した各機能をあらためてどのように発達させることが望ましいのかを知り，患者の意思をふまえて支援していくことは患者のQOLを高めることにつながる。

また，親子を含めた家族と患者との関係の発達を支援することも，重要な看護の課題である。病を得てそれまでの役割が果たせなくなり，患者と家族との関係がいやおうもなく変化せざるをえない場合がある。そのような場合，患者・家族がそれぞれ成長・発達を果たして，新たな関係を構築していけるよう支援することも看護師の重要な課題である。

B 「教育による発達」の理論

① 発達理論の最前線

発達の規定要因はなにか，発達はどのような段階をもつのかといった問題は，長らく発達心理学において探求されてきた。とりわけ，遺伝と環境の規定要因としての影響や，その双方がいかに影響し合うのかについての研究が行われ，ピアジェ Piaget, J. やヴィゴツキー Vygotsky, L. S. がその古典理論として知られている(▶26ページ)。また，遺伝や環境の類似した個体であっても発達に個人差を生むのはなぜかという問いも，発達心理学の中心テーマであった。

しかし，社会の多様化や教育期間の長期化により，発達の姿を心理学研究のみで記述することは困難になってきている。たとえば，新生児を対象とした遺伝学や脳科学が大きく進展する一方で，長寿化により高齢者の発達研究が注目を集めている(▶117 ページ)。発達はもはや心理学固有のテーマではなく，生命科学や社会科学などを総合した学際的研究の対象となっている。

総合科学としての発達科学▶ 20 世紀に興隆した発達研究は，今世紀に入り**発達科学**という学問として再定義されつつある。壮年期まで上昇し，その後は衰退すると発達を定義するこれまでの放物線型人生モデル(▶28 ページ)が問い直され，かわって発達は生涯にわたる複雑な変化の過程として描かれるようになっている。また，認知や道徳性など特定の心理機能の変化のみを取り出して論じるのではなく，生物学的規定因や社会的規定因から全体的にとらえることが重視されている。ここでいう全体とは，諸能力の寄せ集めとしての発達像ではなく，誕生から死までの個体の一生を「生活史」として複合的に記述することを目ざすものである。

発達の生物学的規定因▶ 発達の生物学的規定因とは，ヒトの個体がもつ生命維持や生殖の特徴について解明するものである。その概要は，子ども期の活動は生命維持としての成長が中心となり，その後，性成熟を迎えると今度は生殖機能が発達し，子育てを終えた高齢期では個体の生命維持としての退化[1)]が発達の中心となるというものである。

現代の先進国では，一般的に性成熟は 12〜15 歳ごろに訪れるが，このことは，ヒトは子育てへの心身のレディネス(準備性)が確立するまでに長い期間が必要であるということを示している。また，閉経後の退化の期間が長期化していることもほかの生物にはない特徴である。妊娠・出産の時期と回数や老後をどう生きるかは，個人の選択のようにみえて，種としての生物学的規定因に制限されているのである。

ほかにも，特定の個体に疾病が発現するのはなぜか，人種によって食文化が異なるのはどのような消化機能の差によるものなのか，さらには遺伝子に凝縮された生物進化史上のヒト固有の機能や制約などが生物学的規定因として発達を規定するとされている。

脳の発達▶ 生物学的規定因のなかで，とくに研究が進んだ分野は脳科学である。光トポグラフィーや高密度脳波計，サーモグラフィーなどを用いた脳科学の知見は，従来の発達イメージを書きかえつつある。とくに「有能な赤ちゃん」といわれるように，乳児の高い能力が注目されている。

ヒトの神経細胞(ニューロン)は，新生児において大人の約 1.3〜1.5 倍，その神経細胞をつなぐシナプスも生後 8 か月までに過剰に生産され，その後に生活に必要のないシナプスは消滅する(シナプスの「過形成」と「刈(か)り込み」といわれる)。たとえば，外国語の発音を聞き分けたり，動物の顔を見分けたりする能力が乳児には備わっており，徐々にまわりの環境に必要なシナプスのみを維持

---

1) 退化とは，個体の特定の器官や組織が縮小・衰退することであり，個体の成長や進化の過程で発生する生命維持活動のことである。したがって，進化の対義語ではない。

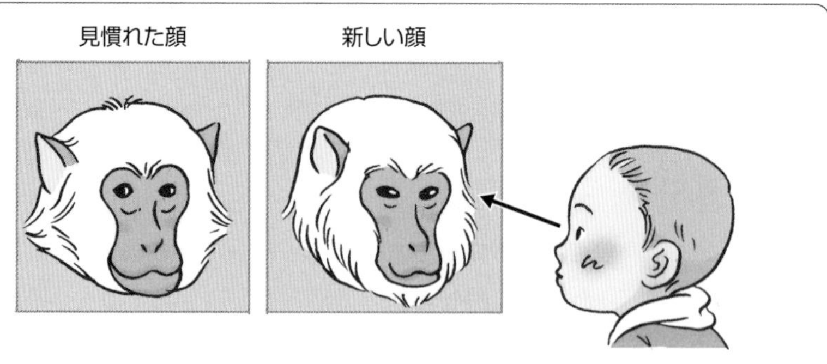

乳児に左の顔写真を見せて，次に右の新しい顔写真を並べて見せた場合，新しいほうを凝視する。

▶図 9-1 乳児の弁別実験

するようになる(▶図 9-1)。

心の理論▶ **心の理論**とは，子どもがいつごろから他者と自己の関係を理解するようになるのかについての研究であり，ミラーニューロン[1)]の発見を機に研究が進んだ領域である。まず，乳児が生後 9 か月ごろになると，母親の視線の先にある事物を見て，一緒に同じものを見るという共同注意が発生し，自分-もの-他者という三項関係が成立するようになる。たとえば，おもちゃを見せたり，車を指さして「ぶーぶー」と教える行為は，相手の注意を引きつけて事物をともに見たいという行動である(▶図 9-2)。ここに自己と他者の存在を区別する認識がはじめて生まれるのである。

幼児になると，他者が誤った情報・考え(誤信念)をもっていることが理解できるようになる(▶図 9-3)。このように，人が他者を理解するというとき，自分とは異なる「心」をもつ存在であるととらえ，仮説や経験に基づいて相手の考えを推察しようとするのである。近年の研究では，このような心の理論の獲得は，4 歳以前でもすでにみられることが指摘されている。

認知発達理論▶ ピアジェの認知発達理論(▶26 ページ)もまた，書きかえられつつある。子どもの概念の獲得は，児童期に入って具体的操作期から形式的操作期へと発達し，演繹(えんえき)的思考が獲得されるとされてきた。しかし，実験課題を単純化して言語や知覚の能力をはかると，幼児でも高い遂行能力が確認されるようになり，認知機能が生得的に備わっていることが指摘されるようになった。

このような生まれもっての認知能力と，のちの学習により獲得される知識や表象との関係については研究途上にある。いずれにしても，成長過程を単純なものから複雑なものへ，無秩序なものから秩序だったものへととらえる見方は，

1) ミラーニューロンは，他者のある行動を観察する場合と，自分でその行動を行う場合に，同じ神経細胞が活性化することが発見され，鏡のように模倣する細胞という意味で名づけられた。ここから，他者の行為の背後にある意図の理解を可能とする生物学的規定因として注目されている。

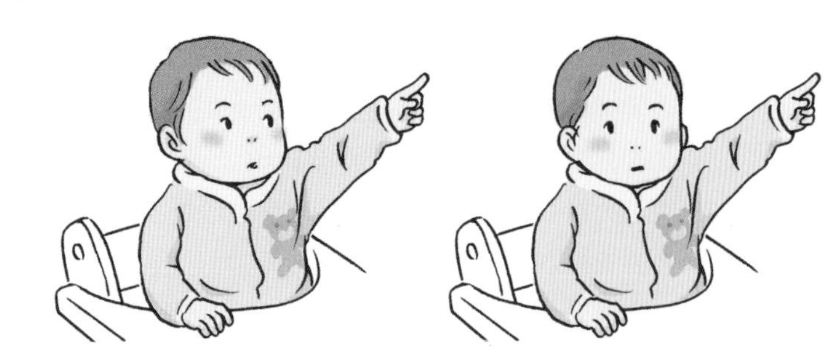

生後 9 か月ごろになると，母親の視線の先にある事物を一緒に見るという共同注意が発生し，自分から指さしによって母親に対象を示すようにもなる。

▶図 9-2　乳児の指さしにみられる交互凝視
（視線が相手と対象の間を行き来する行動）

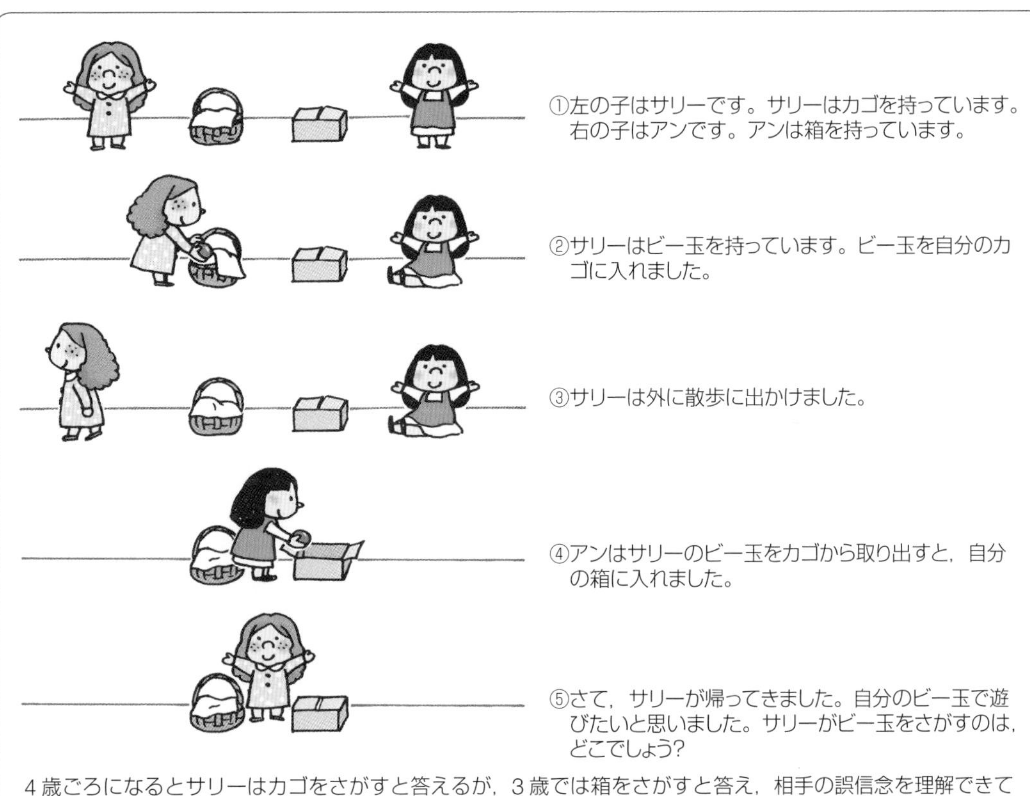

①左の子はサリーです。サリーはカゴを持っています。右の子はアンです。アンは箱を持っています。
②サリーはビー玉を持っています。ビー玉を自分のカゴに入れました。
③サリーは外に散歩に出かけました。
④アンはサリーのビー玉をカゴから取り出すと，自分の箱に入れました。
⑤さて，サリーが帰ってきました。自分のビー玉で遊びたいと思いました。サリーがビー玉をさがすのは，どこでしょう?

4 歳ごろになるとサリーはカゴをさがすと答えるが，3 歳では箱をさがすと答え，相手の誤信念を理解できていないことが示されている。

（Frith, U.：*Autism：Explaining the enigma.* Blackwell, 1989 を参考に作成）

▶図 9-3　誤信念課題

発達科学により塗りかえられ，生涯にわたる生理・心理・社会の複雑な相互関係の過程として描かれるようになっている。

② 発達理解に根ざした患者教育の視点

発達科学は，脳科学や遺伝学により，新しい発達の姿を描き出している。他方で，発達に対する社会的規定因についても新たな見取り図が示されている。発達の社会的規定因について理解することは，とくに看護における患者教育の視点を得るうえで不可欠である。

発達の社会的規定因▶ 発達の社会的規定因については，古典理論においても環境因として論じられてきた。しかし，それらはオペラント条件づけや同一化，模倣など個人と個人の間で生じる事象を取り上げたものが主流であったといえる。それに対して，個人を取り巻く人間関係の影響だけでなく，新たに社会や時代の情勢を位置づける生態学的モデル(▶図9-4)が重視されている。これは，生物と環境システムの相互作用を構造的にとらえるアプローチである。

ブロンフェンブレンナー Bronfenbrenner, U. は，個体の成長は4つのレベルの環境システムのなかで営まれると論じている(▶表9-1)。①は直接の生活の場となる家庭・学校・職場・地域社会などであり，②はそれらの場の相互関係をさしている。たとえば，子どもの転校・進学や親が転職する際に受ける影響などがあげられる。③は家族の友人や職場関係，地方行政，地場産業など個人に間接的に影響を及ぼすものである。最後に，④は文化のレベルであり，社会の

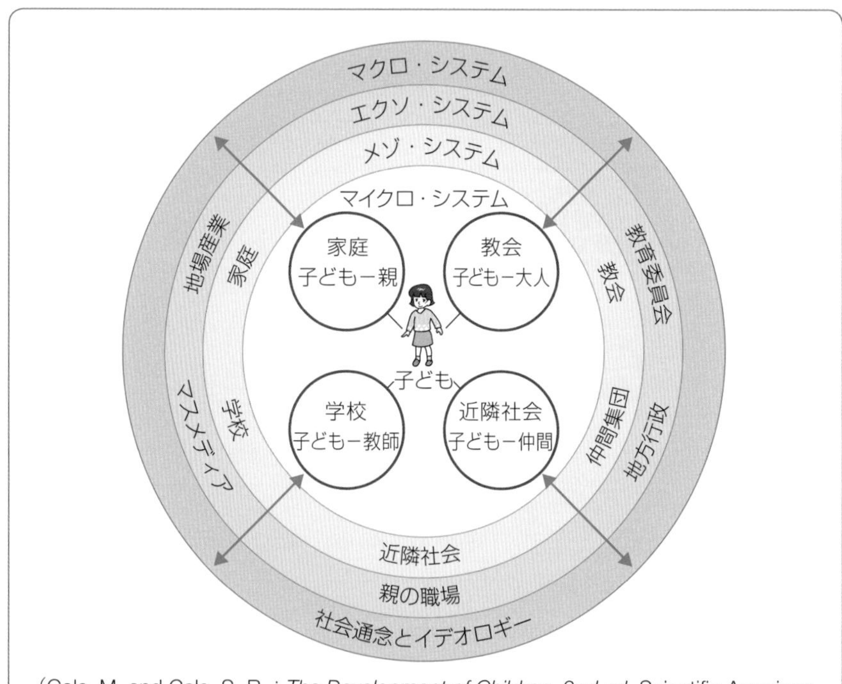

(Cole, M. and Cole, S. R.：*The Development of Children, 2nd ed.* Scientific American Press, 2003 を参考に作成)

▶図9-4 発達の生態学的モデル

▶表 9-1　ブロンフェンブレンナーの 4 つの環境システム

①マイクロ・システム	個人が特定の場で経験する行動，役割，対人関係の様式
②メゾ・システム	個人がかかわる 2 つ以上の場の相互関係
③エクソ・システム	個人が間接的に影響を受ける諸関係
④マクロ・システム	3 つの下位システムを包含する文化

（Urie Bronfenbrenner：*The Ecology of Human Development*. pp.21-26, Harvard University Press, 1979 による）

支配的な文化や若者文化をさす。国際的な環境においては，文化間の違いや軋轢も個人に間接的に影響を及ぼすことになる。

このように，発達の社会的規定因を生態学的にみれば，各発達段階の内容項目をどの個人にもそのまま適応することはできないことがみえてくる。医療において患者の発達を考えるとき，その個人の生きる環境システムを考慮することが重要なのである。

発達科学の発達段階論▶ 発達段階論とは，心身の質的変化の過程を描くものであり，胎児期・乳児期・幼児期・児童期・青年期・成人期・高齢期に区分されることが多い。また，単に各期の特徴を列挙するものにとどまらず，その時期の葛藤や危機がどのように克服されて次の段階に展開するかが重要とされる。

発達科学では，生物としての人の誕生・成長を軸としながら，各期に直接・間接に受ける社会的規定因をふまえて発達段階論が論じられている。胎児期・乳児期では，現代の子どもの誕生が生殖技術と生命倫理の問題や出産における女性の自己決定権と不可分の関係にあることが指摘されている。幼児期と児童期では，貧困や虐待，保育・教育の質といった社会問題が子どもの心身の発達課題として位置づけられている。ほかにも，経済格差が児童期の学力に影響を及ぼしていることや，青年期が若年労働者の不安定な雇用状況に左右されている点など，生物学的規定因と社会的規定因をふまえた発達段階となっている。

発達理論を患者教育にいかす▶ 発達段階は，相手を理解する手がかりであると同時に，発達を促すための実践を組織する際の目的や課題を導き出すものでもある。前期高齢期を取り上げてみると，現代では第二の人生として引退後の生活を再構築するという課題に直面している。健康長寿にとってソーシャルネットワークが重要であることが指摘されているが，核家族化や地域社会の変化により，これまでの経験や知識をいかすことは容易ではなくなっている。したがって，この時期の治療・看護では，療養中であっても社会参加を支援する必要があるといえる。

③ 患者の自己理解につながる発達支援とは

看護師が患者のケアにあたるとき，的確な疾病理解を促すことの重要性はいうまでもないが，同時に，罹患による新たな自己理解に向かうよう患者を支援する必要がある。疾病が日常活動の制限をもたらすとき，それは患者本人や周囲の人々にとってこれまでの人生を揺るがし，絶望を与えるものとなりうる。そのような危機と向き合っていく際に支えとなるのが，自己理解としての発達である。

不確かさの理論▶ しかし，発達理論は，人生の各段階の一般的な道筋を示しているものであり，個人の自己像の修正と再構築を促すには十分であるとはいえない。そこで重要となるのが，疾病に伴う「不確かさ」のとらえ方についての理論である。

医療・看護において患者に不安をもたらすものは，疾病それ自体だけでなく，診断確定に要する検査や治療方針の選択，仕事や家族に与える不測の影響などがある。多くの場合，すみやかで確実な診断と回復が望まれるため，不確かな状態が続くことは不安を増大させることにつながるのである。

しかし，疾病の不確実性モデル(▶図9-5)は，罹患(りかん)を脅威ととらえ，生活のすべてを治療に注ぎ込み，悪化を防ぐという方向(矢印①)だけでなく，看護においては不確かさによる不安を緩和する方策(矢印②)が必要であると説いている[1)]。つまり，罹患を新たな機会ととらえ，治療を通して新しい自己理解を促すことで状況への適応を容易にするような看護のあり方である。このような不確かさの理論をふまえることは，看護を通じて患者がみずから発達の道を拓(ひら)くことにつながるといえる。

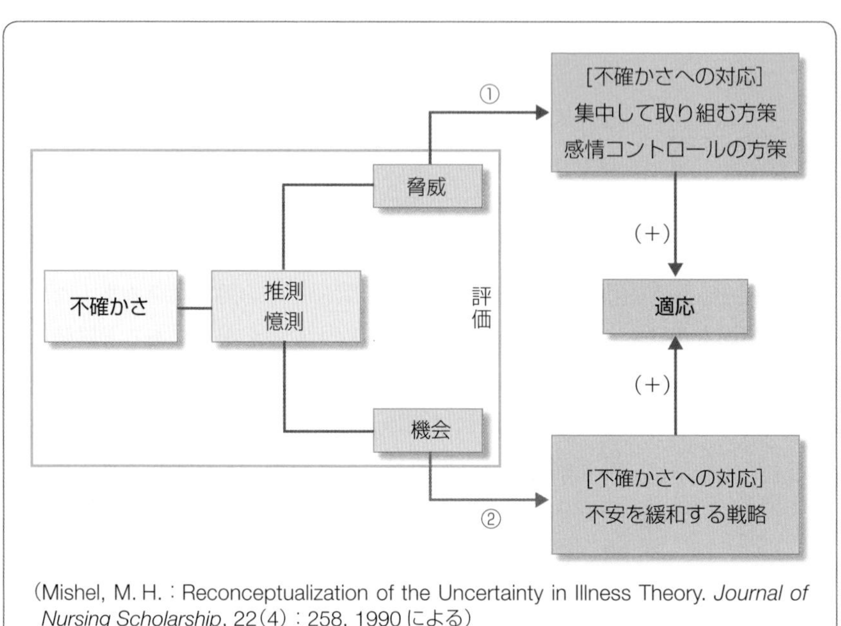

(Mishel, M. H.：Reconceptualization of the Uncertainty in Illness Theory. *Journal of Nursing Scholarship*, 22(4)：258, 1990による)

▶図9-5 疾病の不確実性モデル

1) Mishel, M. H.：Reconceptualization of the Uncertainty in Illness Theory. *Journal of Nursing Scholarship*, 22(4)：257, 1990.

疾病の受容▶ 現在の医療現場では，医療者が共同してクリニカルパス（治療計画表）を作成することが一般的となっている。しかし，クリニカルパスの決定がただちに患者にとっての不確かさを解決するわけではない。医療者が一方的に患者を安心へと導こうとすれば，かえって患者の自己理解を阻むことにもなる。したがって，患者自身が疾病を受容するまでの不確かな状況を看護師は見まもり，支援することが重要である。

C 発達における身体と感情

人間の発達は，必ずしも一方向的な成長ばかりではなく，環境や状況によっては退行現象にみえる場合もあり，不安定で揺らぎながら進行するものである。4歳児のごっこ遊びを例としてあげると，赤ちゃん役やお母さん役になりきって遊んでいるうちに，演じていることを忘れて自己意識に揺らぎが生じることがあるといわれる。発達の科学的・技術的研究に依拠しすぎると，現実の子どもが見せるそのような発達の機微（きび）をとらえそこねるのではないかという批判がある（▶118ページ,「読書案内」）。

生命の科学的・技術的研究が教育や医療で応用される際にも，生命観の技術的偏重に注意をはらう必要がある。そこで，人間の全体をとらえるためには，どのような発達観を構想すればいいのかということを考えてみたい。ここで注目するのはフランスの心理学者ワロン Wallon, H. の発達研究である。

① 人間生理における身体と社会

ワロンの発達研究は，ピアジェとの論争で取り上げられることが多い。彼もまたヴィゴツキーと同様に人間を本質的に社会的存在であるとしたが，社会性が生理学的にどのように発生するかを追究した。

ワロンは，新生児が乳を飲む際に行う口や舌，のどの運動は先天的な自動作用であるが，それはやがて空腹が満たされるといった身体の内部感覚が生じることにつながるとした。また同時に，快・不快は母親などのまわりの関係に依存するところが大きいため，外界からの刺激を受けて社会性の感覚も発達するとした。このような身体性と社会性の双方から受ける感覚はどちらも大脳皮質に投射され，そこから子どもは自己の身体の位置や動きを感知するための**自己受容感覚**を発達させていくとワロンは述べている。

② 情動の役割

自己受容の感覚は，発達段階の初期にあらわれる。それでは，言語などの人間固有の能力はどのように形成されるのだろうか。ワロンは，身体の生理的な運動から，他者とのコミュニケーションを可能にする表象が発生すると考えた。

ワロンが注目するのは，乳児期に発生する情動の機能である。新生児の場合，ただ手足をばたばたと動かすといった自動作用を繰り返すばかりで，自分自身では姿勢をとることができない。ところが6か月ごろになると，「おすわり」などの姿勢の維持や，運動の統制が可能になってくる。ワロンによれば，姿勢は自動作用を制御するものであり，このとき人間に固有の情動が発生するとされる。

喜びや悲しみといった情動は，乳児の場合であってもゆたかな表情を伴って表出される。たとえば，くすぐりに対して身体をよじらせて笑い，ときには身体をこわばらせて苦しむ様子を見せるとき，その表情から周囲にいる人との交流が生まれる。ワロンは，情動こそ他者とのコミュニケーションを可能にする身体的な作用であるとしている。もっとも，乳児は，はじめから周囲に向けて表情をつくっているわけではない。乳児の表情に大人が表情や言葉で応答することを通して，コミュニケーションのための表象機能が獲得されるのである。

情動には，言語とは異なるコミュニケーション機能があることも注目される。たとえば，1人の子どもが泣くと，ほかの子どもが一斉に泣き出すという状況は保育所などでよくみられる。これは，1歳を過ぎると，ほかの子どもの情動に響き合う**融即**という共感的感覚が発生してくるからである。

このように，情動は，人間の身体の内的な感覚から出発して，共感という最初の共同性を生み出す役割をもっている。その後，言語を獲得していく過程で情動は制御されるようになる。ただし，青年期や大人でも情動が表出することがある。祭の佳境におこる一体感は融即状態として，また「キレる」という状況は怒りや悲しみといった情動の制御不能状態として理解できる。

③ ワロンの人間発達観

前述のワロンの発達観は，大人になる過程を自我や主体性の確立とは単純にとらえないところに特徴がある。たとえば，親子間の分離不安，恋愛における献身や嫉妬，友情のなかの敵対心などにみられるように，むしろ自分の中に他者を反映し，他者に自分を投影してしまうという自他の境界のあやうさが問題にされている。ワロンの発達研究からは，人間が社会生活において，情動を統制しつつ，自我を表現して維持することのむずかしさがうかがえる。

このようなワロンの発達研究の背景には，ワロンが正常な子どもではなく，疾病をもった子どもの研究によって発達をとらえたという事情がある。ワロンはパリ中心部にある中核病院で医師として働いていたが，ここにはフランス全土(植民地を含む)から疾患をもつ子どもが集まってきていた。

ワロンは「正常児は異常児のなかに見いだされる」と語っている[1)]。これは，小児医療において医療者は，科学技術によって病児の病気の克服を目ざすと同時に，病児から人間らしさについて学ぶことができることをあらわしている。この視点は，科学技術への全面的な信頼によって医療実践を操作的・技術的なものに矮小(わいしょう)化するのではないかという懸念に対して，むしろ病気の罹患から人間の発達を問い直す手がかりを示すものになる。

D 発達と教育の未来像

病気や障害を通して発達と教育を考えることは，いろいろな気づきを与えてくれる。本節では，病気の子どもや高齢者を取り上げて，具体的にそれを検討してみる。

① 病児の教育

1 制度上の課題

病気で入院中の子どもに対する教育の必要性が自覚されたのは，1989年の「児童の権利に関する条約」(子どもの権利条約)や1988年の「病院のこども憲章」(EACH 憲章)など，権利意識の高まりによるところが大きい。日本でも，近年になってようやく病院内での教育の重要性が指摘されてきた。しかし，入院中の子どもの場合，治療が優先される傾向がいまだに強く，制度上の問題点も多い。

病院内教育は，入院中の子どもに対する教育全般をさすものである。そのなかで**院内学級**とは，特別支援学校の分校や，小・中学校の特別支援学級が病院内に設置され，担当教員が配置されているものをいう(▶65ページ)。それに対して，近隣の学校から教師が派遣されて週に数回の学習が行われるものを**訪問教育**という。ただし，このどちらも現時点で対象となっているのは義務教育のみである。

また，入学するには一定期間の入院が見込まれることが条件となる。さらに，二重学籍がみとめられず，もとの学校を転校しなければならないという課題もある。そのほか，病児の教育が途切れないように病院内での医師・看護師と教

1) ワロン，H. 著，波多野完治監訳：ワロン選集上．p.55，大月書店，1983.

員の間，病院と学校との間を橋渡す「つなぎ援助」[1]の重要性も指摘されている。

2 発達の姿が制度をかえる —— 寄宿舎教育の実践より

さて，病院内での教育に一定の制約があるなか医療か教育かを選択しなければならない状況は，どのように乗りこえることができるだろうか。ここで，養護学校に付設されている寄宿舎の実践を取り上げたい。1980年代，京都の向ヶ丘養護学校中等部に入学してきた進行性の難病をわずらう女子生徒についての実践を紹介する[2]。

ゆうちゃんは毛細血管拡張性運動失調症（ルイ＝バール症候群）をわずらっており，小学校では障害児学級に通学していた。病気の進行により，卒業後は養護学校中等部に進学することを決めたが，近隣の養護学校はちょうど建設中であった。そこで1年間だけという約束で，遠方にある学校の寄宿舎に入ることになったのである。当時，この疾患は平均寿命10歳という難病であり，寄宿舎生活はリスクを伴ったが，ゆうちゃんにとってははじめて親もとから離れる経験であった。

家庭での彼女は病気のために人形のように扱われており，みずからの意思で行動したり，自分の気持ちを伝えることが苦手であった。ところが，1年間の寄宿舎生活は彼女を大きく成長させ，友人と積極的に活動する姿がみられるようになっていった。

転校まぎわになって，ゆうちゃんが寄宿舎に残りたいと言いだしたことから，事態は急展開する。学校職員は，ゆうちゃんの病状を心配しながらの1年であったため，これ以上はリスクを負えないと考えていた。教育委員会は，転校を条件とした入舎であったはずであると寄宿舎へ残ることを認めなかった。また主治医は，彼女の病状は末期症状を呈していて寄宿舎生活は危険であるという診断を下した。母親はこの診断にショックを受け，ゆうちゃんを支持する思いが揺らいでしまった。このような状況で，父親だけはゆうちゃんの強い希望を受けて奔走（ほんそう）するのだが，むずかしい選択に憔悴（しょうすい）していった。

このように，死を目前にした子どもの要求は，厳しい医学的診断，柔軟さに欠ける学校制度，子どもを手もとにおきたいという家族の思いのはざまで，どのように実現されうるのだろうか。

職員が行ったのは，ゆうちゃんの1年間の記録を読み合うことだったという。なぜ彼女が寄宿舎に残りたいと切実に要求しているのか，そのことの意味を問うていった。そして，寄宿舎での教育実践が，人間としての尊厳や自由，他者とのつながりをゆうちゃんにつかませたことを確認し合ったのである。

結果として，教育委員会からの通知により，ゆうちゃんは転校せざるをえな

1）谷口明子：長期入院時の心理と教育的援助．pp.109-152，東京大学出版会，2009．
2）大泉溥：生活支援のレポートづくり．pp.173-225，三学出版，2004．

かった。しかし，この転校問題を経たことで，職員は新設された養護学校との連携体制を独自につくり，彼女を支えた。その後，医者の見たてに反して，ゆうちゃんは平均寿命の倍以上を生きることとなる。この事例は，けっして病気の子どもに限った問題ではなく，人間らしさの根源を問いかけるものであるといえる。このような子どものすがたは，院内学級の特別支援教育など教育と医療を結ぶ場面にこそ多く発見されるのではないだろうか。

② 高齢者の看護と発達理解

高齢者の発達と看護についてもふれておく。ここでも，生物学的な老いと，個人のかけがえのない人生との間で発達を理解する必要がある。

近年，高齢者の発達研究が蓄積されつつあり，85 歳以上の超高齢期の認知能力や自己概念の検討が行われている。さらには，加齢とともに世界に対する見方や自己認識を適応させて，人生の満足度を上げる**老年的超越**という概念も登場している。

医療現場において高齢者を看護する際には，「その人らしく生を全うできるように援助を行う」[1)]ためにも，本人の子ども時代にさかのぼっての発達理解が必要であると考えられる。

たとえば，認知症の高齢者の看護について考えてみる。高齢による身体的・精神的な能力の低下は，高齢者を無能な存在とみなしてしまう場合がある。これは，子どもを未発達の存在とする人間観と共通している。

しかし，高齢者が人生をまっとうするための活動を援助するものとして看護をとらえれば，これまでの患者の育ちと病気による生活の変化を知り，自分らしさや生きがいが十分に発揮されているかという課題の検討が必要となってくる。つまり，その高齢者の発達と個性に基づいた看護を行うことが重要である。

また，看護する高齢者本人と介護する家族との関係調整も，看護師に求められる役割である。たとえば退院にあたり，自宅に戻って最期を迎えたいという高齢者本人の希望と，施設に入所させることを希望する家族との調整を行う場合などがある。その際，重要になるのは高齢者本人がこれまでどのように生き，どのような価値観をもっているのか，また，その高齢者の介護を行う家族がどのような困難を感じているのかなどを理解して援助することである。高齢者本人やそのまわりにいる家族を発達という視点で理解することによって，両者にとってよりよい援助を行うことができる。

1）日本看護協会：看護者の倫理綱領．前文，2003.

◉要約

人間は，進化の過程で生理的早産と社会性の必要を運命づけられてきた。このことは，人間の能力の未熟さと柔軟性を示している。発達思想は人間の個性や能動性を強調してきた。一方，医療技術の進歩は，延命の可能性を限りなく高めている。にもかかわらず，人間に固有の脆弱（ぜいじゃく）性は，教育や看護において人間的なかかわりを要請する。実践場面で発達について考えるということは，相手の人生に即して「人間らしさ」を意味づけることである。発達段階のモデルを機械的にあてはめて，匿名（とくめい）化・抽象化すれば，教育も看護も業務的な作業になってしまうだろう。そうならないためには，実践の記録を蓄積して，同僚とともに学びあうことが重要である。

読書案内

❶ **松田道雄：私は赤ちゃん．岩波書店，1960.**
小児科医である著者が，生後まもない赤ちゃんの語り口で発達について語った古典的文献である。医療現場におけるインフォームドアセントについて考えるうえで，いまなお示唆に富んでいる。

❷ **木下孝司ほか：子どもの心的世界のゆらぎと発達．ミネルヴァ書房，2011.**
乳幼児期の子どもの表象や自己概念は，現実と想像の世界を揺れ動きながら形成されていく。発達は混乱や揺らぎのなかで進んでいくことを示し，子どもの心的世界を多様な具体例をもとに紹介している。

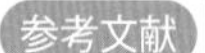

参考文献

1) 内田伸子：発達心理学．岩波書店，1999.
2) 勝田守一：能力と発達と学習．国土社，1964.
3) 鯨岡峻：＜育てられる者＞から＜育てる者＞へ．NHK 出版，2002.
4) 坂元忠芳：情動と感情の教育学．大月書店，2000.
5) 高橋惠子ほか編：発達科学入門 1～3．東京大学出版会，2012.
6) 谷口明子：長期入院児の心理と教育的援助．東京大学出版会，2009.
7) トマセロ，M. 著，大堀壽夫ほか訳：心とことばの起源を探る．勁草書房，2006.
8) 中島義明ほか編：新・心理学の基礎知識．有斐閣，2005.
9) 日本発達心理学会編：社会的認知の発達科学．新曜社，2018.
10) 福本俊・西村純一編：発達心理学．ナカニシヤ出版，2012.
11) 細谷亮太：小児がん．中央公論新社，2008.
12) ワロン，H. 著，波多野完治監訳：ワロン選集上・下．大月書店，1983.
13) ワロン，H. 著，浜田寿美男訳編：身体・自我・社会．ミネルヴァ書房，1983.

第3部 教育の営みを考える

Introduction

第3部

第3部では，教育を営むための場やしくみについて，学んでいく。

第10章では，教育が営まれる場として，家庭と学校を取り上げる。教育を行う場として家庭と学校，それぞれの役割とその変遷について理解する。

第11章では，教育を行う者は目標をたて，対象にはたらきかけその行為を点検しながら，新たなよりよいはたらきかけを行うという教育の目標・評価について学ぶ。

第12章では，教育において学び手に影響を与えるものを教育のメディアとし，その関係や影響について，①教え手と学び手をつなぐもの，②学び手どうしの関係，③それらを支える物と空間という3つの柱を理解する。

第13章では，専門職としての教師について学ぶ。教師が専門職として確立されるためには，教育に関する専門的な知識や技能を有するというだけでなく，社会から特別な専門職であると認められる必要があることを理解する。

第14章では，公教育を担う場について学ぶ。公教育とはなにか，それはどのような場で，いかにして定められているのか。学校外のさまざまな人々の関与という新しい動向などを含めて理解を深める。

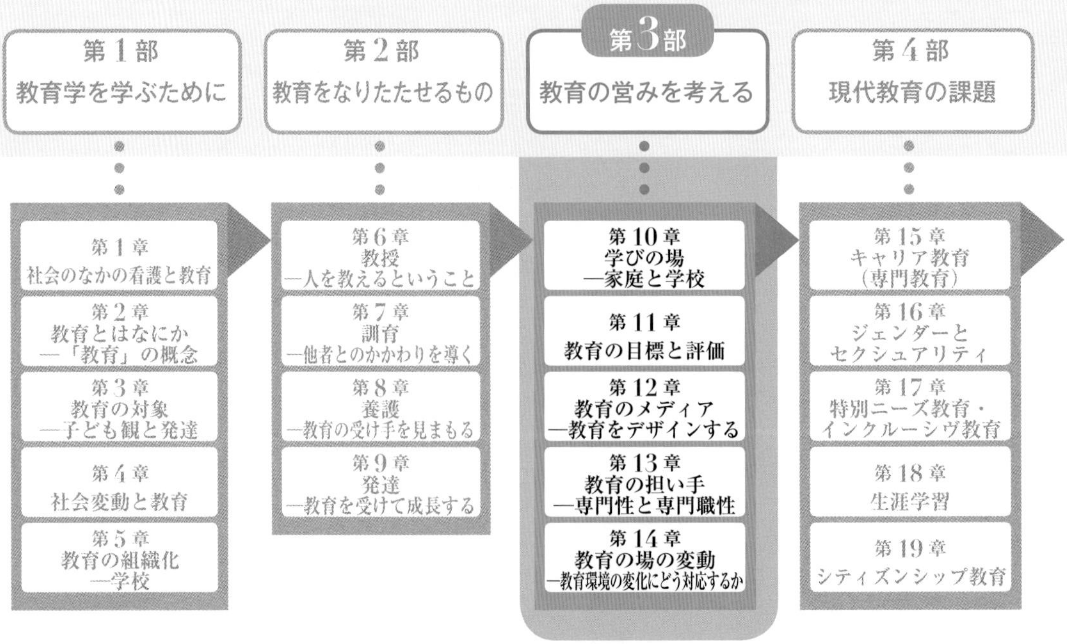

第1部 教育学を学ぶために	第2部 教育をなりたたせるもの	第3部 教育の営みを考える	第4部 現代教育の課題
第1章 社会のなかの看護と教育	第6章 教授—人を教えるということ	第10章 学びの場—家庭と学校	第15章 キャリア教育（専門教育）
第2章 教育とはなにか—「教育」の概念	第7章 訓育—他者とのかかわりを導く	第11章 教育の目標と評価	第16章 ジェンダーとセクシュアリティ
第3章 教育の対象—子ども観と発達	第8章 養護—教育の受け手を見まもる	第12章 教育のメディア—教育をデザインする	第17章 特別ニーズ教育・インクルーシヴ教育
第4章 社会変動と教育	第9章 発達—教育を受けて成長する	第13章 教育の担い手—専門性と専門職性	第18章 生涯学習
第5章 教育の組織化—学校		第14章 教育の場の変動—教育環境の変化にどう対応するか	第19章 シティズンシップ教育

教育学

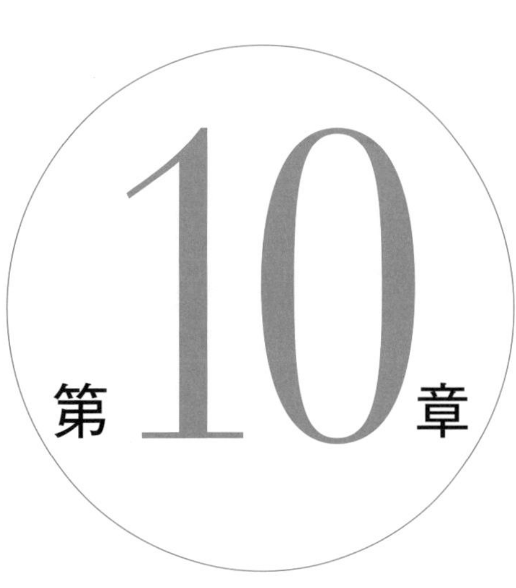

学びの場
―― 家庭と学校

A 学びの場＝学校という規範

① 子どもが学び・育つ場としての学校と家族

社会的な動物である人間は，他者からのはたらきかけを通じて，社会のなかで生きてゆくために必要な知識・技術・価値観・行動様式を習得する。この学習過程を**社会化**とよぶが，今日では，乳幼児期に話し言葉や基本的な生活習慣を習得する**一次的社会化**を家族が，児童期以降，将来の社会生活に必要なことがらを身につけていく**二次的社会化**を学校がおもに担う(▶図 10-1)。

子どもを育て・教える基本的な責任は家族にあるとされているが，社会が複雑になるにつれて生活を営むうえで必要な能力の水準が上がり，教育制度を通じてものごとを習得する必要が生じてきた。そのため，近代以降はおもに学校が二次的社会化を担うことになった。家族と学校は子どもが学び・育つ場であるという考えは自明に思える。

家族と学校が子どもを抑圧する場に転じた事例▶ だが，新聞が報じた次のような事例がある。次ページの事例①は，母親が娘を自宅に監禁した事例である。生活環境を選べない子どもにとって，虐待する親と過ごすことは過酷な被害を受けても逃げることがむずかしい状態におかれることを意味する。

事例②は，いじめに悩む子どもにとっては，学校に行くという規範が逃げ場のない状況をもたらすことを示している。

このように，ときとして家族と学校は，子どもを抑圧する場に転じてしまう。最も過酷な場合は子どもの生存すらおびやかす場になりうるのである。

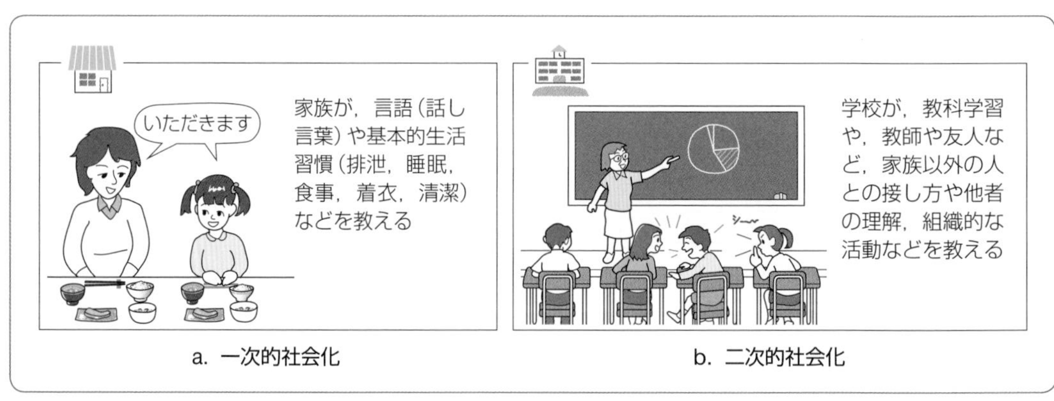
いただきます
家族が，言語（話し言葉）や基本的生活習慣（排泄，睡眠，食事，着衣，清潔）などを教える
学校が，教科学習や，教師や友人など，家族以外の人との接し方や他者の理解，組織的な活動などを教える
a. 一次的社会化
b. 二次的社会化

▶図 10-1 一次的社会化と二次的社会化によって身につけることがら

事例①　虐待事件と「不登校」

2006年に小学6年生から約8年間，母親に自宅で「監禁状態」にされた女性が保護された。近隣から児童相談所に通報があり，別居中の父親と親族が女性を保護した。保護された女性は栄養状態には問題はないが，知的障害と診断され福祉施設で治療中。女性の小学2年生時の学力は標準的で，監禁生活が知的障害の原因となったとみられる。

母親は精神的に不安定で，それが監禁の引きがねになった。女性の保護後，母親は法に基づき医療保護入院となった。父親が2005年に市に相談していたが，市側は対応せず，女性が通う学校も「不登校」と判断した。市は背景に虐待があることを認識していなかった[1)]。

事例②　「いじめがあるなら学校に行かなくてもいい」という主張

いじめや不登校に悩んだ経験をもつ18～20歳の男女6人が，平野博文文部科学大臣(当時)に面会し，いじめの実態を訴えた。6人はフリースクール「東京シューレ」の学生とOB・OG。面会者の1人は「命を絶つか，無理して学校に行くかで悩み，気持ちがぐちゃぐちゃになった」とふり返る。大臣は「できることを全力で努力したい」と応じた[2)]。

② 学校に対する違和・反発・離脱

前述の事例は極端な例外と考える読者もいるだろう。通常は，家族と学校こそが子どもが学び・育つ場だと想定されている。家族についてはあとでふれ，まずは「学校こそが子どもの学ぶ場である」という規範についてもう少し考えてみたい。以下は，1980年代～90年代初頭に不登校(当時は「登校拒否」とよばれた)を経験した子ども・若者の手記である。

わたしはみんなとちがって学校にいってません。でもべんきょうができないことはないとおもいます。ことしで4年生,「いってないからなにしているの」なんていわれるけど，木にのぼったり絵をかいたりしています。でもそとにでるのはきんちょうします。なぜかというと，わたしは学校を休んでうちにいます。かぜでもないのに学校休んでいたら，みんながききます。(中略)でもみんな違う

1）朝日新聞：母親，娘を8年「監禁」相談に市側対応せず 札幌(東京本社版)，2008年10月30日夕刊をもとに要約して作成。
2）朝日新聞：「学校行かなくてもいい」と言って　不登校経験の若者，文科相に訴え(東京本社版)，2012年9月1日朝刊をもとに要約して作成。

「くせ」をもっていますし，学校にいかなくちゃいけないことはないし，みんなにんげんはおなじだけど，みんなくせ，やりかたがあります[1)]。

授業がおもしろくなく…/勉強する気さえ起きない時は/いつも『保健室』へ行っていた。/教室は…/窮屈で落ち着かなかった/なんか…『監獄』みないな感じがしていた…/学校の中で/一番静かで…安らげる所…/それが…『保健室』だった/ホント…/唯一の『開放区』だったんだ…[2)]

どちらの手記も，学校に行くことや学校教育制度そのものに対する違和感や疑念を示している。はじめの手記は，「くせ，やりかた」は人それぞれで，自分が学校に行かないのは，ある種の「くせ」だと主張する。2番目の手記では学校の窮屈さを監獄に見たて，教師の支配を批判する。

学校に行かない・行けない子どもや若者たちが，学校に対する違和感や反発を明確に言語化するような事例は必ずしも多くはない。しかしながら，いわゆる「不登校」状態の子どもの数とその出現率は1970年代半ば以降から増加に転じ，近年はさらに増加する傾向にある。さまざまな理由で不登校状態にある子どもたちは，小学校で約4.5万人，中学校で約12万人も存在するのである[3)]。

学びの場＝学校という規範は根強いが，この規範は絶対的なものではなく，かなりの程度揺らいでいる。その背景を考えるために，学校がどのような時代的な要請を受けて登場したのかをふり返ってみたい。

B 家族と学校の関係

① 近代学校とはなにか

1 近代学校が登場する背景とその社会的機能

近代的な学校教育制度の普及▶

中世的な身分秩序が解体し，近代国家が成立する過程で，ヨーロッパを端緒(たんちょ)に，表10-1のような3つの特徴をもつ近代的な義務教育制度が各国に普及・拡大した。これらの特徴を備えた教育制度が実現した時期は国によってさまざ

1）石川憲彦ほか編：子どもたちが語る登校拒否 402人のメッセージ．p.283，世織書房，1993.
2）石川憲彦ほか編：上掲書．p.255．「開放区」は原文通りの表記。
3）文部科学省：平成30年度児童生徒の問題行動・不登校等生徒指導上の諸課題に関する調査結果について．pp.68-69，2019.

▶表 10-1 近代的な義務教育制度の特徴

特徴	内容
①世俗化	宗教から分離していること
②義務制	身分や出自を問わず，一定年齢のすべての子どもが教育の対象となること
③無償制	無償で教育を受ける権利を保障すること

まだが，ある年齢に達したすべての子どもを対象とする義務教育制度を中核とし，その後も一定の基準を満たせば学びつづけられる学校教育が19世紀ごろに普及した。こうした包括的な教育制度を構成する学校が**近代学校**である(▶45ページ)。

近代学校の登場の背景と役割▶ 近代学校が登場した背景には，市民革命と産業革命という人類史における画期的な2つの革命がある。市民革命を経て成立した近代的な国民国家では，「国民」という共通するアイデンティティを人々に与え，政治的な意思決定に参加する主体を育てることが不可欠であった。

また，もう1つの革命，産業革命による技術革新によって生産規模が急速に拡大した。その結果，つぎつぎと登場する新しい技術を複雑に組み合わせて生産効率を高めることが求められ，高度な分業・協業関係の構築が不可欠となった。

これに応じて近代学校は，細分化された専門分野に到達できるように，段階的に構成された共通の知識を効率よく伝え，知識と規律を身につけた人材を大量に育て，各人の特性に応じた地位にふり分けるはたらきを担った。

社会化と選抜▶ 教育には社会化(▶122ページ)と選抜という2つの機能がある。**選抜**とはある基準に従い多数から限られた人員を選び抜くことを意味する。つまり，教育の結果に応じて，限られた進学先や就職先に人材をふり分けることをいう。

近代学校が登場する前から，教育は社会のなかで社会化と選抜の機能を果たしてきたが，その営みは日常生活のなかに埋め込まれていた。たとえば，親方に弟子入りする徒弟制では，日々の下働きが学習の機会で，親方が弟子の熟練度を見きわめ適切な仕事を割りふった。

学校は古代から存在していたものの，一部の限られた社会集団が対象で，すべての子どもを等しく取り扱うものではなかった。近代以前は，所属する社会集団ごとに異なる学校が用意されることがつねであった。日本においては，庶民向けの教育機関である寺子屋や，士族を対象とした藩校などがその例である。

近代学校の新しさ▶ 一方，近代学校では，市民社会・国民国家と産業社会の担い手を育てるため，一定の年齢段階にあるすべての子どもを対象に含もうとした。国民全体を社会化と選抜の対象とした点に，近代学校の新しさがあった。

2 近代学校の秩序

教師と生徒の関係における秩序▶ 教師と生徒の関係は，近代学校における重要な社会関係である。学校における知識の獲得の成否は，生徒が教師の言うことを受け入れ，その指示に従うかどうかにかかっている。学校の独特な秩序の多くは，教師と生徒との縦の関係を基盤になりたっている。

集団生活における秩序▶ また，学年，学級，班やグループ，係など，学校ではさまざまな集団が編成される。学校に通う子どもは，個人に課される目標だけでなく，集団の中で適切にふるまうことについても，学校が掲げる目標の達成を求められるのである。

教師の権威の制度的な保障▶ 近代的な教育制度を導入する際に，教職に必要な資格を定めるなど，国家が教員養成のシステムを整備する理由の1つは，教師の権威を制度的に保障するためである。ただし，制度的・組織的な支えが効果を発揮するかどうかは定かではない。学校は権威を保とうとする教師と，必ずしも教師の意図どおりには動かない生徒の思惑が交錯する場であるからである。

前述した不登校経験者の手記(▶123・124ページ)では，教師の支配や集団への同調圧力が厳しく批判されていた。それは，近代学校にある独自の秩序に対する批判，あるいは身体レベルで生じる拒否とみることができる。

② 近代家族とはなにか

近代化が進むなかで，家族が担う社会的な機能も変化した。近代以前の家族は身分制と分かちがたく結びつき，生産活動の基礎的な単位とされるなど，さまざまな社会的機能を担う存在であった。他方で近代化が進展すると，たとえば学校が主要な教育の場となるように，これまでは家族が担っていた機能をほかの社会的な制度が果たすようになる。

近代家族とは，①愛情に基づく絆(きずな)の形成，②子どもを産み・育てることを通じた社会の再生産という2つの機能に純化した家族のあり方で，その特徴は8つに整理できる(▶表10-2)

1 家族にとって学校がもつ意味

子どもたちを保護する場▶ 学校が家族に受容された理由の1つに，子どもたちを保護する場として受けとめられ，近代家族が掲げる「子ども中心主義」と合致した点を指摘できる。外部から遮蔽(しゃへい)された場としての学校は，子どもたちを家庭や生活地域から隔離すると同時に，日常生活で直面する困難から保護する機能を果たしてきた。

また，学校は子どもの身体の状況を把握・管理し，病(やまい)から遠ざける近代的な公衆衛生の拠点にもなる。このため，学校やその教育内容にそれほど関心のない家族にとっても，学校は子どもが教育的な配慮のもとで安全に過ごす場として一定程度，評価されてきた。

▶表 10-2　近代家族の特徴

特徴	内容
①家内領域と公共領域との分離	私的な領域と公的領域が家族の内外で明確に区分されていること
②家族構成員相互の強い情緒的関係	家族が情愛に基づく強い絆で結びついていること
③子ども中心主義	子どもの最善の利益を優先する姿勢があること
④男は公共領域・女は家内領域という性別分業	家族で果たす役割が男女で強く区分されていること
⑤家庭の集団性の強化	家族を社会における基礎的な集団とみなすようになること
⑥社交の衰退とプライバシーの成立	家族をこえた交流を抑制し，家族内に私的な領域を形成すること
⑦非親族の排除	親族以外の者による家族への関与を避けること
(⑧核家族)	両親と子どもからなる単位を基礎とすること(ただし，ほかの形態の家族も近代家族に含まれる場合もある)

(落合恵美子：21 世紀家族へ，第 4 版．p.99，有斐閣，2019 をもとに筆者作成)

2 移動のきっかけとしての学校への期待

近代の日本では，①農村から都市への空間的な移動と，②農家を継ぐなどの前近代的な「生業(なりわい)の世界」から「職業の世界」への社会的地位の移動という 2 つの移動が大規模に生じた(▶34 ページ)。それらの移動のきっかけとなるのが学校であった。学歴は能力の証(あかし)とされ，「職業の世界」で成功するにはより高い学歴の獲得が望ましいとみなされた。家族を基礎単位とした生産活動ではなく，組織に雇用されて働く生き方が主流になると，2 つの移動を支える学校への期待が，人々による学校受容のあと押しとなった。

③「教育のまなざし」の広がりと深化

1 教育家族の誕生

近代学校を受容した家族は，子どもの教育について，伝統的なものとは異なる価値観・行動様式をもつようになる。かけがえのない子ども時代を賛美しつつ，将来のためにはいまを犠牲にしても，よりよい学歴を獲得するように子どもにはたらきかける。ある意味では矛盾する教育への熱意を特徴とする，新しいタイプの家族を**教育家族**とよぶ(▶40 ページ)。教育家族は，近代家族のあり方を教育という局面からとらえる際に用いられる概念である。

教育家族の特徴▶　教育家族は，よりよい教育環境を整えるために学校選びを重視し，高い学歴の取得を目ざし，学校教育に適合した家庭教育を行う。生業の世界とは異なり，職業の世界では，学歴を媒介しなければ，親子間で社会的な地位を継承することはむずかしい。そのため，教育家族はわが子の学校での成功を重視する。

他方で，教育家族は，子どもを保護する場としての学校にも期待を寄せる。その背景には，子ども時代のかけがえのなさを大切にする童心主義がある。外部から隔離された安全な場で，子ども時代を満喫しつつ，よりよい将来のために努力する。近代学校を最大限に活用するこうした姿勢が，教育家族の子育てにみられる特徴である。

2 教育家族の大衆化と「学校化」社会の到来

教育家族は大正時代に登場するが，こうした特徴をもつ家族が多数を占めるようになるのは，高度経済成長を経た1970年代半ばに「大衆教育社会」(▶36ページ)が到来してからである。

「生業の世界」が主流の時代では，学校では社会生活を送るうえで最低限必要な知識を身につければよいという考えが根強かった。家族は子どもに家業を継がせたり，手に職をつけさせたりするなどして，わが子が将来社会に出てゆく準備をしていた。地域社会が積極的にかかわり，一人前になるために必要なしきたりを子どもに伝えるところもあった。

ところが「職業の世界」が主流になると，よりよい学歴の獲得が安定した職を得る条件になる。地理的・社会的な移動が活発になると地域社会のまとまりも弱くなり，学校が二次的社会化の担い手を独占する事態が生じる。

教育家族が増加し，学校教育が重要だという価値観が社会のすみずみまで浸透する事態を**学校化**とよぶ。学校化社会の到来は，私たちに自由を与えるとともに，副次的な問題を生み出すことにもなった。

学校と家族が密接な関係を取り結び，子どもに教育的なまなざしを注ぐようになった私たちの社会は，教育的な配慮の過剰さ，あるいは逆にその欠如に起因する新たな問題に直面している(▶133ページ)。

C 家族にとっての学校の意味

家族にとって子どもが学校に通う意味とはなにか，両者の関係がどのように展開したのかをさぐるため，以下では1950年代から今日までの時期に焦点をあて，欠席現象がどのように社会問題化されたのかを整理する。あえて欠席現象に着目することで，家族が学校になにを期待してきたのかを把握してみたい。

図10-2は，文部(科学)省の統計をもとに，さまざまな理由で年間50日(1998年度からは30日)以上にわたり学校を休んだ児童生徒の出現率を示したものである。意外かもしれないが，1950年代初頭のほうが，現在よりも学校を長期間欠席する子どもの割合が高かった。長期欠席の出現率はU字型を描き，いったん減少したのちに再び増加している。こうした動きの背後には，学校に通う意

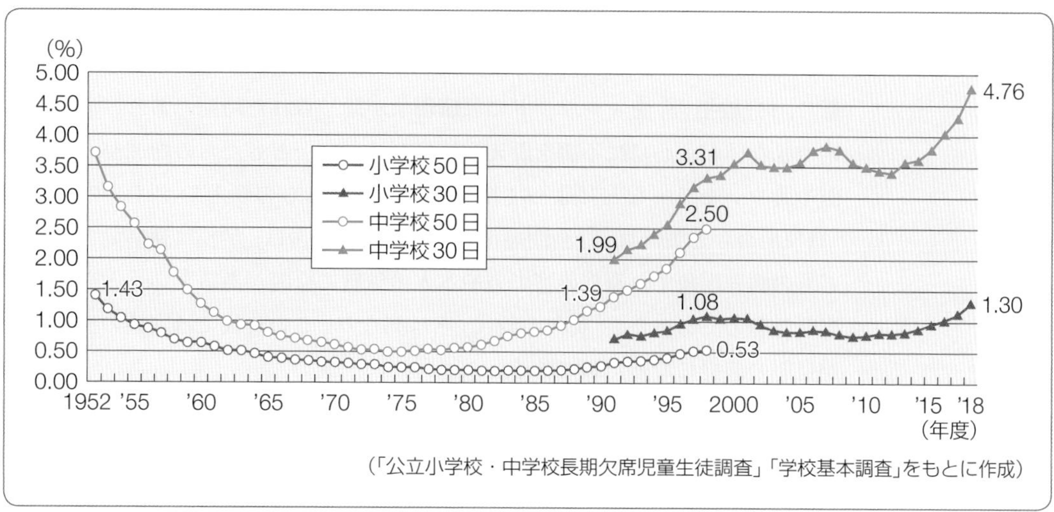

▶図 10-2　長期欠席児童生徒・出現率の推移(1952〜2018 年度)

味づけの変化があった(▶48〜50 ページ)。

① 家族と学校の関係の展開

子どもたちの欠席が社会問題とみなされる背景には，いくつかの転換がある(▶表 10-3)。そこから，家族と学校との関係の展開を読みとくことができる。

長欠の時代▶ 1950 年代にみられる多数の長期欠席者の存在は，「長欠」とよばれて社会問題化していた。過酷な児童労働や差別によって，義務教育を受けることができない子どもたちが問題視されていたのである。当時は養育・教育機能が不安定な家族も数多く存在していた。

他方で，長欠が社会問題化された 1950 年代は，「生業の世界」で暮らし，通学を当然視しない人々も存在していた。長欠の児童生徒は，特定地域に集中する傾向があったが，このことは，学校教育を重視する規範が十分に浸透しておらず，学校に行かずとも人生の展望を描ける家族が一定程度存在していたこと

▶表 10-3　欠席が社会問題化される際の問題のとらえ方の変遷

時代	問題のとらえ方
長欠の時代 (1950〜60 年代)	児童労働や差別による，教育を受ける機会の剝奪。 [特定の地域と結びつけて問題をとらえる構図]
登校拒否の時代 (1970〜80 年代)	家族の子育てや本人の資質に起因する病理現象・心の問題。 [特定の個人の問題としてとらえる構図]
不登校の時代 (1990 年代以降)	社会や学校の管理的・競争的なあり方が引きおこす社会病理，学校を休んだ経験がその後の人生に与える影響を懸念する進路問題。 [問題を普遍化してとらえる構図]

を意味する。

登校拒否の時代▶ 1970年代の半ばから1990年代初頭は，いったん減少した欠席者数が増加に転じ，「登校拒否」をキーワードに欠席現象が論じられた時期である。病因は特定できないが，心身に不調を訴え学校に行けない子どもたちの増加が，精神科医やカウンセラーなどによって指摘された。これらの新しいタイプの欠席は「登校拒否」とよばれ，社会問題化された。登校拒否は，学校に適応できない子どもの病理現象で，家族の育て方や本人の気質に原因があるというとらえ方が当時は有力であった。「長欠の時代」とは異なり，この時代では家族の養育責任が自明の前提になったのである。

したがって，問題への対応も長欠と異なり，心理療法や医療的なかかわりで子どもの不適応状態を改善することが目ざされた。学校不適応が問題視されたのは，学校での成功が，子どもや家族にとって重要な課題ととらえられていたことの裏返しである。社会の学校化が進展し，学校を経由して職業の世界に参入する生き方が望ましいものとして受容されたことが，登校拒否現象に対する人々の意味づけに反映されていた。

不登校の時代へ▶ 長期欠席者は1980年代半ばから増加傾向を強め，とくに中学校では1990年代以降，さらにその数が増えてゆく。こうしたなかで，登校拒否を病理現象とみなす専門家の見解に対して，問題の当事者たちが異議を唱えはじめる。彼らは手を取り合い，「病んでいるのは管理主義的な学校であり，学校に過度に依存する私たちの社会だ」と主張するようになった。

社会病理論の登場と子どもの居場所づくりの動き▶ 「登校拒否はなまけや病気ではなく，社会のゆがみに対する正常な反応である。学校が合う人もいれば合わない人もいる」「登校するかどうかは子どもが選ぶことで，休むことを問題視することのほうがおかしい」。家族や本人を問題視する議論を批判し，社会の病として欠席をとらえる見方が1980年代後半から支持されはじめ，専門家の議論と拮抗するようになった。ほぼ同じ時期に，子どもたちが安心して過ごせる「居場所」づくりや，オルタナティブ-スクールとよばれる学びの場を設立する動きも進展した。

行政の方針転換▶ こうした批判の声や草の根の取り組みに一定程度応答する動きが，行政の側でも生じた。文部省の設置した専門家会議が1992年に出した報告では「登校拒否はどの子どもにも起こりうる」[1)]という見解が示され，登校拒否が一部の子どもの特殊な問題ではないことが公的に認められた。報告では，学校への適応を重視するものの，登校拒否を誰にでもおこりうる問題ととらえ，再登校のみを目的とする対応を避けるよう説いている。

不登校という用語の使用▶ 登校拒否にかわり「不登校」が用いられるのも1990年代からである。登校拒否は，もともとは精神医学や臨床心理学領域の専門用語で，個人や家族の病理

1）学校不適応対策調査研究協力者会議：登校拒否（不登校）問題について —— 児童生徒の「心の居場所」づくりをめざして．内外教育 第4315号：11，1992．

現象という問題のとらえ方と密接な関係がある。他方で「拒否」という言葉には，主体的な判断で学校に行くのをやめる意味があり，登校拒否を個人や家族の問題ではなく社会的な問題ととらえる人々はむしろこちらを強調していた。

これに対して「不登校」は「学校に行けない・行かない」という状態を示す言葉で，欠席行為についての価値判断を差し控える点に特徴がある。不登校という用語が選好される時代の変化の背後には，誰もが学校に行かなければならないという登校規範の揺らぎがある。

② 家族の行う教育が問われる時代へ

日本において登校規範が深く根づいていたのは，近代学校が社会移動の装置として機能し，よりよい学歴が安定した職業生活を保障する期待を人々に与えていたためである。ところが，1990 年代以降に，学校から職業世界への移行の道筋が不安定化すると，学校で学ぶ意味を感じにくくなってしまった。

教育社会学者の久冨善之は，「文脈」というキーワードで，学校が子どもを引きつける魅力を整理する。「なぜ学校で学ぶのか」という問いかけに対する答え，すなわち近代学校がこれまで果たしてきた主要な役割が，**表 10-4** に示す 5 つの文脈である。久冨によれば，学歴獲得競争に人々を巻き込む力が強かった日本では，社会的地位獲得(上昇)競争の文脈が学校で学ぶ意味を支えてきた。だが，若年者の雇用が不安定化し，学歴の効用を実感できる人が限定されると，なんのために学ぶのかという問いの答えが見失われてしまう。

1990 年代以降の「不登校の時代」では，学校で学ぶ意味をどこに見いだすのかを，子ども自身やその家族がそれぞれに答えを模索することを迫られる。これまで家族の行う教育は，極端な言い方をすれば，学校教育をサポートするだけでよかった。しかしながら，登校規範が揺らぎ，学校に行く意味が見えづら

▶表 10-4　学校知識の意味づけを支える文脈

NO	文脈	意味・有効性	例示
1	生活の文脈	「知識が生活につながり，また生活手段として有効である」	読み，書き，算をはじめとして
2	職業・労働の文脈	「知識が職業世界に，また労働能力向上とにつながる」	さまざまの職業技術とその基礎など
3	自然・社会・文化の世界認識の文脈	「知識が自己の認識世界の広がりや深まり，文化・教養世界への参入につながる」	自然科学，社会科学，芸術などの諸分野で
4	社会的地位獲得(上昇)競争の文脈	「知識の獲得程度が，そうした競争における重要手段・決め手となる」	出世をめざした学力・学歴競争など
5	アカデミズムの神秘性の文脈	「学問世界が一般人には容易に近づけず伺い知れない，その神秘性を後背に持った光彩」	学校で学ぶ教科の向うに深い学問の世界を感じるなど

(久冨善之：学校知識の意味回復を考える．教育目標・評価学会紀要(10)：18，2000 による)

くなった今日では，家族が子どもの将来をどのように展望し，いかなる教育を行うのかがあらためて問われるようになったのである。

D 「学校に行かない子ども」をどう考えるか

① 家族の変容と「学校に行かない子ども」

不登校の時代はいまも続いているが，2000年に入ってから教育へのまなざしの過剰さよりも，むしろその欠如にどのように対処すべきかが，新たな課題として浮上してきた。

1 社会的排除・貧困をめぐる課題

教育社会学者の酒井朗は，教育機会を剥奪された人々の問題をとらえるために，「学校に行かない子ども」[1]という広い概念で問題を論じる必要があると主張する。酒井が想定しているのは，日本の学校に通っていない外国籍の子どもや，病弱や発育不全などの事情で就学が困難な子どもたちである。

貧困や生活困難を背景にした欠席の再発見▶

さらに，2000年以降，貧困や生活困難を背景にした欠席が再び着目される。教育学者の保坂亨は，長期欠席に関する行政資料を再集計し，統計上は不登校に分類されていないが，経済的に厳しい状況にあり養育能力に問題をかかえる保護者の子どもが学校に行けない事例を「脱落型不登校」と名づけ，学年進行とともに増加する傾向を明らかにしている[2]。

2 進路問題としての不登校

2000年代初頭に文部科学省が設置した2度目の専門家会議では，登校拒否(不登校)を「どの子どもにもおこりうる」「心の問題」ととらえた前回報告を踏襲しつつ，「進路の問題」としての不登校という認識が新たに示された。

進路問題が強調されたのは，専門家会議の委員の1人が実施にかかわった，不登校を経験した生徒の5年後を追跡した調査結果が会議で注目されたことによる。この調査では，同世代の若者と比べて，不登校経験者は進路面で不利な状況にあることが明らかにされ，その結果をふまえて，不登校経験がその後の進路で不利にならない体制づくりの必要性が提起された。学籍のない外国籍の

1) 酒井朗：学校に行かない子ども．苅谷剛彦ほか著：教育の社会学，新版．pp.1–62，有斐閣，2010.

2) 保坂亨：学校を欠席する子どもたち 長期欠席・不登校から学校教育を考える．東京大学出版会，2000.

子どもや貧困を背景に生じる欠席についての直接的な言及はないものの，さまざまな困難をかかえる家族に対するセーフティーネットとしての学校という新しい見方が，こうした認識からもうかがえる。「児童生徒が自らの進路を主体的に捉えて，社会的に自立することを目指す」[1]という支援の視点は，2016年に公開された不登校に関する調査研究協力者会議の最終報告でも引き継がれている。

② 学校と家庭が果たす役割の再編と，子どもが学び・育つ新たな場の必要性

1 大衆教育社会の成立以降にあらわれてきた課題

大衆教育社会の成立により，家族と学校が協力して子育て・教育に責任をもつ体制が整い，子どもたちは労働の世界を典型とするさまざまな労苦や困難から隔離・保護されて育つようになった。しかしながら，登校拒否や不登校の理由や背景をみてみると，教育家族が大衆化して以降，私たちの社会は次のような課題をかかえていることが浮かびあがってくる。

[1] 近代学校になじめない人々に対する教育機会の保障　登校拒否の時代に当事者たちが批判したように，秩序性・集中性を特徴とする近代学校の人間形成の方式になじめない人々に対する教育機会を，どのように保障するのかという課題がある(▶52ページ)。学校以外の子どもの「居場所」やオルタナティブ-スクールを拡充してゆく必要がある。

他方で学校教育の枠内でも，個々の学習者のニーズに応じて教育内容を個人化する必要性が提唱されており，学校に通う・通わないにかかわらず，個別の必要性に学校がどのように応答するのかが問われている。この課題に対応するためには，医療職や看護職を含む，子どもの発達を援助する専門職と教師との連携が求められる。

たとえば，1990年代半ばから学校への配置が進んでいるスクール-カウンセラーは，学校になじめない子どもの悩みを受けとめる役割を果たしている。こうした新しい専門職だけではなく，学校で保健相談活動を通じて子どもの心身のケアを担ってきた養護教諭にも，近年は心の健康問題への対応が期待されている。スクール-カウンセラーや養護教諭と教師が連携し，気になる子どもについてケース会議を開く，個々の教師が自分の指導方針を彼らに相談する機会を設けるなど，連携の充実が不可欠である。

1）不登校に関する調査研究協力者会議：不登校児童生徒への支援に関する最終報告．p.9, 2016.（https://www.mext.go.jp/component/b_menu/shingi/toushin/__icsFiles/afieldfile/2016/08/01/1374856_2.pdf）(参照 2020-10-01)

[2] **ゆきすぎた教育的な配慮への対応** 近年は困難をかかえる家庭の「教育の欠如」が注目されがちだが，教育の過剰さ，教育に対する熱意の高まりをどのように抑えるのかも重要な課題である。ゆきすぎた教育的な配慮は，子どもたちから試行錯誤する機会を奪い，かえって自立を妨げてしまいかねない。学校に行けない・行かない子どもを対象にした居場所やオルタナティブ-スクールも，近代学校とは性格は異なるが，教育への熱意が満ちている。学校のもつ管理的な側面を批判する取り組みが別様な「管理」に転化しないように，どのような歯どめをかけてゆくのかを議論しつづける必要がある。

[3] **家庭にかわる育ちの場の保障** 児童虐待や貧困に起因する不登校にみられるように，さまざまな理由で家族が子どもの教育を行うことがむずかしくなったときに，その子どもたちをどのように保護し，家庭にかわる育ちの場を保障するのかが課題となっている。これまでも児童養護施設や里親制度など，子どもを養育することがむずかしい保護者にかわって社会的に子どもを養護する制度が整備されてきたが，これらを充実させるとともに，児童館や放課後児童クラブのような子どもたちが安心して過ごせる学校外の公的な場所を整備してゆくことも，家庭にかわる育ちの場を保障する取り組みである。

前述の[1][2]の課題が，教育の過剰さのなかで生じているのに対し，[3]の課題は教育への取り組みの不足により生じている問題である。さまざまな理由で，公的な支援を受けることができない外国籍の子どもたちの不就学問題も同様の背景をもつ。

2 新たな課題に対する取り組み

こうした状況においては，国民を育てる近代学校の役割を見なおし，すべての子どもたちをその対象とし，彼らを保護し，安心して育つ場を提供する機能を強化する必要がある。義務教育制度を社会的なセーフティーネットと結合させていく取り組みが不可欠である。

スクール-ソーシャルワーカーの役割▶

この点について，大きな期待が寄せられているのは，近年，その配置が進められつつあるスクール-ソーシャルワーカーである(▶53ページ)。スクール-ソーシャルワーカーは，福祉と教育との間を取りもつ新しい専門職であり，民生委員や児童相談所職員などの福祉の関係者，場合によっては警察関係者など，子どもや保護者にかかわるが社会的役割の異なる機関を学校とつなげる。それにより，教育だけでは担うことができない資源を関連諸機関から引き出し，さまざまな困難をかかえる子どもたちのニーズを満たす手だすけを行うことが期待されている。

むずかしいのは，教育への取り組みの不足に起因する課題に取り組む際に，学校が果たすべき役割を拡充していくと，学校がどうしても合わない子どもたちが排除されるおそれが生じてしまう点である。学校のよさや可能性を引き出しつつ，家族でも学校でもない「学びの場」をつくること，そして，子どもが安心して成長できる場となるよう，そこをいかにして築きあげていくのかが問われている。

◉要約

本章では社会化という観点から家庭と学校が果たす役割を述べた。そのうえで，近代学校の特徴とそれが人々に受容されるプロセスを整理し，1970 年代に社会の「学校化」がひとつの到達点にいたるなかで家族と学校が取り結んだ関係のあり方をみてきた。最後に不登校をめぐる議論を手がかりに，子どもの育ちと学びについて家族と学校が直面する今日的な課題を示した。

読書案内

❶ 森田洋司：「不登校」現象の社会学．学文社，1991.

大規模な実態調査で不登校の実態を明らかにした労作。本書は①逸脱とみなされるのはなにか，②なぜ人は規範に従うのかという問いをたてることで，不登校の裾野の広がりと，その背景で進行する社会の「私事化」の動きを鮮やかに描き出している。

❷ 上間陽子：裸足で逃げる　沖縄の夜の街の少女たち．太田出版，2017.

風俗業界で仕事をする女性たちを対象とした調査をきっかけに，著者が出会った若い女性たちの「生活史」(固有の経験についての語り)を収録した書。苛烈な暴力と貧困のなかで，それでも自分にとってかけがえのないものを手放さずに生き抜こうとする人々の姿に，今日の家族がかかえる困難とそのなかにあるささやかな希望をみることができる。

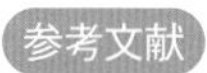

1）ウォーラー，W．著，石山脩平・橋爪貞雄訳：学校集団 その構造と指導の生態．明治図書出版，1957.

2）苅谷剛彦：大衆教育社会のゆくえ 学歴主義と平等神話の戦後史．中央公論社，1995.

3）久冨善之：学校制度がもつ諸秩序とその性格．久冨善之・長谷川裕編：教育社会学．pp.24-40，学文社，2008.

4）佐藤香：社会移動の歴史社会学 生業/職業/学校．東洋館出版社，2004.

5）不登校問題に関する調査研究協力者会議：今後の不登校への対応の在り方について(報告)．文部科学省，2003．(http://warp．ndl.go.jp/info：ndljp/pid/286794/www.mext.go.jp/b_menu/public/2003/03041134.htm)(参照 2020-10-01)

6）文部省：公立小学校・中学校長期欠席児童生徒調査(昭和 27 年〜昭和 32 年度版)．

教育学

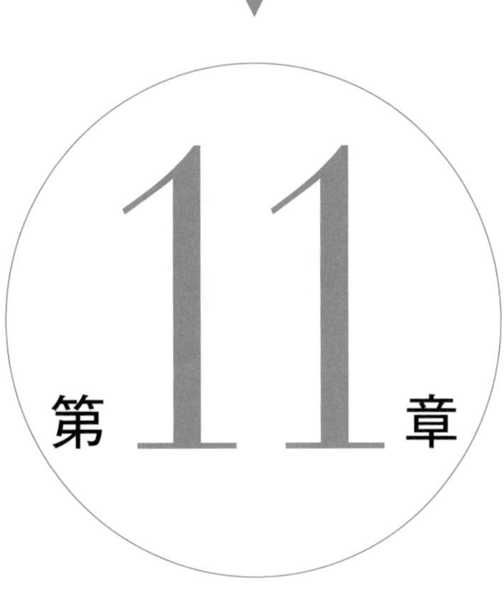

教育の目標と評価

A 評価と目標の関係

① 評価とは

「評価」と聞くとどのようなことを思い浮かべるだろうか。学校のテスト，通知表，入試の合格判定など，なんとなく教育場面での評価には，よい印象がないかもしれない。しかし，私たちは意識する・しないにかかわらず，日常生活のなかでもあたり前のように評価を行っている。1つ例をあげよう。

19歳のA子さんは，4月の身体測定で身長160.5 cm，体重53.5 kgだった。母親は中肉中背でちょうどよいと言うけれど，自分ではぽっちゃり体型だと思う。そこで，「よし，夏休みまでにもっと細くなろう」と決心し，夕食は白米を抜きにして糖質制限ダイエットを行うことにした。

ダイエットを始めて1週間後，体重をはかってみると52.3 kgになっていた。インターネットでBMI値を調べたら20.3だった。あこがれのモデルYのBMI値は18だとなにかで読んだことがある。「まだまだだなあ。朝ごはんもトーストなしにして，コーヒーとヨーグルトだけにしよう」。A子さんはそう決めた。

評価とは▶ **評価**というのは，ある時点の対象の状態を値ぶみすること，なかでも，なんらかの目標を追求する活動において，ある時点の対象の状態を目標との関係で値ぶみすることである。そこには，対象についての評価データの収集・分析と価値判断が含まれる。評価の結果を受けて，必要な場合は活動の調整が行われることもある(▶図11-1)。

A子さんの例でいうと，まず「もっと細くなろう」という目標があって，そのために糖質制限ダイエットを行った(目標追求)。その後，体重をはかったら，52.3 kgだった(評価データの収集)。「1週間で1.2 kgも減ったのだから順調」と判断することもできただろうが，A子さんはBMI値を求め(分析)，あこがれ

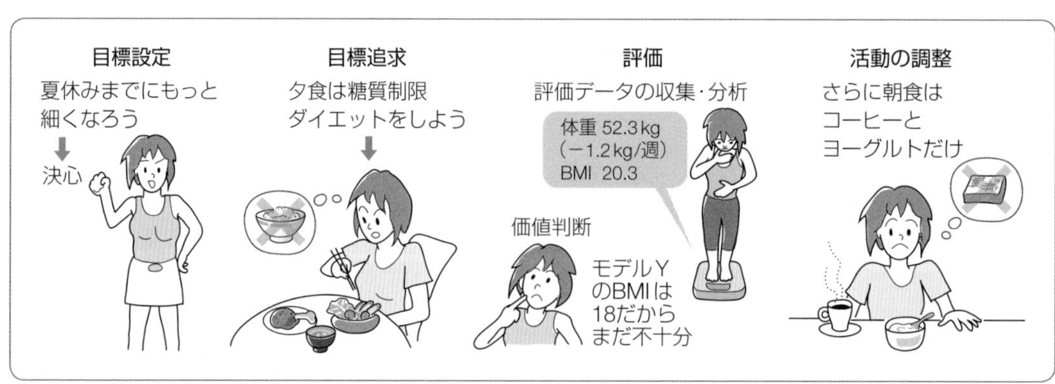

▶図11-1 評価の過程とA子さんの例

のモデルＹと比べて「まだ不十分」と判断した(価値判断)。そして，ダイエットを夕食だけでなく朝食でも行うことにした(活動の調整)。

教育場面での評価も，これと同じようなプロセスをたどることが多い。ある教育目標をたてて，指導を行い，それが達成されているかどうかを評価して，目標に達していなければ，さらに補充指導するといったぐあいである。

測定▶ 評価データのなかでも，とくになんらかの道具を使って量的データを得ることを**測定**という。体重測定はわかりやすい例だが，テストなどの道具を使って点数を出すことも測定の１つである。

② 集団準拠評価と目標準拠評価

1 相対評価と絶対評価

評価には，目標との関係で値ぶみする方法のほかに，ほかの対象と比較して値ぶみする方法がある。前者を**絶対評価**，後者を**相対評価**とよぶ。

相対評価の例▶ ある目標を追求する活動のなかで行われる評価でも，その目標が漠然としたものであれば，実際の評価では相対評価が主になることもある。たとえば，前述の事例のＡ子さんの場合は，「もっと細くなりたい」というように目標が漠然としているので，Ｙと比べるという相対評価を行って「まだまだ」と判断しているわけである。

絶対評価の例▶ 一方，医療場面では，テスト(検査)は，健康の回復という目標に対して，患者の現在の状態を知るために実施され，その評価結果をもとに治療や看護が行われる。そのため，医療場面でのテストは，おもに絶対評価のかたちをとる。また，もし検査を行ったのに検査結果を伝えるだけでなんの治療もしないとしたら，その医師は非難を受けるだろう。つまり，医療場面では，テストのあとにふつう，活動の調整(治療や看護)を伴う。

偏差値による評価▶ ところが，学校教育においては，目標と評価との関係があいまいなまま，しばしば学習者間での比較，つまり相対評価のために，テストが行われてきた。そこでは，生徒にテスト結果(点数と順位)を伝えること自体が目的化していた。

偏差値による評価は相対評価の代表的なものであり，次の計算式で算出される。

偏差値＝(得点－平均点)÷標準偏差×10＋50

標準偏差は，集団内の得点の散らばりぐあいをあらわす数値であり，値が大きいほどデータの散らばりが大きいことを示す。この計算式から，得点が平均点と同じならば偏差値は50になることがわかる。

5段階相対評価▶ **5段階相対評価**も偏差値と同じ枠組みを用いている。得点の分布が図11-2のような正規分布になった場合，1には7%，2には24%，3には38%，4には

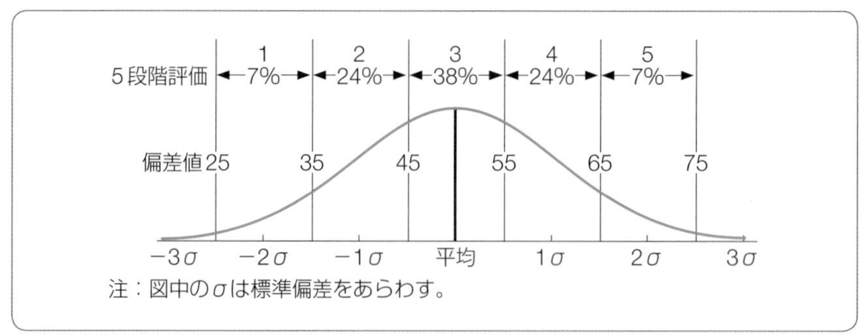

▶図11-2 偏差値と５段階相対評価

24%，5には7%の生徒が含まれることになる。このような分布を５段階相対評価の理論的根拠としたのである。

ここには教師の主観が入る余地がないので，一見するととても科学的にみえる。そのため，わが国の教育の歴史では，1950年代から1990年代ごろまで，通知表や内申書などで広く５段階相対評価が用いられてきた。

2 集団準拠評価

偏差値や５段階相対評価の特徴は，集団内での位置を評価基準として評価を行う点にある。そこで，このような評価を**集団準拠評価** norm-referenced assessment とよぶ。

集団準拠評価の長所▶ 集団準拠評価の長所は，評定に評価者の主観が入らないという客観性である。とくに，入試のように，集団内での位置が重要な意味をもつ場面では有効だとされてきた。

集団準拠評価の短所▶ 反面，集団準拠評価にはいくつかの短所がある。第１に，集団内での位置はわかるが，その集団の質によって数値の意味がかわることである。たとえば，得点の高い生徒が多い集団のなかとそうでない集団のなかでは，同じ偏差値でも意味が異なる。第２に，教育・学習の結果，目標にどの程度近づいているかの情報を，教師も生徒自身も得ることができないことである。第３に，誰かが上がれば誰かが下がるという性格をもつため，誰もがよい成績をとるということが，理論上不可能になっていることである。

そのため，わが国の教師は生徒のがんばりを評価しようと，個人内での変化を評価する**個人内評価**も併用することで，集団準拠評価のこの短所を補おうとしてきた。

3 目標準拠評価

わが国の学校教育でも，前述のような集団準拠評価の短所が問題視されるようになり，1990年代以降は，**目標準拠評価**（あるいは**規準準拠評価**）criterion-referenced assessment とよばれる評価が主流になってきた。

目標準拠評価とは，生徒の学習成果について具体的な目標をたて，評価基準として行う評価のことである。目標準拠評価については，B 節で詳しく説明する(▶142 ページ)。

③ 診断的評価・形成的評価・総括的評価

目標準拠評価のもとでは，目標を追求する活動の過程の異なる時点(はじめ，途中，終わり)で評価が行われることがある。それぞれ，**診断的評価**，**形成的評価**，**総括的評価**とよばれる。

[1] **診断的評価**　目標追求活動のはじめに，学習者の状態を診断するための評価。

[2] **形成的評価**　目標追求活動の途中に，どの程度，目標に近づいているかを判断し，その後の進み方を考える手がかりを得るための評価。

[3] **総括的評価**　目標追求活動の終わりに，目標が達成されたかどうかをみるための評価。

医療場面・教育場面での各評価の実施状況▶

診断的評価は医療場面では必須であるが，本来は教育場面でも教育・学習によってどんな変化が生じたかを知るのに不可欠なはずである。それにもかかわらず，教育場面では診断的評価が行われないことが多い。また，形成的評価も医療場面では治療の効果などを把握するために必ず行われるのに対し，教育場面(とくに大学)では必ずしも重視されてこなかった。

これに対し，教育場面で重きがおかれてきたのが総括的評価である。なぜなら，教育場面では，学期の終わりに成績をつけたり，学年の終わりに進級か留年かを決めたりするうえで総括的評価が不可欠だからである。教育場面で診断的評価や形成的評価よりも総括的評価に重きがおかれてきたのは，見方をかえれば，目標準拠評価がいきわたっていなかったせいともいえる。

④ 目標にとらわれない評価

前述したように，現在の教育における評価方法の主流は，**目標準拠評価**である。しかし，目標準拠評価にも難点がある。現実はたえず変化しているにもかかわらず，事前に設定した目標をいかに達成するかということにばかり注意と努力を傾けることによって，教育・学習活動が硬直化してしまうことがあるという点である。また，設定した目標が適切でない場合もありうる。このような難点に対処するためには，変化する現実に応答しようとして生み出される教育・学習活動の創造性や即興性を重視するとともに，目標自体を問い直す姿勢をもつことが必要になる。それが**目標にとらわれない評価**である。

前述の A 子さんの例(▶138 ページ)に戻って考えてみる。A 子さんのダイエットはしだいに過度になり，ついには体重が 40 kg を下まわり，生理もとまってしまった。そこまでいってようやく,「もっと細くなりたい」という目標の根底にあった「やせている＝きれい」という見方の誤りにA子さんも気づくことになった。そして,当初の目標自体を問い直すことができたのである。

B 現在の目標・評価論

ここまで評価についての基本的概念を学んできた。以下では,目標準拠評価にしぼって,現在の目標・評価論の論点をみていくこととする。

① 目標 —— 能力への注目

目標準拠評価とは,生徒の学習成果について具体的な目標をたて,それを評価基準として行う評価のことであるから,まず重要なのは,目標をどうとらえるかである。

目標のたて方のとらえ直し▶ 現在,世界各国で,また小学校から大学にいたるまで,目標のたて方のとらえ直しが進んでいる。そのとらえ直しとは,一言でいえば,**「知識から能力へ」**といいあらわすことができるだろう。ここでいう**能力(コンピテンス** competence)とは,知識・理解,認知的技能,対人的技能,実践的技能,価値観などの複合体をさしている。つまり,目標を,知識・理解にとどまらず,これらの各技能や価値観も含む能力として描くということである。

能力とは▶ **表 11-1** に示したのは,新潟大学歯学部で使われている教育目標である。ここでは,能力(専門的能力・汎用(はんよう)的能力)と知識・理解,態度・姿勢が並置されているが,広い意味での能力(コンピテンス)には知識・理解や態度・姿勢も含まれる。

つまり,ある人が,ある状況においてなんらかの行為をなしとげたときに,その行為の背後にあるもののうち個人に帰属すると考えられるものを,私たちは「能力」とよぶのである。「個人に帰属する」というただし書きを入れたのは,ある人の行為が偶然の産物だったり,他者の力に頼ってなされたりしたときは,その人の能力によるとはみなさないからである。

なお,**汎用的能力**というのは,特定の分野に限らず,さまざまな分野で獲得され発揮されるような能力のことである。

「死んだ知識」▶ **表 11-1** では,目標が24個に分けて書かれているが,実際の場面では,これらを必要に応じて組み合わせて用いねばならない。ホワイトヘッド Whitehead, A. N. という哲学者は,頭の中に取り込んだだけで,使われることも試されることも,新しいやり方で組み合わされることもないような知識のことを「死んだ知識 inert ideas」とよんだ。知識は単に知っているだけではだめで,使いこな

▶表11-1 教育目標の例（新潟大学歯学部歯学科の場合）

知識・理解	1．グローバル世界における経済，社会，生物学的な相互依存関係を理解し，自然ならびに人間社会・文化に対する理解を深める。 2．人間の成長，発達，老化および健康に関する基礎科学を理解する。 3．口腔の健康や疾病の基礎をなす口腔生物学を理解する。 4．歯科医療に影響を与える医学，歯学，基礎科学の最新の成果を理解する。 5．口腔疾患の病因と予防・疫学，ならびに病態，診断と治療の原理・原則を理解する。 6．歯科医療の実践が基盤としている法医学，倫理的原則を理解する。 7．医療提供体制と医療保険制度を理解する。
当該分野固有の能力	8．歯科医療において適切な感染予防対策を行う。 9．歯科医療において安全の確保を行う。 10．患者に対して有効な健康教育を行う。 11．インフォームドコンセントの原則を遵守し，患者の権利を尊重する。 12．科学的根拠に基づいた歯科医療を実践し，その成績を評価する。 13．正確な患者の記録を作成し，適切に保管する。
汎用的能力	14．自ら問題を見つけ，解決策を立案し，問題を解決する。 15．明確かつ批判的に考え，経験や学習の成果を統合して思考を進める。 16．自己を省みて，行動やその結果を客観的に把握する。 17．統計スキルを用いてデータを処理し，数量から意味を見出す。 18．日本語や英語により口頭で，また文書を用いて有効なコミュニケーションを行う。 19．自主学習のために ICT を活用する。 20．チームのメンバーと協調して活動するとともに，リーダーシップを発揮する。 21．時間管理と優先順位づけを行い，定められた期限内で活動する。
態度・姿勢	22．倫理的，道徳的，科学的な意思決定を行い，結果に対して責任を負う。 23．さまざまな文化や価値を受容し，個性を尊重する。 24．自分の利益のまえに患者ならびに公共の利益を優先する。

（新潟大学ホームページ<https://www.niigata-u.ac.jp/information/2020/68104/><参照 2020-10-01>による）

せてはじめて意味があるのである。

② 評価の 2 つの考え方

現在，評価には大きく 2 つの考え方がある（▶表 11-2）。

1 心理測定学に基づく評価

心理測定学に基づく評価とは，人間の心理事象（知能・能力など）を正しく測定することを中心にすえた評価である。評価者の主観をなるべく排し，客観性や信頼性を重視する。そのため，事実的な知識をたずねたり，思考を小さな段階に分けて確認したりするような細かく分割された問題を使い，正誤式・多肢選択式・短答式などで答えさせる，客観テストや標準テストなどの評価法が用いられる（▶表 11-2）。典型的なのは，大学入学共通テストである。

▶表11-2 評価の２つの考え方

	心理測定学にもとづく評価	オルタナティブな評価
評価データ	おもに量的データを用いる	おもに質的データを用いる
評価課題	細かく分割された問題	複合的な課題
評価場面	知識・技能などを使う場面との類似性はあまり考慮しない	知識・技能などを使う場面になるべく近づける
評価基準	客観性を重視	間主観性を重視
評価結果	二値的(正か誤か)	段階的
評価機能	おもに総括的評価	おもに形成的評価
評価主体	評価専門家，政策担当者	実践者自身
評価法	客観テスト，標準テストなど	パフォーマンス評価，真正の評価，ポートフォリオ評価など

2 オルタナティブな評価

心理測定学に基づく評価に対抗したり，補完したりするものとして，**オルタナティブな評価** alternative assessment も提唱されている。「オルタナティブ」とは「別の選択肢」という意味であり，心理測定学に基づく評価では評価しにくい高次の複合的な能力を評価するために提案されたものである。そのため，評価課題も，知識・技能などを組み合わせながら使いこなせるかをみるような課題が設定される。

そうした課題は，正誤が二値的に決まるようなものではなく，よさ・美しさ・みごとさなどの質を伴ったものであり，評価は評価者の質的判断によってなされる。オルタナティブな評価では，評価者の主観を排除しようとするのではなく，評価には評価者の主観がつきものと考えたうえで，１人の評価者の独断にならないように複数の評価者の考えをつきあわせる間主観的な方法がとられる。

オルタナティブな評価の方法▶ オルタナティブな評価の代表的な方法として，**パフォーマンス評価** performance assessment，**真正の評価** authentic assessment，**ポートフォリオ評価** portfolio assessment がある。

[1] **パフォーマンス評価**　さまざまな知識や技能などを用いて行われる，学習者のパフォーマンス(作品や実演)を評価する方法。

[2] **真正の評価**　評価課題や評価場面に本物らしさ(真正性)を求める評価の方法。

[3] **ポートフォリオ評価**　ポートフォリオ(ファイルなど)に収められた学習の成果物を学習の証拠資料として，学習者の成長のプロセスを評価する方法。

この３つの評価法は，どこに焦点をあてているかで区別されるが，実際には重なり合うことも多い。

C パフォーマンス評価

ここでは，B 節であげた評価法のうち，とくにパフォーマンス評価にしぼって論じていく。

① パフォーマンス評価の構図

1 パフォーマンス評価とは

パフォーマンス評価とは，文字どおり，パフォーマンスによる評価のことである。英語の performance にはさまざまな訳があるが，もともとの意味は，なにごとかを遂行すること，やってみせること，である。したがって，パフォーマンス評価というのは，実際に課題や活動を遂行させて，その遂行ぶり(実演)や遂行の成果物(作品)のできばえを評価すること，ということができる。

わが国の学校教育のなかでパフォーマンス評価が広がりはじめたのは，ここ 20 年くらいのことだが，実は，日常生活のなかにはパフォーマンス評価が数多く存在している。運転免許を取得する際の自動車の路上検定は多くの人が経験する典型的なパフォーマンス評価であるし，フィギュアスケートの演技，ピアノの演奏，美術の作品などの評価もすべてパフォーマンス評価である。たとえばフィギュアスケートの場合，実際に数分間演技させて，それを複数の審判が，一定の採点基準に従って採点する。

学校でのパフォーマンス評価のやり方も基本的にはこれと同じである。フィギュアスケートの演技課題のように，評価内容に応じた**パフォーマンス課題** performance task を与えて解決・遂行させ，それを複数の評価者が，**ルーブリック** rubric とよばれる評価基準などを用いながら，評価していく。

2 パフォーマンスとコンピテンスの関係

「パフォーマンス」は，「コンピテンス(能力)」と対をなす言葉である。私たちは能力それ自体を「見る」ことはできない。観察によって「見える」のはパフォーマンスであって，どんな能力も，そのパフォーマンスから推論することでしか把握できないのである。能力をパフォーマンスのかたちにして見えるようにすることを**可視化**，パフォーマンスからその背後にある能力を推論することを**解釈**とよぶことにする。そうすると，パフォーマンス評価とは，パフォーマンス課題などの評価課題によって能力をパフォーマンスへと可視化し，ルーブリックなどの評価基準を使うことによってパフォーマンスから能力を解釈する評価法ということができる(▶図 11-3)。

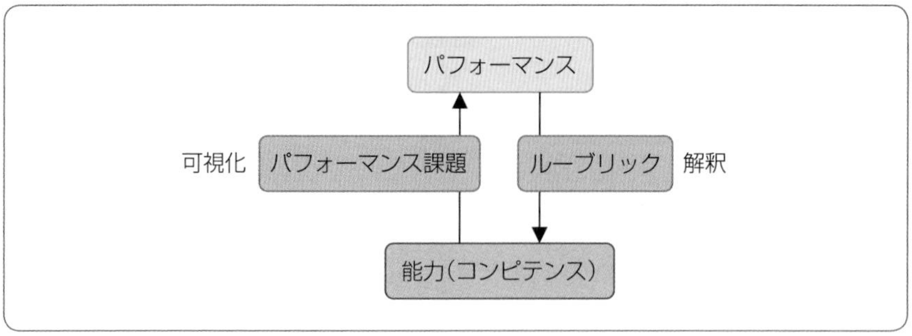

パフォーマンス
可視化 パフォーマンス課題
ルーブリック 解釈
能力(コンピテンス)

▶図11-3 パフォーマンス評価の構図

② パフォーマンス課題とルーブリック

パフォーマンス課題とは▶ パフォーマンス課題とは，現実の状況で，さまざまな知識や技能を総合して使いこなすことを求めるような評価課題のことである。パフォーマンス課題には，体育の実技や美術の制作のように，身体を使って行う課題ももちろん含まれるが，レポート-ライティング，プレゼンテーション，口頭試問のような書き言葉・話し言葉による課題も含まれる。重要なのは，目標としている高次の複合的な能力を用いることが求められるような課題であることである。

ルーブリックとは▶ 一方，ルーブリックとは，パフォーマンス(作品や実演)を解釈し，その質を評価するために用いられる評価基準のことである。ふつう，観点×レベルというマトリックス(2次元表)の形式で描かれ，表の各枠の中に，各観点・レベルに該当するパフォーマンスの特徴が書き込まれている。

客観テストは，その名のとおり，誰が採点しても同一の結果が得られるという意味で客観的だが，パフォーマンス評価では，どうしても評価者の主観が入る。主観的であっても恣意的・独断的にはならないようにするためには，複数の評価者間で調整作業(モデレーション)を行い，評価過程や評価結果に一貫性をもたせるようにする必要がある。ルーブリックはそのようなモデレーションのためのツールにもなる。

信頼性の確保▶ 一般に，パフォーマンス評価では，妥当性(評価しようとしているものを実際評価していること)は比較的確保しやすいが，信頼性(評価が一貫し安定していること)は確保しにくいといわれる。評価の信頼性を確保するために，パフォーマンス評価では，ルーブリックによる評価基準の共有，評価者間でのモデレーションのほか，評価者のトレーニング，評価事例の蓄積も行われている。なかでも，評価事例の蓄積は重要である。なぜなら，ルーブリックのような簡潔な言葉だけでは十分記述しきれないパフォーマンスの質を，評価事例によって理解しやすくすることができるからである。

D 評価の開発と実践

ここでは，パフォーマンス評価が，実際の教育場面でどのように行われているかをみるために，医療教育分野から具体例を取り上げて説明していく。

① OSCE から OSCE-R へ

1 OSCE とは

医学・歯学・薬学分野の教育では現在，臨床実習前の共用試験としてOSCE[1)]（オスキー）とよばれる試験が実施され，臨床現場で求められる基本的能力が評価されている。看護学分野などの教育でもOSCEが行われるようになってきている。OSCEでは，臨床現場で生じる場面（病院での診察場面など）を設定し，模擬患者やモデル人形に対して種々の課題（医療面接や検査など）に取り組ませ，そのパフォーマンスを2名の認定評価者が同一の基準で評価することになっている。

臨床実習における制約▶ 学生は，臨床実習を通じて，多くのことを学び，大きく成長する。学び，成長する途上では，失敗がつきものである。しかし，医療の実践現場には，失敗を通じて学ぶということをさせにくくしている制約がある。この制約は次の3つの側面からなる。

（1）つねに時間的なプレッシャーがあるという時間的側面
（2）経済的損失をもたらすことが許されないという経済的側面
（3）失敗すればときには法的あるいは倫理的な責任を追及されかねないという法的・倫理的側面

OSCE の評価内容▶ そこで，臨床実習の前に，実践現場のシミュレーション場面を使って，基本的臨床能力（態度・臨床技能・安全管理能力など）が身についているかを評価しようというのが，OSCE なのである。

総括的評価としての実施▶ OSCE は，本物に近い場面で，知識・技能などを組み合わせて課題を遂行することを求めるという点で，真正のパフォーマンス評価ということができる。その一方で，臨床実習に行かせてよいかどうかを判断する総括的評価として実施されており，客観性を追求するという点では，B 節で説明した「心理測定学に基づく評価」（▶143ページ）の性格も合わせもっている。つまり，OSCE は，オルタナティブな評価と心理測定学に基づく評価の混合型であるといえる。

1）Objective Structured Clinical Examination（客観的臨床能力試験）の略。

2 OSCE-R の開発

A 大学医療保健学部理学療法学科では，理学療法版の OSCE 課題を作成し，さらにそれをリフレクション reflection(省察，ふり返り)のために活用する **OSCE リフレクション法**(OSCE-R)を開発して，2007 年度から学科全体で実施している。

OSCE-R の手順▶ OSCE-R には，いくつかのバージョンがあるが，基本的には**図 11-4** のような手順で行われる。

OSCE-R における評価の意義▶ グループ・リフレクションにおいて，学生たちは 4 人でグループを組み，OSCE の評価実施時に撮影した映像を見ながら自分自身の言動をふり返り，それぞれの問題点の発見と改善に取り組んでいく。つまり，OSCE-R では，評価は単に**学習の評価** assessment of learning ではなく，**学習のための評価** assessment for learning であり，また，**学習としての評価** assessment as learning でもある。

<1> 第 1 回 OSCE(動画撮影)

<2> グループ・リフレクション
映像によるリフレクション → ロールプレイ（実習生役・模擬患者役・評価者役を交替しながら実技練習）→ 学生による評価表の作成 → 自由練習

<3> 第 2 回 OSCE(動画撮影)

<4> グループ・リフレクション
教員による講義 → 上級生または教員によるデモンストレーション → 映像によるリフレクション → 改善点の抽出と共有 → 教員の作成した評価表の提示 → 自由練習

a. OSCE-R の手順

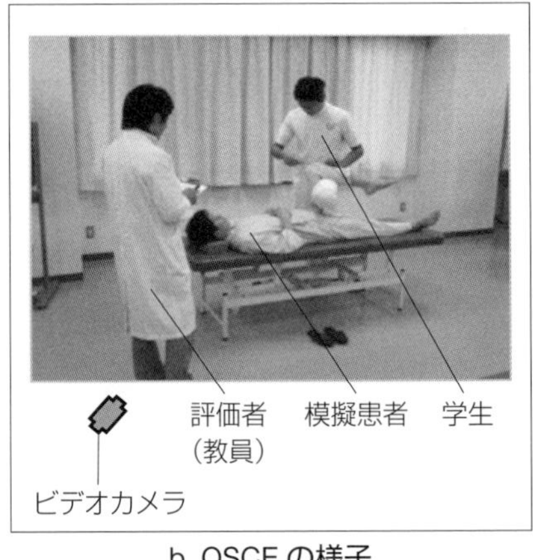

b. OSCE の様子

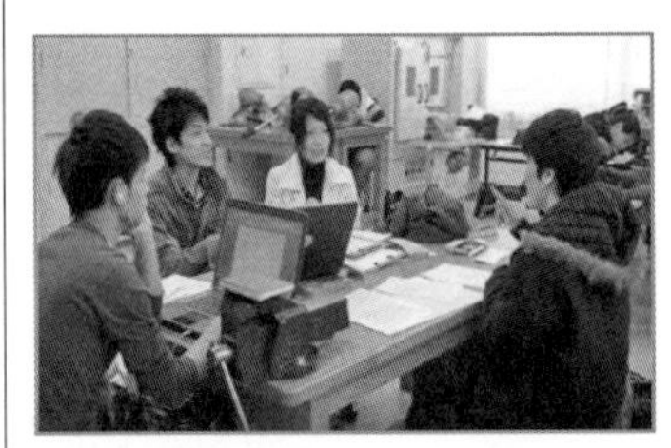

互いのビデオ映像を見ながら，問題点や改善方法を検討する。
自分自身の言動をプロセスレコードに，問題点や改善点をリフレクションシートに記入する。

c. グループ・リフレクションの様子

▶図11-4 OSCE-R(OSCE リフレクション法)の手順

学習のための評価では，教師が学習の評価の結果を学習指導にいかすために用いる。つまり，評価が学習のために使われるのである。学習としての評価では，さらに学習者自身が評価を行う主体となり，評価そのものが学習経験としてのゆたかさも備えたものになる。

②「いかに」だけでなく「なぜ」も問う評価

1 OSCE-R の問題点と改訂

OSCE-R は，OSCE でのパフォーマンスを向上させ，臨床実習にのぞむ準備として役だったが，それだけでなく，大学での学習の仕方にも影響を与えることになった。たとえば，ある学生は次のように語っている。「1 つひとつがバラバラになっていたものが，その患者さんの立場になったとき，すべてがなるべくつながるように，勉強しようと思いました」。つまり，患者の立場からみれば，学問分野や科目の区別には意味がなく，それらを関連づけ統合しながら学んでいかなければならないということに，この学生は気づいたのである。

OSCE-R の問題点▶ だが，このような利点がある一方で，OSCE-R にも問題点があることがわかってきた。図 11-5 は，3 年次の OSCE-R で当初使われていた評価課題と評価表である。

この評価課題は，医療のシミュレーション場面を設定したうえで，指定された検査測定(膝関節可動域角度の測定)のパフォーマンスを，評価表に示した評価基準によって評価しようとするものである。

確かに，この評価課題と評価表を用いた OSCE-R によって，学生たちの

<患者氏名> (　　　　　)さん
65 歳　女性　主婦
<疾患名> 右膝関節症
人工関節術後

ここは，病院のリハビリテーション室です。あなたは先週から臨床実習に来ている学生です。
臨床実習指導者の指示により，この患者さんの膝関節の角度を計測することを指示されました。指定時間内に実施しなさい。

＊制限時間は 7 分間です。

[一部省略]

a．評価課題

検査測定	可	不可
測定のオリエンテーションができたか	□	□
術創部の確認はできたか	□	□
疼痛の確認はできたか	□	□
角度計と関節の基本軸・移動軸は適切であったか	□	□
角度計が正しく使えたか	□	□
両側の測定はできたか	□	□
測定結果は正しかったか	□	□

[一部省略]

b．評価表

▶図11-5　OSCE-R の評価課題と評価表

▶表11-3 臨床推論のルーブリック

観点	<1> 異常所見の列挙	<2> 問題点の列挙	<3> 根拠となるリソース	<4> 問題点と根拠	<5> 問題点の順位と理由	<6> 解決策の立案
観点の説明	患者情報から，問題を見いだす。	異常所見と関連のある問題点を列挙する。	信頼できるリソース(教科書，文献)から根拠を調べる。	問題点と情報，根拠を結びつけて説明する。	主訴と関連させ，問題点の優先順位を決定する。	解決策の有効性や実行性を検討する。
レベル3	患者の基本情報，医学的データ，検査結果が示す異常所見をすべて見いだしている。	異常所見に基づいた問題点の列挙が，推察しうる原因を含めてICFの分類で説明できている。	利用可能なさまざまなリソースをあげて，その信憑性に注意しながら，正しい内容を学習している。	列挙した問題点を，患者の基本情報，医学的データ，検査結果に基づきながら，根拠となる調べた内容と結びつけて説明している。	主訴と医学的根拠に基づいて問題点の優先順位を正しく説明している。	一般的な予後の説明ができ，問題点を解決するためのいくつかの有効な理学療法について考察し，比較しながら最も有効な解決策を提示している。

注：0〜3の4段階のレベルのうち，レベル3のみ抜粋。

OSCEの得点は上昇した。しかし，他方で，指定された検査測定をうまく実施することにのみ意識が向かい，「なんのための検査測定か」を考えない学生も見受けられた。

本来，検査は医療の過程における1段階にすぎない。臨床現場での目に見えるパフォーマンスの背後には，カルテ・医療面接などから患者の情報を収集して，必要な検査を選択・実施し，問題点を把握し，そこから問題の解決方法(治療)を考える**臨床推論**の過程が伴っていなければならない。

しかし，学生のなかには，そうした臨床推論の過程にある検査測定の意味や目的を見失って，かたちだけの検査測定を行う者もいた。つまり，「いかに」行うかということだけに目を向けて，「なぜ」行うのかに目を向けられないという問題が生じていたのである。

OSCE-Rの改訂▶ そこで，A大学では，検査測定を事前に指定してそれを実施させるという評価課題から，患者の疾患と事前情報だけを与えて，患者の問題点がどこにあるのかは学生自身に仮説を形成させ，その検証のために医療面接や検査測定を実施させるような評価課題に変更することにした。これは「考えるOSCE-R」とよばれている。学生には，臨床推論のルーブリック(▶表11-3)を与えて，臨床推論を伴いながらOSCEのパフォーマンスを行っているかを，自分たちで確認させるようにした。

2 パフォーマンス評価の落とし穴

前述の問題点は，OSCE-Rだけの問題点ではなく，パフォーマンス評価が一般に陥りやすい落とし穴でもある。パフォーマンスには，もともと「他者に対してなにごとかをやって見せること」という意味がある。図11-3(▶146ページ)

で示したように，本来，パフォーマンスは能力(コンピテンス)とつながっていて，そのあらわれであるべきである。しかし，どうふるまえば高い評価が得られるかにばかり注意を奪われると，パフォーマンスと能力(コンピテンス)が切り離され，パフォーマンスが，他者から見た自分の印象を望ましいものにしようとする印象操作の手段になってしまうのである。これは，パフォーマンス評価において教師の側も学習者の側もつねに気をつけておかねばならない落とし穴である。

③ 評価の主体は誰か

OSCE-R は，実践現場のシミュレーションを取り入れたパフォーマンス評価である。シミュレーション場面を用い，評価の結果をさらなる学習につなげるという形成的評価として組まれているからこそ，学生たちは失敗をすることができ，失敗を通じて学ぶことができる。しかし，シミュレーションはあくまでもシミュレーションである。学生たちは，OSCE-R 後の臨床実習において，その有用性を実感する一方で，実際の実践はより複雑であり，患者 1 人ひとりの固有性に目を向け，つねに変化している状況のなかで臨機応変に対応することの重要性に気づいていく。いいかえれば，臨床実習のなかで，学生たちはシミュレーションの限界を乗りこえていくのである。

実践者として成長していくということは，自分の実践の評価基準をみずから所有し，必要に応じてつくりかえていくということでもある。表 11-2(▶144 ページ)では，オルタナティブな評価の評価主体を実践者自身としたが，「実践者」とは教師だけでなく学習者も含む。パフォーマンス評価は，学習者自身を自己評価の主体として育て(学習としての評価)，学校を離れても学びつづける力を獲得させるための評価なのである。

◉要約

評価とは，なんらかの目標を追求する活動において，ある時点の対象の状態を目標との関係で値ぶみすることであり，日常生活においても医療場面においても不可欠なものである。教育場面では戦後 40 年近く集団準拠評価が使われてきたが，1990 年代以降は目標準拠評価が主流になってきた。

現在，目標は知識・理解も含む能力(コンピテンス)として設定されるようになっている一方，評価の考え方としては，心理測定学に基づく評価と，その対抗・補完としてのオルタナティブな評価の 2 つが存在している。

高次の複合的な能力を評価するためのオルタナティブな評価の方法として注目されるのが，パフォーマンス評価である。パフォーマンス評価は，さまざまな知識や技能などを用いて行われる学習者のパフォーマンス(作品や実演)を評価するものであり，パフォーマンス課題などの評価課題を通じて能力をパフォーマンスへと可視化し，ルーブリックなどの評価基準を通じてパフォーマンスから能力を解釈するというプロセスを含んでいる。パフォーマンス評価は，学習者自身が評価主体となることを促すとともに，学習経験としてのゆたかさも備えているという「学習としての評価」のはたらきをもちうる評価法である。

読書案内

❶ ギップス, C. V. 著，鈴木秀幸訳：新しい評価を求めて テスト教育の終焉．論創社，2001.

著者はイギリスの教育評価研究者。とくにイギリスや北欧において，本書は，オルタナティブな評価の理論的基盤として使われてきた。原著は 1994 年刊だが，いまでも古びることなく，評価のパラダイムシフトを実現しようとする著者の熱い思いが伝わってくる。

❷ 田中耕治：教育評価(岩波テキストブック)．岩波書店，2008.

教科書のシリーズの中に入れられてはいるが，日本の教育評価論を牽引してきた著者の研究成果が凝縮された一冊。日本の教育評価の歴史をふまえて，教育評価の理論と方法が，読みやすい筆致で論じられている。

参考文献

1) ウィギンズ, G.・マクタイ, J. 著, 西岡加名恵訳：理解をもたらすカリキュラム設計「逆向き設計」の理論と方法．日本標準，2012.

2) 大滝純司：OSCE の理論と実際．篠原出版新社，2007.

3) 田中耕治編：よくわかる教育評価，第 2 版．ミネルヴァ書房，2010.

4) 平山朋子ほか：理学療法学を主体的に学ぶ「OSCE リフレクション法」の試み．小田隆治・杉原真晃編：学生主体型授業の冒険．ナカニシヤ出版，2012.

5) 平山朋子ほか：OSCE リフレクション法の有効性 2 年次 OSCE(医療面接)での学生の学びの分析を通して．医学教育 44(6)：387-396，2013.

6) 福島真人：学習の生態学 リスク・実験・高信頼性．東京大学出版会，2010.

7) 松下佳代：パフォーマンス評価．日本標準，2007.

8) 松下佳代：パフォーマンス評価による学習の質の評価 学習評価の構図の分析にもとづいて．京都大学高等教育研究(18)：75-114，2012.

教育学

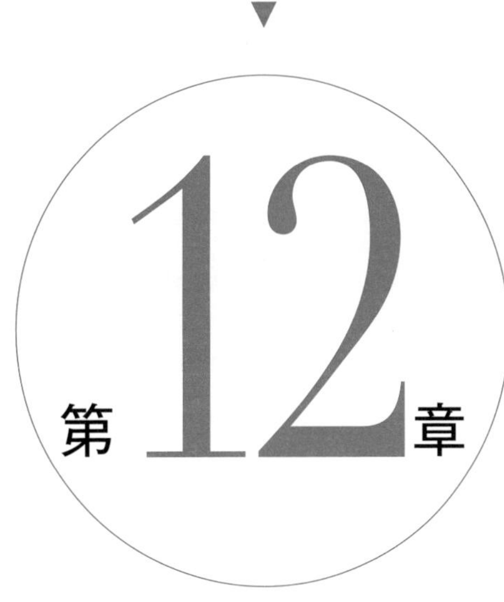

教育のメディア
——教育をデザインする

A メディアと教育

教育の目標は，教師が頭の中でただ念じているだけで実現されるものではない。その実現のためには，教師からの具体的なはたらきかけが必要である。

たとえば，子どもが本をたくさん読むようになるということを目標にしている場合を考えてみよう。この場合，まず，教師が子どもに「本をたくさん読みましょう」と直接的に指示するという手段がある。また，子どもが興味をもちそうな本を，教師が表紙を見せながら紹介するという手段もある。さらに，子どもどうしで本を紹介し合う活動を組織するといった，より間接的な手段もある。それだけではない。子どもが本をどれだけ読むようになるかは，たとえば，教室や廊下など子どもの身のまわりにいつでも手に取れるかたちでどれだけ本が用意されているかといったことにもよるだろう。

教育のメディア▶ このように教育の目標を実現しようとする際に機能する具体的作用の総体を，教育の**メディア**としてとらえることができる。ここでの「メディア」は，しばしばこの言葉から連想されるような，テレビや新聞など(マスメディア)，あるいは視聴覚機器・情報機器など(電子メディア)に限定されるものではない。教師が発する言葉，提示する具体物，与える活動のルール，教室内の空間配置などもすべて含まれている(▶図 12-1)。本章では，①教師，②学習者どうしのかかわり，③物と空間という3つに分けて，教育のメディアのはたらきについて述べていくが，その前に，メディアとはなにかについてみておく。

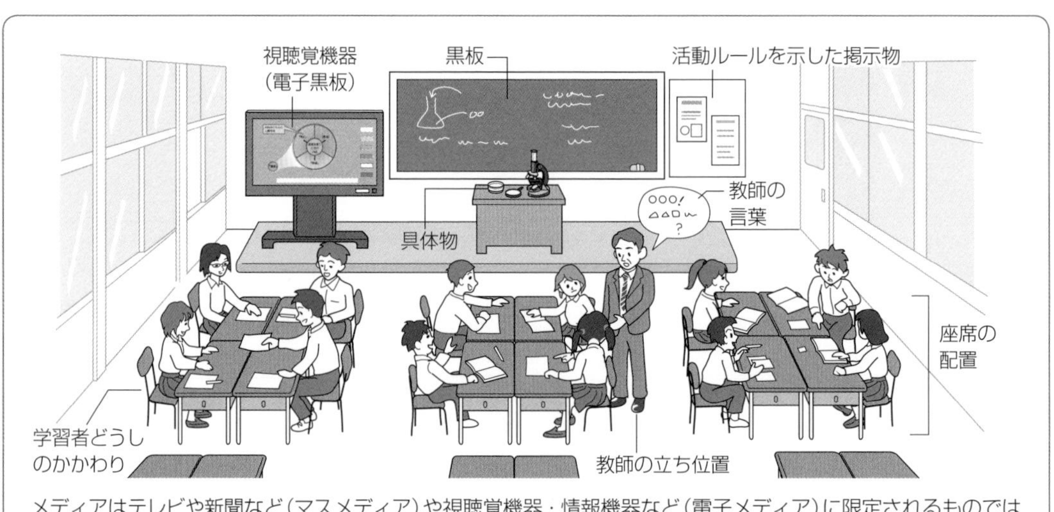

メディアはテレビや新聞など(マスメディア)や視聴覚機器・情報機器など(電子メディア)に限定されるものではない。教師が発する言葉，提示する具体物，与える活動のルール，教室内の空間配置などもすべて含まれている。

▶図 12-1 教室内のメディアの例

1 メディアはメッセージである

メディア論で有名なマクルーハン McLuhan, M. は，「メディアはメッセージである」という有名な言葉を残した。これは，たとえ伝える内容が同じであったとしても，伝える形式が異なれば，発せられるメッセージが異なるということを意味している。たとえば，同じ「好きです」という内容を伝える場合でも，それを対面して口に出すのと，電話で伝えるのと，携帯電話のメールで伝えるのとでは，意味合いが異なる。

これは教育活動の場合にもあてはまる。どのようなものがメディアとしてはたらくかによって，子どもに与える影響が異なってくる。そうであるからこそ，教師は，より目標を効果的に実現するために，子どもにどんな言葉をどんなかたちで発するか(発しないか)，なにをどのように提示するか(提示しないか)，教室のレイアウトをどうするかといったことを逐一検討するのである。

2 メディアの 2 つの意味

ここで忘れてはならないのは，メディアはつねにそこに存在しているということである。教育学者の今井康雄は，「メディア」という言葉に関して，「間を満たすもの」という意味と「作用を及ぼすための道具・手段」という意味との 2 つを指摘した[1)]。

たとえば，子どもに本を読ませたいという先ほどの例の場合，教師は，「作用を及ぼすための道具・手段」として，本を読むよう直接的に指示したり，本の紹介を行ったりするかもしれない。しかし，もし仮に，校内で子どもにとって身近な場所に本が置かれていなかったり，「本を読みましょう」と言っている教師当人が本をろくに読まない姿を示したりしていたら，それらは間接的に子どもに影響を与え，この目標の実現を妨げるだろう。これは，メディアが「間を満たすもの」として教師や子どもたちの周囲につねに存在しており，教師の意図にかかわらず子どもに作用を及ぼしているからである。

したがって，教師は，自分がどのようにはたらきかけるかという視点だけでなく，子どもが周囲の環境からどのような作用を受けているのか，という視点ももっておく必要がある。それをふまえたうえで，教師は，みずからのはたらきかけを再調整するのである。

3 看護とメディア

看護の場合も，メディアを意識しなければならないのは，教育の場合と同様である。看護師として疾患や治療法について患者に説明する際に，自分がどんなふうに言葉を使っているかに意識を向けることで，より患者からの理解を得

1）今井康雄：メディアの教育学 「教育」の再定義のために．東京大学出版会，2004.

やすくなったり，良好な関係を築きやすくなったりする。また，説明の際に物を使うことで，患者が疾患や治療法のイメージをもちやすくすることもできるだろう。さらに，看護師と患者がどのような位置関係で話すか，部屋の中のレイアウトをどのようなものにするかによっても，患者に与える影響は異なってくる。

また，看護において意識すべきなのは，看護師と患者との1対1の関係だけではない。患者どうしの関係を支援したり，同じ疾患の患者どうしが互いを支え合うための集団[1]を援助したりすることも，有意義になりうる。

B メディアとしての教師

① 教師-子ども間の言語的なやりとり

教師は，教室の中で最大のメディアである。明示的なかたちであれ，潜在的なかたちであれ，教師がとる行動は子どもに大きな影響を与える。ここではまずは教師と子どもとの言語的なやりとりに注目して，メディアとしての教師の特質についてみていく。

1 教室内での会話の構造

教室内で教師と子どもが行う一般的な言葉のやりとりの特徴を，教育社会学者のメーハン Mehan, H. の論に従ってみてみる。

日常の会話と教室の会話▶ 表12-1に示したように，日常の会話では，「5つです」という応答に対して，「ありがとう」という謝礼がなされる。一方，教室の会話では，同じ応答に対して，「よろしい」という評価がなされる。また，日常の会話では，知らない人が知っている人にたずねているのに対して，教室では，知っている人(教師)が知らない人(子ども)にたずねている。

教室内の権力関係▶ 日常の会話と教室の会話とでは，発言のつながり方も異なる。日常の会話では，挨拶-挨拶，質問-応答，依頼-承認，感謝-返礼といったように，2項を単

▶表12-1 日常の会話と教室の会話

日常の会話	教室(算数の授業)の会話
Aさん：残りはいくつですか？ Bさん：5つです。 Aさん：(教えてくれて)ありがとう。	教師：残りはいくつですか？ 子ども：5つです。 教師：よろしい。

1) セルフヘルプグループなどとよばれる。障害をもつ人や難病の人たちのグループがある。

位として会話が構成される。

一方，教室の会話では，質問や指示などによる主導 initiation–応答 reply–評価 evaluation の3項を単位としており，この3項の連鎖(**IRE 連鎖**)によって会話が構成される。そして，この基本単位の発端と終結である主導(I)や評価(E)を教師が担うことにより，教師は子どもに対する権力関係を発揮しているとメーハンは指摘している。

IRE の連鎖の視点から教室内のやりとりを見直すことは有用である。たとえば，算数の授業で次のようなやりとりが行われることがある。

教師：三角形はどういう図形ですか。
子ども：角(かど)がある。
教師：角はあるんだけど……。もうちょっとないかな。次の人。
子ども：3つの角がある。
教師：たしかに3つの角があるんだけど……。別の言い方はないかな。次の人。
子ども：3本の直線で囲まれている。
教師：そうですね，三角形は，3本の直線で囲まれた図形です。

教師は，自分が求める答え(「三角形は，3本の直線で囲まれた図形」)が得られるまで，指名を繰り返している。「角がある」「3つの角がある」という発言は，三角形の説明としてあやまりがあるわけではないにもかかわらず，教師が求める定義とは異なるために無条件に退けられ，「別の言い方はないかな」という問いかけによって新たな IRE が開始されている。まさに，I(主導)と E(評価)の部分を教師が握っていることによって，権力性が発揮されているのである。

こうしたやりとりにおいては，子どもは，教師が望む答えはなにかをあてることにもっぱら頭をはたらかせることになる。それでは，みずからその教科の内容と格闘して知識を構成していくような深い学習は得られないだろう。

2 授業像と教師の役割の違い

教室内で教師は，会話の構造を通して，権力関係を生み出す。しかし，だからといって教師のはたらきかけのすべてが子どもに否定的な作用を及ぼすわけではない。教師が発する問いかけ(発問)によって子どもの思考が焦点化され，理解が深まるということもおこりうる。

両者の違いをもたらすのは，授業像およびそこでの教師の役割の違いである。認知心理学者の佐伯胖は，図 12-2 のように2種類の授業像を示した。

伝達モデル▶ 図 12-2-a は，**伝達モデル**である。このモデルでは，知識は教師が所持するものであり，子どもはその知識を教師から伝達される。教師は，子どもに知識を伝達し，子どもがそれを正確に受けとったかどうかを判定する者となる。

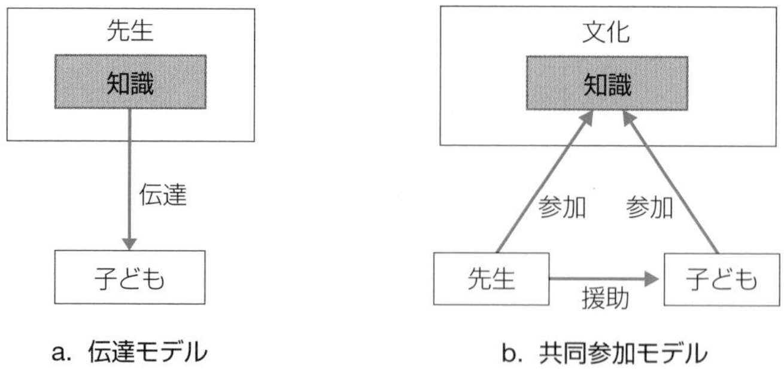

先生
知識
伝達
子ども
a. 伝達モデル

文化
知識
参加 参加
先生 援助 子ども
b. 共同参加モデル

（佐伯胖：「わかる」ということの意味，新版．pp.111-112，岩波書店，1995 による，一部改変）

▶図 12-2　2 種類の授業像

共同参加モデル▶ 図 12-2-b は，**共同参加モデル**である。このモデルでは，知識は文化のなかに埋め込まれている。知識を得ようとする活動（「知ろう」「わかろう」とする活動）は**文化的活動**としてとらえられ，教師と子どもはともにそれに従事している。もっとも，教師のほうがこの文化的活動の経験を長く積んできているため，教師は，子どもより一歩前を歩く存在として，子どもの文化的活動への参加を援助する者となる。

言語的なはたらきかけと授業像との関係▶ 伝達モデルでは，発問は，教師の考えをあてさせるためだけのものとなる。一方，共同参加モデルでは，発問は，子ども自身が考えをまとめていくのを促すものとなる。このように，教師による言語的なはたらきかけのありようと授業像とは密接に結びついている。教師は，みずからの授業がどちらの授業観に基づくものになっているか，みずからの発する言葉がどのように機能しているかを吟味することが必要である。

② 教師-子ども間の非言語的なやりとり

教師は子どもと言語的なやりとりのみを行っているだけではない。声のトーン，表情，目線，身ぶり，立ち位置や動きなどを使って，**非言語的なやりとり**をも同時に行っている。

非言語的なメッセージの例▶ たとえば，教室で授業開始時間になっても子どもたちがガヤガヤとおしゃべりを続けていて，授業を始められる状態にないという状況を考えてみる。この場合の常識的なやり方は，教師がそのおしゃべりの音量に負けないよう声を出して「静かにしなさい」と言うやり方であろう。「静かにすべし」というメッセージを言語的な情報にして伝えようとするやり方である。しかし，ベテランの教師の多くは，こうしたやり方を用いない。そのように声をはりあげても，おしゃべりが静まるどころか，かえってより騒がしくなってしまいかねないことをわかっているからである。

ベテランの教師は，かわりに非言語的な要素を活用して，「静かにすべし」というメッセージを伝えようとする。たとえば，教卓のところに立って，無言のまま人差し指を口にあててぐるっと子どもたちを見まわしたり，右腕を上げて前を見つめたまま指揮者のように手をまわして，そのままじっと待ったりといったやり方によって子どもたちの状態を整える。

非言語的な要素による影響▶ 「静かにしなさい」と声をはりあげるやり方をベテランの教師の多くが用いないのはなぜか。それは，その言語的な意味内容とは反して，非言語的には，教室内で声をはりあげるというまさにその行為により，「ここはいま騒がしくしてもよい場である」というメッセージを伝えてしまうからである。

人は言語的な要素だけでなく，非言語的な要素からも強く影響を受ける。非言語的な要素には，声の大きさや速さといった音声的な性質，表情，身ぶり手ぶり，空間内の位置関係といったものが含まれる。

非言語的なはたらきかけと授業像との関係▶ 非言語的なやりとりもまた，授業像と結びついている。効果的に知識を伝達するために非言語的な要素を活用するならば，伝達モデルの授業像となる。一方，教師がみずから文化的活動に参加している姿勢が非言語的な要素を介して子どもたちに伝わるのならば，共同参加モデルの授業像となる。

たとえば，子どもが前に出てスピーチをする活動を行っている際に，教師が，聞き手の子どもたちの間に入り，あいづちをうったりしながら熱心に聞く姿勢を身をもって示すことにより，聞き手の子どもたちに影響を与えるというものは，共同参加モデルの授業像である。

C 学習者どうしのかかわり

教室で学習を行う際，子どもは教師からのみ影響を受けているわけではない。ともに学んでいるほかの子どもたちとのかかわりからも影響を受けている。ほかの学習者の存在もまた教育のメディアである。

1 個別・競争・協同

1 学習者どうしの関係の類型

学習者どうしの関係は，次の3つの類型に分けて考えることができる。

[1] **個別** それぞれが自分の目標に自分のペースとやり方で取り組んでおり，相互の関係はない状態である。いわば，知らない者どうしが自習室でそれぞれ自分の課題に取り組んでいるような状態である。

[2] **競争** 共通の目標に向かって競い合い，勝ち負けをつけるような状態である。

[3] **協同** 共通の目標に向かってともに取り組み，自分も他者もそれを達成できるように協力し合う状態である。

競争と協同の区別▶ 競争と協同との違いは，目標設定のされ方の違いにある。つまり，競争とは，誰かが目標を達成すると別の誰かは目標を達成できなくなるようなかたちで目標が設定されている状態で，協同とは，メンバー全員が同時に達成できるようなかたちで目標が設定されている状態である。

たとえば，ブロックを積み重ねて1つの小屋をつくるという目標に向けてグループで活動しているとする。メンバー間でブロックを積む速さや仕上がりの美しさなどで互いにはり合いながら作業したとしても，それは協同である。1つの小屋をつくるという目標は同時に達成できるからである。

一方，小屋をつくるといった共有された目標なしに，ただ単に各自がブロックの積み上げを行い，最も速く正確に積み上げた者が賞を得られるといった活動であれば，競争である。賞を得るという目標は，誰かが達成すればほかのメンバーは達成できなくなるからである。

2 競争から協同への転換

これまでの教育では，学習者どうしの関係として，競争が多く用いられてきた。英語の基本例文の暗唱を競い合って，最もできがわるかった個人やグループに罰を与えるといったやり方や，テストの点数がよい者の名前をはり出すといった学校の慣習は，そのあらわれである。

しかし，近年，学習者どうしの関係として協同を基本とすべきであるという考え方が広まってきている。それはおもに次の2つの理由による。

市民性や社会的技能とのかかわり▶ 1つは，市民性や社会的技能とのかかわりに関するものである。子どもは社会に出ると，さまざまな人々とかかわって仕事や生活を行っていかねばならない。その際，異質な他者との協同が必要になる。そのための姿勢や技能を学校で身につける必要がある。

競争や個別の原理に基づいて学校教育が行われていると，子どもにとって，他者は敵あるいは無関係な存在となる。すると，他者を利することは自分にとって不利益である，他者とかかわらないのが得である，といった価値観を学びとってしまいかねない。それを防ぐには，協同の原理を基本にする必要がある。

学力とのかかわり▶ もう1つは，学力とのかかわりに関するものである。多くの人々の素朴な思い込みに反して，学力向上のうえで個別的あるいは競争的な学習よりも，協同的な学習のほうが有効であることが，実証的な調査研究を通して明らかになってきた。たとえば，社会心理学者のジョンソン兄弟による分析は，協同的な学習が，個別的あるいは競争的な学習よりも，有意に高い学力と記憶の保持を示していることを明らかにしている[1]。

さらにジョンソン兄弟によると，協同的な学習は，学習の達成度の高さと長期の記憶保持だけでなく，次の5つの点でもすぐれた傾向を示したという。それは，①高次の推論方略や批判的思考の使用，②学習過程におけるより多くの新しい考え方・方略・解決法の考案，③グループで学んだ内容の個人への転移，④学んだ教科に対する積極的な構えの形成，⑤課題に取り組む時間の増加である。

② 協同学習の要件と技法

1 協同学習の要件

協同学習の要件▶ 協同の原理をいかした学習形態は，**協同学習**とよばれる。一般的に協同学習の要件とみなされているのは次の2つである。

[1] 互恵的な協力関係があること 相手にとっての利益が自分にとっての利益になり，自分にとっての利益が相手にとっての利益にもなるという関係である。

[2] 個人の責任があること グループの目標を達成するために自分が貢献しなければならない内容が明確であり，責任が自覚されているということである。

グループ学習や班学習の問題点▶ 協同学習では，2〜6人程度の小グループの活動が用いられることが多い。そのほうが相互作用を及ぼしやすいためである。

ただし，これまで学校の授業等で行われてきた小グループの活動では，しばしば次のような問題点が指摘されていた。

(1)「誰かがやってくれる」という依存心が生まれ，一部の子どもに負担がかたよる。

(2) グループで1つの考えにまとめることが求められ，個人の考えが封じられる。

(3)「みんななかよく」ということが求められ，和を乱してはならないという心理的な圧迫感がある。

こうした問題点を克服するために，協同学習では，互恵的な協力関係と個人の責任とを満たすためのさまざまな技法が考案されてきた。

2 協同学習の技法

ここでは協同学習の技法の例として，**ジグソー法**を取り上げる。

ジグソー法▶ ジグソー法は，次のようにホームチーム・専門家チーム・ホームチームの3段階をたどって学習を行う技法である(▶図12-3)。

---

1) ジョンソン，D. W. ほか著，石田裕久・梅原巳代子訳：学習の輪 学び合いの協同教育入門，改訂新版．二瓶社，2010.

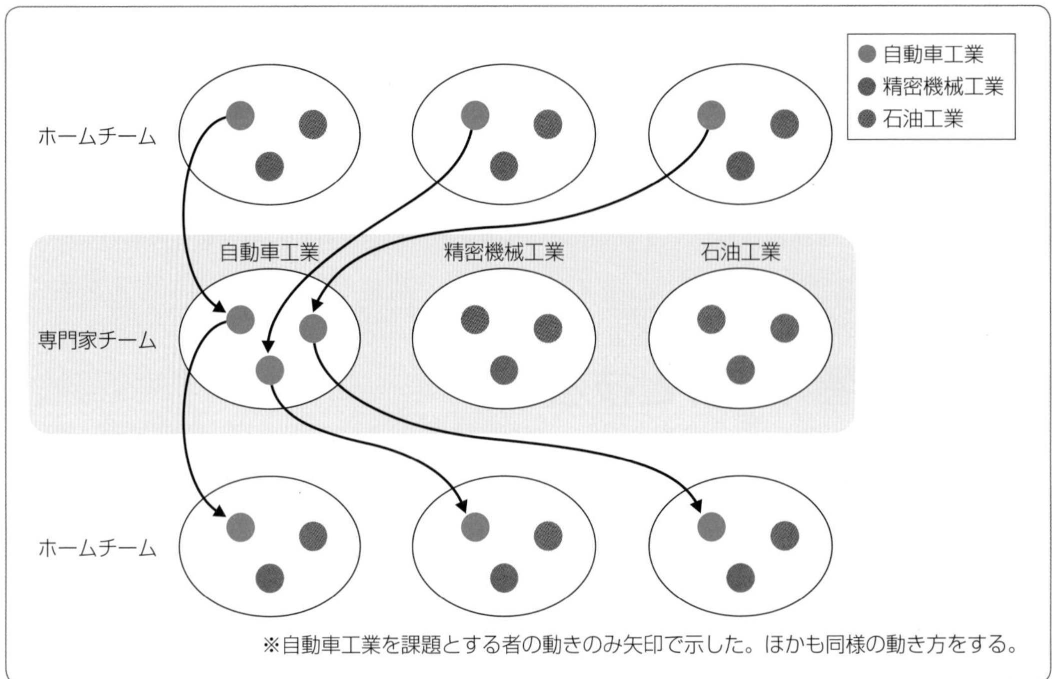

▶図 12-3 ジグソー法

(1) ホームチームにおいて，メンバーがそれぞれ別の課題を受けとる。たとえば，社会科で日本の工業について学習している場合，自動車工業・精密機械工業・石油工業というように異なる課題を受けとる。
(2) 分担した課題ごとに，各チームから人が集まって専門家チームをつくり，調査や実験，話し合いなどを行う。つまり，自動車工業の担当者ごと，精密機械工業の担当者ごと，石油工業の担当者ごとに集まって活動を行う。
(3) 専門家チームから再びホームチームに戻り，専門家チームで学んだことを伝え合う。

ジグソー法では，互恵的な協力関係と個人の責任とが自然に満たされる仕掛けになっている。つまり，ホームチームにおいて，その課題を担当しているのが自分しかおらず，あとからほかのメンバーに説明しなければならないため，責任を感じやすい。しかも，専門家チームでの交流があるため，ホームチームで貢献できるよう準備しておくことが可能で，自分の責任を果たしやすい。また，ホームチームでは異なる課題の者どうしが交流をするため，互いに自分が知らない情報を相手から得られ，互恵的な協力関係が生じやすい。

ジグソー法は，さまざまな教科の学習において用いることができる。看護技術の学習におけるジグソー法の活用事例もある[1]。

---

1) 安永悟：活動性を高める授業づくり．医学書院，2012.

③ 協同を促す教師の役割

教育に協同の原理をいかそうとする場合，教師は授業において，個別や競争の場合とは異なったふるまいが求められる。

たとえば，グループごとに活動を行っている時間に，巡回している教師に子どもが自分のノートを見せながら「これで合っていますか」などとたずねてきたとする。経験が浅い教師は，その質問にその場で答えてしまう。教師は基本的に教えたがりであるし，また実際，個別や競争の原理に基づいた授業であれば，それは適したふるまいである。しかし，協同の原理を学級に根づかせようとしているならば，それは逆効果となる。子どもはそれによって，「答えは教師が教えてくれる」「グループのメンバーを頼る必要はない」ということを学びとってしまう。

子どもどうしを「つなぐ」教師のはたらきかけ▶

ここで教師に必要なふるまいは，「まずはグループの人たちに聞いてごらん」などと協同を促すようなものである。このように教師が子どもどうしの関係を媒介する行為は，（子どもどうしを）「**つなぐ**」はたらきかけとして，教師の仕事の柱の１つにあげられている[1]。

教師による子どもどうしの関係の媒介は，言語的にも非言語的にも行われる。たとえば，言語的には，教師は，クラス全体での話し合いの場面において，「○○さんの意見と△△さんの意見はちょっと違うんだけど，どう違うかな」などと問いかけて，子どもが互いの意見を意識するように促すことができる。非言語的には，いつも教師のほうを向いて発言してしまう子がいるとき，教師が，その子が自然とほかの子どもたちと向かい合うように，みずから子どもたちの机の間に入って聞くようにして，子どもどうしの相互作用をおこりやすくすることができる。

ファシリテーターとしての教師▶

集団での問題解決や知識創造の場において，場を活性化し，人々の参加や協同を促進するはたらきのことを，**ファシリテーション**という。それを行う人である**ファシリテーター**の役割を，近年，教師は求められるようになってきている。

D 学習を取り巻く物と空間

授業において，教師や子どものまわりに存在する空間や物もまた教育のメディアである。以下ではまず，教育のメディアとしての物の役割からみていく。

1）佐藤学：教師花伝書．小学館，2009.

① 授業で用いられる物

授業では，さまざまな物が活用される。植物や岩石などの標本，立体図形などの模型，農機具などの実物，絵や写真も使われるし，CDプレーヤーやテレビといった視聴覚機器，最近では，パソコンや電子黒板，タブレット端末といった情報機器なども使われる。

これらの物の役割として重要なものが2点ある。

1 直観教授

言語主義の克服▶ 1つ目は，言葉と現実の事物・事象とを結びつけて，学習者がその言葉のイメージをもつことを手だすけする役割である。具体的事実と切り離されたまま言葉を覚え込ませようとするいわゆる**言語主義**の克服は，近代の学校において課題でありつづけてきた。

たとえば,「柿とはなにか？」とたずねられて「秋になるとだいだい色の食用の実をつける高木です」と答えられるからといって，柿について理解しているとは限らない。実際には柿を見たこともないまま説明の言葉を覚えただけかもしれないのである。この問題を解決するには，柿の実物を見せたり触らせたり（あるいは食べさせたり）すればよい。実物がないならば，せめて絵や写真で示せばよい。

この発想は**直観教授**とよばれるものであり，近代の学校制度が整う前の17世紀にすでに存在していた。科学技術が発達した現代でも物がもつこの役割は同様であり，たとえば火山について学ぶときに，噴火の様子をタブレット端末を用いて動画で見せるといったようなことが行われている。

2 物による学習者どうしの相互作用の促進

2つ目は，学習者の思考を目に見えるかたちであらわすことによって，学習者どうしの相互作用を促進する役割である。

黒板の例▶ 例として黒板を取り上げる。黒板は一般的には，教師が説明を書いたり正解を提示したりするための道具と考えられがちである。しかし，実際には黒板の役割はそれだけではない。子どもの発言を教師が書きとめたり，子ども自身にチョークを持たせて考えを書かせたりすることもできる。そして，そのようにしてそれぞれの考えが，文字や絵・図などといった目に見えるかたちであらわされることで，子どもは互いの考えを共有したり吟味したり比較検討したりすることがしやすくなる。黒板という思考を可視化する物が存在することによって，相互作用が促されるのである。

電子黒板・タブレット端末の例▶ 近年普及してきた電子黒板やタブレット端末の場合にも，これと同様のことがいえる。これらの情報機器は，当初，教師が用意した資料を提示するという使用法が中心であった。しかし，これらをクラス全体やグループ活動のなかで用いることによって子どもどうしの相互作用のあり方をかえることができる。

こうした機器であれば，文字による表現が苦手な子どもであっても，写真やイラストを提示したり，友達が出した画像に書き込みや拡大などの操作をしたりして，自分の考えを表現することができる。また，そうした視覚的な素材が存在することによって言語的なやりとりも促進される。

② 教室という空間

教室の座席配置▶

教室や学校建築などの空間的要素もまた学習に影響を与えるメディアである。例として教室の**座席配置**を取り上げる。

従来の日本の学校において最もよくみられた座席配置は，図 12-4-a のような，机がまっすぐ前を向いた状態で，何列にも並んでいるというものであった。これは，黒板に書かれたものを見て，教師の話を聞くという授業スタイルを前提とした配置である。

一方，図 12-4-b は，小・中学校を中心に近年みられるようになっている，いわゆるコの字型の座席配置である。子どもはみな中央のスペースを向いて座っているため，互いの顔が見えやすく，全体での交流が行いやすい。また，中央にスペースがあるので，そこに子どもが出てきて発表を行ったりすることができる。

また，図 12-4-c は，グループでの活動に適した座席配置である。欧米の小学校ではこの座席配置が通例となっている場合が多い。

座席配置の違いは，学習の仕方や効果に影響を及ぼす。a の配置のときにはうまくいかなかった全体での話し合いが，b の配置にかえると，互いに顔を見て話せるため，自然にうまく進みはじめるということがおこりうる。

しかし，同時に，座席の配置をかえただけで自動的に学習の仕方や効果がかわるというものでもないことに留意しておく必要がある。たとえば，いくら c の配置をとっても，教師が一方的に話して聞かせるという授業の形式がかわら

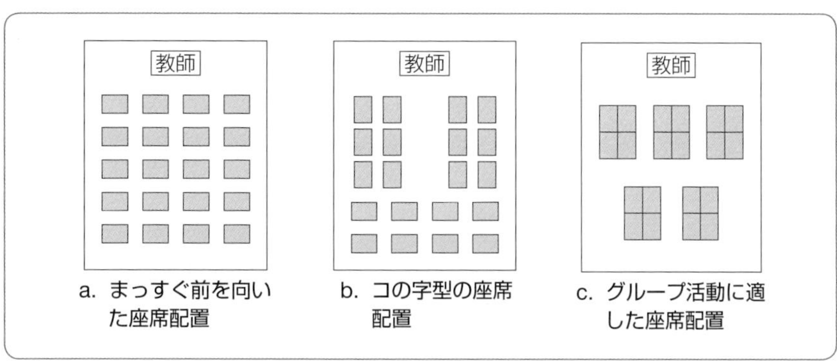

▶図 12-4　さまざまな座席配置

なければ意味がなく，むしろ話が聞きにくくなってしまうだけである。

ワークショップと円座 2000年代以降，日本で**ワークショップ**とよばれる参加・体験型の学習の場が，学校教育に限らないさまざまな分野で広がってきた。ワークショップでは，椅子を円形に並べて輪になって座る配置をしばしば用いる。これは，互いの顔が見えるというだけでなく，中心から等距離で，みな対等な存在であるというワークショップの精神をあらわすものでもある。

◉要約

教育の目標を実現しようとする際に機能する具体的作用の総体を教育のメディアとしてとらえることができ，それは，教師，学習者どうし，物と空間という3つの柱に分けて考えられる。教師と子どもとのかかわりには言語的な側面と非言語的な側面の両面がある。そこでのかかわりのあり方は，伝達モデルか共同参加モデルかといった授業像とも結びついている。

学習者どうしのかかわりには，個別・競争・協同の3つの類型がある。協同の効果を発揮させるためには，互恵的な協力関係および個人の責任の存在が重要であり，そのための仕掛けが必要となる。

授業において物は，言葉と現実の事物・事象とを結びつけるはたらきや，学習者どうしの相互作用を促進するはたらきをする。また，教室内での座席配置といった空間のデザインも，子どもの学習や生活に影響を及ぼす。

こうしたさまざまなメディアは，しばしば教師の意図をこえて子どもに作用を及ぼす。そのため，教師はこれらのメディアの作用につねに意識的であることが必要である。

読書案内

❶ 森篤嗣：授業を変えるコトバとワザ．くろしお出版，2013.
　教師と子どもとのコミュニケーションの様子を言葉に注目して分析している。「口ぐせ」「指示の一貫性」など，看護師にとってもみずからの言葉を見直すうえで有益である。

❷ 杉江修治：協同学習入門．ナカニシヤ出版，2011.
　協同の意義や原理だけでなく，それを授業に取り入れるための具体的なノウハウが「51の工夫」として盛り込まれている。

❸ 中野民夫：学び合う場のつくり方．岩波書店，2017.
　「ワークショップ」や「ファシリテーション」の先駆者である筆者が，実例を通して，人が育つための場づくりについて述べる。

教育学

▼

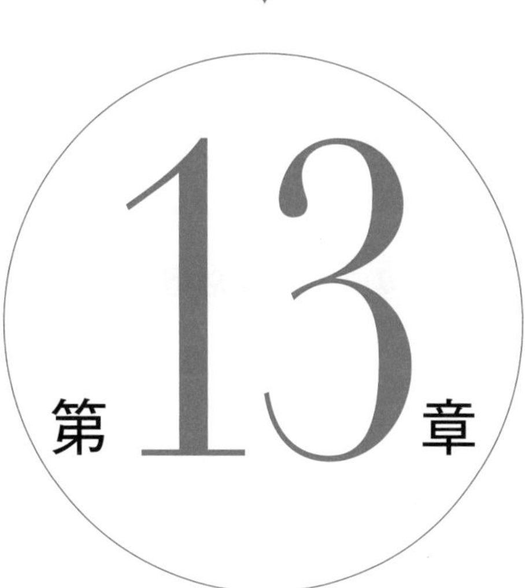

教育の担い手 ——専門性と専門職性

A 教育のさまざまな担い手と学校教員

1 教育のさまざまな担い手

「教育」を，広く次世代の人間を養成し，社会を更新するための文化の継承と創造の担い手づくりの営み(▶5ページ)ととらえるならば，その担い手には親・きょうだい，親族や地域の人々といった血縁・地縁関係にある者，あるいは塾講師やピアノ教師などの民間の指導者といったさまざまな人々が含まれる。

また，次世代を育てるしくみである社会・文化システム(▶9ページ)は，社会諸領域におけるさまざまな専門的職業によって営まれている。たとえば，『子どもにかかわる仕事』[1)]という本には，学校教員のほかに，学童クラブ指導員・フリースクール主宰(社会教育)，小児科医・助産師(医療)，スクール-カウンセラー(心理)，スクール-ソーシャルワーカー(福祉)，家庭裁判所調査官・弁護士(司法)といった人々が紹介されている。

今日，このような人間の生存・発達を支えて働いている専門家は，「人間発達援助専門職」[2)]あるいは「対人援助職」などとよばれる。現代社会における子どもの生存・発達の危機を前にして，彼らを支えるこうした専門職による新しい共同を考えていく必要がある。

2 専門職としての学校教員

近代という機能化された社会において，学校は「教育」という機能を担う組織とされ，学校教員はそうした組織に配された専門職として位置づけられてきた(▶5ページ)。学校教員とは，「近代学校に『教師』として雇用されて，生徒に対して教育活動を営む一群の人々」[3)]をいう。学校教員は学校という場で教えることを許された特別な存在である。

実際，学校教員になるためには，大学などにおいて学士の学位などの基礎資格を得るとともに，文部科学大臣が認定した課程において所定の教科および教職に関する科目の単位を修得して，教員免許状を取得しなければならない。さらに公立学校の教員になる場合には，都道府県・政令指定都市が行う教員採用選考試験に合格する必要がある。このように一定の学歴・資格などが必要なの

1) 汐見稔幸：子どもにかかわる仕事．岩波書店，2011．
2) 田中孝彦ほか：創造現場の臨床教育学．明石書店，2008．
3) 久冨善之編：日本の教員文化——その社会学的研究．多賀出版，1994．

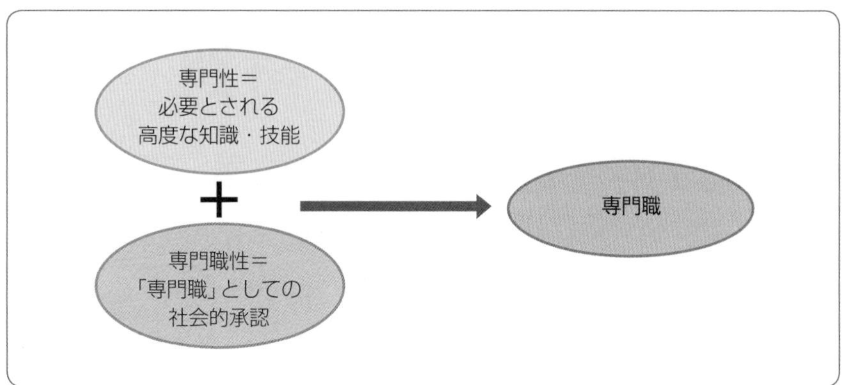

▶図 13-1　専門性と専門職性

は，学校教員の仕事が誰にでもできるわけではなく，専門性が求められ，それを発揮することが期待される「教育専門職」だからである。

3 専門性と専門職性

ある職業が専門職とよばれるためには，その仕事を行ううえで高度な知識・技能などの「専門性」が必要とされるだけでは十分ではない。社会から，その職業が特別に専門的なものだと認められ，それに従事する人々に対して一定の信頼，権限や地位が与えられる必要がある。このように，ある職業を専門職と考えるか，また，どのような専門職と考えるか，そして，そこにはどのような専門性が求められるのかなどをめぐる問題を「**専門職性**」という(▶図 13-1)。

学校教員は看護師とともに，専門職と考えられるには時間を要した。なぜならば，学校教員の教えるという仕事も，看護師のなんらかの病(やまい)にかかった人を看(み)る仕事も，もともとは家族などによって行われてきたものだからである。

また，いまから50年くらい前は，学校教員は，看護師とならんで，「準専門職」「疑似専門職」と考えられていた。それは，すでに専門職として認められていた医師や法曹(ほうそう)(弁護士・裁判官・検察)がもつ特徴を十分にもっていないという理由による。たとえば，医師や法曹にとっての医学や法学のような体系化・一般化された知識・技術が未成熟であることが，その理由としてあげられた。しかし，学校教員や看護師のように，異なる人格をもつ人々を支援するためには，体系化・一般化された知識・技能だけで対応することがそもそもむずかしい。むしろ「このような子ども(患者)にはこういった指導をしたほうがよい」といった個別状況に即して柔軟に対応するための実践的な見識が重視されるのである。そのような見識には高度な専門性が求められるが，それはほかの人々に明示しにくいものである。それゆえに，学校教員や看護師は，専門職としてなかなか認められてこなかったのである。

B 教師の仕事の特質

① 制度的存在としての学校教員

学校教員とは，近代学校制度に教育活動の担い手として大量に雇われ，特別の権威を与えられた制度的存在である。

制度的存在であるということは，ひとたび学校教員として採用されれば，本人の人格や能力の高低にかかわらず，ある権威をもって，そこに通う子どもに対して，「学ぶにふさわしい」知識・技能や態度を示し，その学習へと子どもたちを向かわせ，子どもがそれを学んだかを評価できるということを意味する。

また，教室環境・カリキュラム・教育方法などは，国などによってある程度決められている。その枠組みに従うことで，どのような学校教員でも，円滑に子どもを教えることができるようになっている。その一方で，学校教員は，学校制度からのさまざまな制約のもとで教育活動を行い，その期待にこたえることが求められている。

近代学校制度がすべての子どもに開かれたものである以上，相当数の学校教員が必要であり，学校教員は1つの巨大な社会層を形成している。また，学校内部においても，その職員のほとんどは学校教員であり，その運営には，彼らの意向が強くはたらいている。それゆえに，学校教員は近代学校制度を体現する存在として人々に意識され，親や社会からの種々の期待や批判の矢面（やおもて）にたたされることも少なくない。

② 学校教員を取り巻く3つの課題

学校教員は，制度的な権威をもつとはいえ，必ずしも安定的にその職務を行えているわけではない。イギリスの教育社会学者ハーグリーブス Hargreaves, D. H. によると，学校教員の仕事には，次に掲げる3つの困難な課題がある。

1 地位課題

地位課題とは，学校教員の社会的地位にかかわる困難である。学校教員は，その数の多さゆえに，必ずしも高い給料を得ることができず，優秀な人材ばかりを集めることもむずかしく，ありふれた職業とみなされることが多い。図13-2に示すとおり，現在，日本には幼稚園・小学校・中学校・高等学校・特別支援学校を合わせると約118万人の学校教員がいる。その数は，看護職者の約160万人よりも少ないが，医師の約33万人，法曹の約4万人に比べてはるかに多く，就業人口の2%弱を占めている。

加えて，学校教員の仕事は，「なにも知らない子どもたち相手に，大人が知っ

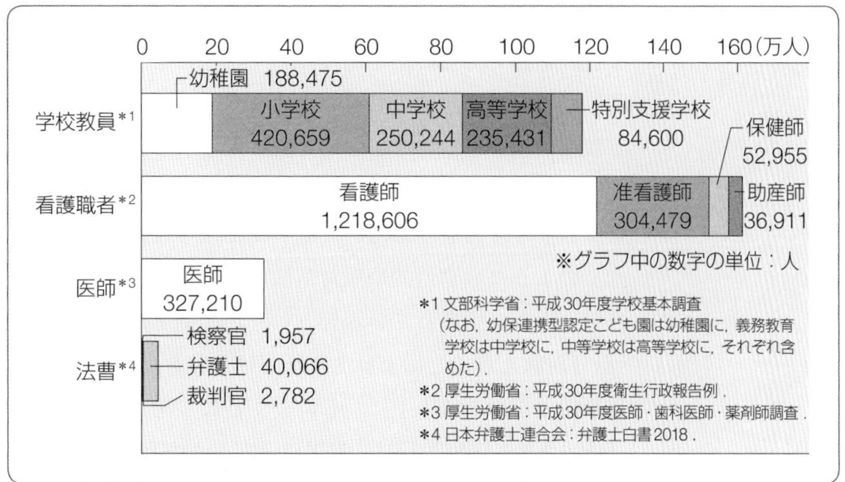

▶図 13-2 学校教員と他専門職との量的比較(2018 年度)

ていることを単に伝えればよいだけの簡単な仕事」とみなされがちであることも，地位の低さをまねく一因である。しかし，子どもに知識や技能を伝達し獲得させる仕事は，対象である子どもの理解，伝達する知識・技能の理解，さらには伝達する方法などの面での専門性と創意工夫が必要な創造的なものである。

2 関係課題

学校教員は，子ども・保護者・地域住民，ほかの教職員など多岐にわたる人々と関係を結びながら教育活動を行わなければならない。この利害や立場を異にする人々との関係形成にかかわる困難が**関係課題**である。

教育活動における人間関係において，最も基底的なものは，子どもとの関係である。学校に通ってくるのは，必ずしも学校で学ぶことを好きな子どもばかりではない。そのような子どもたち数十人を一定の規律をもって学習に取り組ませ，かれらに知識・技能や態度を獲得させることは至難の業(わざ)である。

また，保護者との関係形成もむずかしいものである。そもそも保護者にとって，自分の子どもはかけがいのない「わが子」であり，その子どもにとっての最善の利益が重視される。それに対して，学校教員がどれほど親身にかかわったとしても，やはり職務上かかわることとなった「児童・生徒のうちの1人」なのである。そのため，保護者と学校教員との間には対立が生じやすく，学校教員が保護者の信頼を得ることは，もともとむずかしいことなのである。

3 能力課題

能力課題とは，学校教員がみずからの仕事の成果を自分自身や他人に対して示すことのむずかしさにかかわっている。

学校教育の目的は，日本においては教育基本法や学習指導要領で示されているものの，たとえば条文にある「人格の完成」を目ざすとしても，それはどのような状態であるのかを明確に示すことはむずかしい。なにが到達点なのかが明確でない以上，学校教員がなにをどこまで，どのようにすればよいのかという職務の範囲を定めることが困難となる。また，子どもたちに知識・技能を伝達し獲得させるという面でも，子ども１人ひとりの人格が異なっている以上，画一的なやり方をするだけで確実に知識・技術を獲得させることはむずかしい。

このような教育目的や教育方法における不確定性は，自分が学校教員として自信をもって「やれている」という達成感を得ることをむずかしくする。また，「自分が教えたことによってこれだけ子どもたちが成長した」と，みずからの成果や能力をほかの人々に示したりすることをも困難にしている。

そのため，学校教員は「本当に子どもたちは成長しているのだろうか」「もっとやれることがあるのではないか」といった思いや，「いろいろな仕事に追われて，大事なことができていない」といった多忙感を伴った不全感をいだきがちなのである。

③ 学校教員に求められる専門性

学校教員がかかえる３つの課題に対処しながら，みずからの職務を遂行していくためには，専門性が求められる。求められる専門性は時代や国によっても異なるが，関係課題を中軸とした場合，以下の６つの専門性があげられる。

[1] 教科内容などに関する知識・理解　まず，子どもに知識・技能や態度を伝え，それらを獲得させるためには，まずもって学校教員自身がそれらに対する深い見識をもつ必要がある。

[2] 子どもの発達や学習などに関する知識・理解　それと同時に，対象となる子どもの発達や学習などについての知識・理解がなければ，子どもに知識や技能などを獲得しようと動機づけたり，子どもの実感に即して理解させたりすることはできない。

[3] 授業などの計画・遂行・評価に関する知識・技能　さらに，数十人の子どもに伝達するためには，カリキュラム，授業計画，教材・教具などについての綿密な計画性が必要である。また実際の授業の場面において，子どもの予想外の反応などに対応できるだけの即興性や演技性も求められる。また同時に，子どもたちが学習に集中できるような規律の確保や環境の整備も重要になってくる。加えて，子どもが実際に，知識・技能を獲得できたのかを適切に評価することも重要である。

[4] 生徒指導，学級経営に関する知識・技能　日本の学校の場合，生活指導や学級活動などを通じて，他者との関係形成について学ぶことも学校教育では重視されており，そのための知識・技能が求められる。

[5] 学校内外における連携・協働に関する知識・技能　このような教育活動を

行ううえでは，子どものみならず，同僚・保護者・地域住民などの学校内外の関係者からの理解や協力が必要であり，彼らとの関係形成も必要である。

[6] 職能成長を促す省察　しかしながら，子どもに知識・技能などを獲得させることは，そもそもむずかしいことであり，「失敗」がつねにつきまとっている。そのため，みずからの実践をふり返り，その成功または失敗を明らかにし，改善に向けた対応を考えていくことが求められる。

このような専門性をつちかうためには，一定の学歴や教職課程の履修が求められ，そのことが地位課題への1つの対応となる。また，みずからの実践を改善していくことは，能力課題への対応としても機能するものである。

④ 教員文化による困難の乗りこえ

1 教員文化とは

教員文化とは，「教員という職業の遂行(仕事と生活とを含めて)にまつわって歴史的に選択され，形成され，継承され，また創造されながら変容していくところの蓄積された信念・慣習・伝統・思考法・心性・付き合い方のセット」[1)]とされる。この教員文化の支えによって，学校教員は，専門性をもとにしながら，学校現場で直面するさまざまなできごとに対処し，みずからの職務をまっとうできていると感じ，学校教員として生きていくことができる。

学校教員の仕事は，先述したとおり，不確定性に満ちており，つねに失敗のリスクをかかえている。といって失敗を恐れてなにもしないわけにはいかないので，学校教員は，「いま，この子にはこれが大事なことのはずだ」「この子どもはこのように思っているはずだから，このようにしたほうがよい」という予測のもとに試行錯誤を繰り返している。

そのなかで「こうすればうまくいく」という経験則，すなわちコツやカンとよばれる「実践知」をつくりあげ，それが学校教員内部に蓄積されていく。また，かりに子どものテストの点数が満足のいく結果でなかったとしても，「そういう子どもはどこにでもいる」「限られた時間のなかではしかたがない」という成功または失敗に対する意味づけ方も蓄積されていく。このような実践知や，実践における意味づけなどの蓄積が教員文化である。

2 教員集団の了解の支え

学校教員内部に蓄積された文化は，学校教員がそれぞれの教育活動のなかで直面する成功または失敗の体験を個人としてではなく，学校教員という専門職集団のなかで共有されている枠組み・基準をもとに処理し経験することを可能

---

1) 久冨善之編：教員文化の社会学的研究．p.275，多賀出版，1990.

にする。つまり，学校教員は，日々の教育活動における，「自分は子どもを育てることができているだろうか」「このやり方でよかったのだろうか」などの葛藤をかかえながらも，「しっかりやっている」「誰にでもあること」などの同僚(職場以外も含める)の了解に支えられて，大きな混乱に陥ることなく，学校教員を続けている。

逆にいえば，その了解を調達することがむずかしい場合には，「学校教員として果たしてやっていけるのか？」という大きな不安にさいなまれることとなる。とくに，学校教員としての経験が浅く，このような経験則を十分に身につけていない者にとっては，「誰にだってそういう経験はあるものだよ」「そういう場合は，自分はこうしているよ」など，職場内外の同僚からの失敗に対する理解や励ましがなければ，学校教員としてのみずからの無能さを厳しく問うことにつながってしまう。

しかしながら，この同僚からの了解を求める傾向は，一方では子ども・保護者・地域住民など外側からの切実な要求を受け流すことにもなりかねない。その結果，「学校教員は自分たちのいいようにものごとを進めている」「お互いをかばって問題を隠蔽(いんぺい)している」などの批判をまねくことにもなるのである。

C 現代教育改革と学校教員

① 献身的教師像の共有と性格転換

献身的教師像の共有とその機能▶

これまで，日本の学校教員は，次世代を担う子どもを育てる尊い仕事に，子ども思いの熱心さをもって取り組む「**献身的教師像**」を共有することによって，人々との関係形成をはかってきた。「子ども思いで熱心な先生にまかせておけばだいじょうぶだ」という包括的な信頼のもと，担当する子どもへの責任を無限定的に担うことによって，学校教員は一定の社会的地位を得ていた。そして，一定の裁量をもって，その成果に対する説明責任を問われることなく，教育活動を行うことができた。つまり，「献身的教師像」は，学校教員がかかえる地位・関係・能力課題を解消するものとして機能したのである(▶図13-3)。

献身的教師像の性格転換▶

しかしながら，1970年代半ば以降，落ちこぼれ，校内暴力，いじめ・不登校などの教育問題が相ついで社会問題となるなかで，学校・学校教員に対する根深い不信がみられるようになった。「献身的教師像」は，「本来学校教員は熱心なはずなのになにをしているのだ」と，学校教員を批判する道具へと転化した。また，学校教員が手にしていた身分的安定や自律性・裁量は，「競争や評価にさらされることがないために努力しない」「自身の都合で運営し，問題があっても内部で隠蔽する」温床とみなされた。

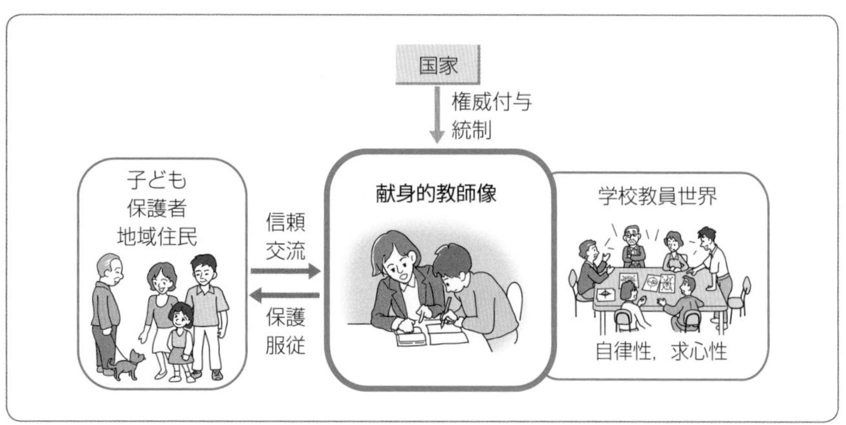

▶図 13-3　献身的教師像の共有による教育

② 現代教育改革と学内外との連携・協働

2015 年 12 月に中央教育審議会から「これからの学校教育を担う教員の資質能力の向上について」「チームとしての学校の在り方と今後の改善方策」「新しい時代の教育や地方創生の実現に向けた学校と地域の連携・協働の在り方と今後の推進方策について」の 3 つの答申が出され，2016 年 1 月にはこれらを 3 本の矢とする「次世代の学校・地域」創生プランが文部科学省から出された。

チームとしての学校▶ うち，「チームとしての学校の在り方と今後の改善方策(答申)」では，社会や世界と接点をもちつつ多様な人々とつながりを保ちながら学ぶ「社会に開かれた教育課程」の実現，社会や経済の変化に伴う生徒指導や特別支援教育等にかかわる課題の複雑化・多様化，教員の長時間勤務や業務多忙化といった学校・教員を取り巻く状況に対応するため，学校内の教職員の連携・協働をもたらすマネジメントの強化に加えて，心理や福祉等の専門家・専門機関との連携・分担体制の整備とコミュニティ-スクールや保護者・多様な地域人材との連携・協働を通じて，学校の機能強化をはかっていくことが重要とされている。

たとえば，貧困世帯の子どもの対応として，スクール-カウンセラーやスクール-ソーシャルワーカーといった専門家，自治体の福祉部局等の関係機関，さらには地域住民等の協力による学習支援等との連携・協働が示されている[1)]。また，特別支援教育を必要とする子どもの対応では，医療・福祉・労働等の関係機関との連携・協働があげられている。それ以外にも，さまざまな専門スタッフ(ICT 支援員・学校司書・英語指導を行う外部人材と外国語指導助手・補習等を行うサポートスタッフ・部活動指導員等)との連携・協働の必要が示唆されている。

1) 文部科学省：次期学習指導要領等に向けたこれまでの審議のまとめ 補足資料．p.54，2016．(https://www.mext.go.jp/content/1377021_4_1.pdf)(参照 2020-10-01)

現代社会に対応した新しい学力や能力の育成やさまざまな背景をもった子どもへの心理面を含めた生活環境への対応が学校に求められるなかで，学校教員が学習指導や生徒指導などの幅広い職務を担い，子どもたちの状況を総合的に把握して指導を行ってきたこれまでの「日本型学校教育」からの転換が目ざされている。

③ 民主主義的専門職性

民主主義的な専門職性とは▶ いままでのように，学校教育におけるさまざまな課題への対応を学校教員の専権事項とするのではなく，当事者である子どもやその保護者・地域住民，ほかの専門職を含めた「学校教育利害当事者」との関係形成をはかっていく必要性が高まっている。イギリスの教育社会学者ウィッティ Whitty, G. は，そのような学校教員のあり方を「**民主主義的な専門職性**」とよぶ。

応答責任能力と組織協働力▶ この「民主主義的な専門職性」においても，学校教員は依然として学校における教育活動の中心的役割を担い，専門性を発揮することが求められている。しかしながら，当事者である子どもやその保護者・地域住民，ほかの学校教員・専門職などの声に耳を傾け，かかえる問題と問題解決に向けた手だてを示し，それについての承認をもとに教育活動を，必要に応じてさまざまな人々からの協力を得ながら教育活動を行っていく必要がある。その意味では，学校教員には，子どもの発達等，教育内容・教育方法等の面での専門性だけではなく，他者の言葉に耳を傾けつつみずからの見解を示しながら信頼を形成していく応答責任能力や，学校内外における多様な人々との連携・協働をもたらす能力がより一層求められている。

省察の力▶ また，みずからの見解を絶対視せず，子どもの実態や他者の意見をもとに，みずからの教育活動をふり返り省察する力も，これまで以上に重要になってきている。

D 養護教諭に学ぶ学校教員の専門性と専門職性

① 養護教諭の職業的アイデンティティの模索

1 養護教諭の位置と職業的アイデンティティの模索

学校看護婦（スクールナース，▶97ページ）が養護教諭として学校の職制に位置づいたのは，1941年の国民学校令によってである。しかしながら，この職制化がただちに養護教諭の専門性を明確にし，また専門職としての地位を確立したわけではなかった。実際，戦後になっても，ほかの教諭から単にけがの手あてをするだけの存在としてみられ，職員室に机も与えられず，トイレの掃除，吐物の処理などの雑用を押しつけられてきた。

当時の養護教諭がかかえる悩みには，①身分の不安定性，②被差別感，③職務に対する理解の欠如，④雑務の多さ，⑤仕事に対する確信の欠如などがあった。とりわけ，養護教諭の位置と専門職としての自律性とにかかわる②③⑤の問題は根深く，少なからず現在でもみられるものである。

2 養護教諭の専門性の模索

養護教諭が専門職として認められるために，ほかの学校教員との違いを明瞭にし，養護教諭の本務と専門性を明らかにすることが目ざされた。そこでは，養護教諭の専門的機能として，①学校救急看護の機能（救急処置や救急看護の判断など），②集団の健康管理の機能（健康問題の早期・効率的発見など），③学校保健における独自の専門的機能（心身ともに健康な国民の育成に向けた教育活動など）の3つがあげられた。

このように養護教諭の専門的機能とそこに求められる専門性を明示することは，ほかの学校教員から対等に扱われないという差別感と，自分の仕事に確信がもてないという不安定感を払拭(ふっしょく)することに一定の役割を果たした。しかしながら，ほかの学校教員と同様に，「自分が教師として，日々仕事を通して果たしている教育的役割を確証したい」という願望にはこたえるものではなかった。その願いにこたえるため，養護教諭が行っている実践に即して，その教育的意味・機能を見いだそうとする「実践論」的な把握が目ざされた。

② 養護教諭の「実践論」的把握

1 養護教諭の実践的機能

養護教諭の日常の「実践論」的な把握においては，「まもること（保護）」と「育てること（養育）」とがより合わされた「子どもの健康をまもり育てること（養護）」が養護教諭の職務とされた（▶94ページ）。その具体例として，けがをしてきた子どもに対する次のような養護教諭のかかわりがあげられる。

［1］**子どもの健康をまもる機能**　けがの状態を見て，訴える症状なども聞きながらどのような処置が必要かを判断する。そして，保健室での処置ですむ場合には適切な手あてを行う。

［2］**健康について教える機能**　手あてをしながら，傷口の説明，出血や止血の話，からだのしくみやはたらき，けがの手あての仕方などについて体験を伴った知識を身につけさせる。

[3] 保健的能力を育てる機能 子ども自身に自身の不安や動揺，けがの原因やその予防について考えさせる。

2 養護教諭実践の全体的枠組み

しかしながら，図13-4に示すように，養護教諭の仕事は，このような子どもとの個別的かかわりにつきるものではない。学校における保健活動は，子ども・ほかの教職員・保護者・地域住民とのかかわりのなかで展開される。たとえば，肥満傾向の子どもへの対応において，養護教諭による保健活動は次のように展開される。

[1] 子どもの実態の把握 肥満傾向の子どもの実態把握と，彼らの食習慣などについての調査。

[2] 子どもへのはたらきかけ 肥満傾向の子どもへの指導，各教室での保健学習への関与，それをテーマにした保健集会の企画や保健便りの発行など。

[3] 教職員との連携協働，条件整備・基盤づくり 教職員に対する現状の報告，全校での食育や保健指導の取り組みの必要性の提起や取り組みの主導。

[4] 家庭との連携や支援，地域との連携と協力 保健便り，PTA，保護者会などを通じた広報，場合によっては保健師・栄養士などとの連携など。

これらの活動を展開するうえで，その中心的役割を担う養護教諭には，次のような視点や営みをもとに，その専門性が発揮されることが求められる。

①日々の仕事のなかに子どもを育てるという視点をすえる。

②子ども(ときには保護者，職場の教職員，地域住民)への願いやねらいを明確にもって仕事を進める。

③はたらきかける相手(子ども，保護者，職場の教職員，地域住民)をしっかりとつかみはたらきかけ，さらにはたらきかけながら相手を深くつかむ。

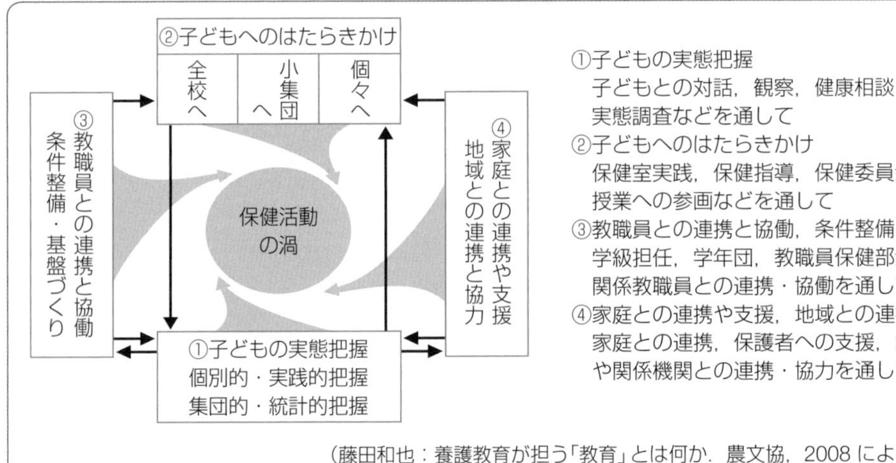

▶図13-4 養護教諭実践の全体的枠組み

④自分の仕事をつねにふり返り（省察し），次の仕事をつくっていく（創造）。
⑤仕事を進めるための条件づくりや体制づくり，ネットワークづくりなども教育的視点をすえて進める。

3 養護教諭からの示唆

養護教諭の取り組みのもつ意味

このような養護教諭の取り組みは，「民主主義的専門職性」を目ざした学校教員のあり方を考えていくうえで次のような意味をもつといえる。

1つは，養護教諭がみずからの職務，そこで求められる専門性を，教育実践において子どもとかかわるなかで明らかにしようとしていることである。みずからの職務と専門性をあらかじめ定めておき，その範囲内で仕事をするのではなく，子どもの現実・立場からその活動を始め，子どもの成長や自己実現を目ざして彼らとかかわるなかで，みずからの職務，ひいてはそれが求める専門性を問いつづけていることである。

もう1つは，みずからの実践を介して，子ども・保護者・地域住民のみならず，ほかの教職員に対しても，その意義を示し，理解を得ようとしていることである。さらに，「養護」に関するコーディネーターとして，子ども・保護者・地域住民，ほかの教職員，ひいては関連機関との連携を進めようとしていることである。

「民主主義的専門職性」の1つのモデル

このように，子どもたちの実態を中軸において，その成長や自己実現にかかわるみずからの役割や専門性をつねに省察し，ほかの人々と連携し実践を展開していこうとする養護教諭の姿勢は，先に述べた「民主主義的専門職性」の1つのモデルを示している。また，前述の①～⑤は，このような「民主主義的専門職性」の実現に求められる姿勢といえる。このうち，①②④のためには，「子どもの健康をまもり育てる」ための知識・技能，みずからの教育実践を省察する力，つねに現実から問題を考えていく探究力といった専門性が必要である。また，③⑤においては，養護に関する知識・技能・省察する力・探究力に加えて，他者と信頼関係を形成していく対人関係力が求められる。

このような専門性・専門職性のあり方は，看護という専門性をもって患者と向き合い，ほかの医療者と仕事をする看護師の仕事にも通じるものであると考える。

◉要約

近代という機能化された社会において，学校教員は社会からの信頼のもとその専門性を発揮し，「教育」を担うことが期待される「専門職」として位置づいてきた。今日では，現代社会に対応した新しい学力や能力の育成やさまざまな背景をもった子どもへの心理面を含めた生活環境への対応が学校に求められるなかで，学校内外のさまざまな教育の担い手と連携・協働していくことが求められてきている。学校教員は，みずからの専門性・専門職性のあり方を問い直しつつ，目の前の子どもがかかえるさまざまな課題への対応を，みずからの専権事項とせず，子ども・保護者・地域住民やほかの専門職とのかかわりのなかで，その子どもを軸としながら責任を分有しながら行っていく必要がある。

読書案内

❶ **汐見稔幸編：子どもにかかわる仕事．岩波書店，2011.**
　学校教員に限らず，助産師，保育士，小児科医，スクール-カウンセラーなどさまざまな子どもにかかわる仕事を紹介している。

❷ **久冨善之・長谷川裕・福島裕敏編：教師の責任と教職倫理．勁草書房，2018.**
　現代教育改革下における教員文化の変容について，2000年代半ばと2010年代半ばとの経年比較調査をふまえて論じている。

参考文献

1）今津孝次郎：教師が育つ条件．岩波書店，2012.
2）久冨善之編：教員文化の社会学的研究．多賀出版，1990.
3）久冨善之編：日本の教員文化 ── その社会学的研究．多賀出版，1994.
4）久冨善之：教師の生活・文化・意識，佐伯胖ほか編：現代の教育6 教師像の模索（岩波講座）．pp.73-92，岩波書店，1998.
5）久冨善之編：教師の専門性とアイデンティティ．勁草書房，2008.
6）久冨善之編：新採教師はなぜ追いつめられたのか 苦悩と挫折から希望と再生を求めて．高文研，2010.
7）田中孝彦ほか：創造現場の臨床教育学．明石書店，2008.
8）藤田和也：養護教諭実践論．青木書店，1985.
9）藤田和也：養護教育が担う「教育」とはなにか．農文協，2008.
10）Hargreaves, D. H.：The Occupational Culture of Teachers. In Peter Woods(Ed.)：*Teacher Strategies*. Croom Helm, 1980.

教育学

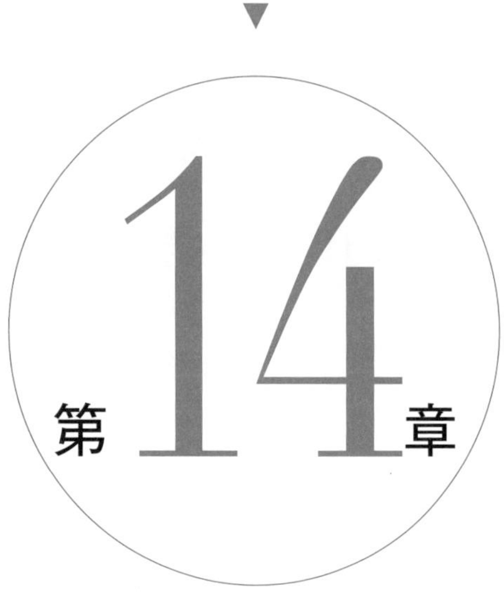

教育の場の変動——教育環境の変化にどう対応するか

A 発達保障のあり方を誰が決めるのか

① 教育理念・教育方針とは

アメリカには，申請が認められれば独自の教育方針に基づき公費で教育を行うことができるチャータースクールがある。教育委員会や州立大学などで認定を受け，一定の条件をクリアすれば，施設や資金をもたない人でも，政府や教育委員会が定めたとおりではない教育を柔軟に行うこともできる。

あるチャータースクールの元看護師だった校長は，設立の理由をこう語った。「医療の世界と違って，教育の世界はどうしてこんなにいいかげんなのかしら。それががまんできなくて私はこの学校をつくったのです。」

医療の世界では，個々の患者ごとに計量的な検査や診断をもとにカルテが作成され，そのデータに基づいて治療方針が決定される(エビデンスに基づいた医療)。21世紀に入ってから，教育政策形成においては政策効果の計量化を推し進めることで“精密化”しようとする動きがあるが(エビデンスに基づいた政策形成)，教育実践を同じ水準で“精密化”しようとする意見はほとんどない。

教育を精密化するためのわかりやすい方法の1つは，学力試験を実施し，その成績をもとに学習到達度を測定する方法である。しかし，学力を定義し，正確に測定するのはむずかしい。なにより学力の向上は，人間形成と教育の一面にすぎず，それだけで人間形成と教育の到達度をとらえることはできない。

このような全体としての人間形成と教育の到達度として，なにをどこまで行うのかを定めたものが**教育理念**や**教育方針**である。アメリカのチャータースクールでは，申請が認められれば政府や教育委員会が定めたものと異なる教育理念や教育方針で教育を行うことができる。しかし，その教育理念や教育方針は，学力試験などの計量化できるデータだけでつくれるものではないのである。

② 集団的営みとしての公教育・学校教育

かりに人間形成と教育の到達度をとらえるためのデータがきちんとそろえば，教育のあり方がおのずと定まるかというと，そういうものでもない。

なぜならば，**公教育**(これと対比されるのは，家族内で行われるような私教育である)には，人間形成や学力など個人の発達を保障すると同時に，社会を形成する機能もあるからである。教育の場をどのようなものとするかは，個人の発達だけでなく，社会を形成する一員としての発達についても考慮することが求められる。それゆえ，公教育のあり方については，集団として方針を決定し，社会のなかで合意を形成していく必要がある。

こうした合意・方針のうち，公権力によって裏づけられているものが**教育政策**であり，それを実施していくのが**教育行政**である。

B 教育政策のあり方を誰が決めるのか

① 公教育の2つの目的

教育基本法では，教育の目的は第1条で次のように規定されている。

> 第1条　教育は，人格の完成を目指し，平和で民主的な国家及び社会の形成者として必要な資質を備えた心身ともに健康な国民の育成を期して行われなければならない。

この教育基本法第1条でも①「人格の完成」，②「平和で民主的な国家及び社会の形成者として〜中略〜国民の育成」と示されているように，教育には①個人の発達の保障，②社会の維持・形成，という2つの目的がある。

個人の発達の保障を重視する考え方のなかにも，理想とする人間像には幅がある。自由で自律した人間像を理想とする考え方もあれば，社会の担い手としての公民(市民)を理想とする考え方もある。前者は**人間教育**，後者は**公民教育**もしくは**主権者教育**とよばれることがある。

社会・国家を維持・形成する考え方からは，社会・国家が掲げる価値を共有することを国民に求めることができることになる。

● 国家の教育権論と国民の教育権論

この考え方を前面に押し出したのが，**国家の教育権論**である。国家の教育権論とは，教育的価値を含む教育内容のあり方は国家が決めることができるという考え方である。

これに対し，国家が一律に教育内容・方法を決定することは，国民の教育を受ける権利を保障することにならないという考え方がある。教育内容や方法を決めるのは，国家権力ではなく，学校・教師，父母，子どもだというのである。これは**国民の教育権論**とよばれる。

もっとも，国民とは誰をさすのかあいまいだという指摘もある。教師と父母・子どもでつねに合意できるとは限らない。学校教育においては，そうした一定の緊張関係を含むなかで，子どもや保護者の意見を学校運営にどのように反映させていけばよいのか考えることが重要である。

● 私立学校の公共性

私立学校も公教育であり，**私学助成**というかたちで公費が投入されている。これは設置者が国や地方公共団体であろうと学校法人であろうと，その学校が公共性をはぐくむ場であることにはかわりないという考え方による。実際，高等学校の 27.2%，大学の 77.1%は私立であり（2021 年度），私立の学校教育機関が日本の公教育において果たしている役割は大きい。

② 公教育における義務と権利

義務教育でいう義務を負っているのは，学校へ通う子どもではない。子どもがもっているのは「教育を受ける権利」（学習権，日本国憲法第 26 条）であって，義務ではない。だから登校をしぶる子どもに対して親が「義務教育なんだから，あなたは学校へ行かなければいけない」と叱りつけるのは間違いである。

義務教育における「義務」とは，「普通教育を受けさせる義務」（教育基本法第 5 条，学校教育法第 16 条），「就学させる義務」（学校教育法第 17 条）であって，「義務」を負っているのは親（保護者）である。この親（保護者）の義務を履行（りこう）できるよう，国（地方公共団体を含む）は条件整備する責任を負っている（教育基本法第 5 条）（▶47 ページ）。

● 外国籍の子どもの教育

外国で生まれて日本にやってきたり，親（の少なくとも一方）が外国籍であったりして，日本以外に文化的ルーツをもつ子どもがいる。オールドカマーとよばれる中国人や朝鮮・韓国人の場合，来日してから第 3，第 4 世代になっている場合もある。

就学義務をもつのは日本国籍をもつ者に限定されており，外国籍保有者は義務を負っていない。そのため，子どもが就学年齢に達しても，教育委員会から就学校を指定する通知は送られてこない。外国籍の子どもは，本人が希望すれば“恩恵”として公立小中学校に就学することが認められてきたが，未就学が続いている場合が発生していた。

また，日本の学校では，日本語や日本文化を学習することが前提となっており，母語・母文化を継承するための教育は提供されていない。また，日本語が不自由な子どもへの支援が不十分なため，形式的には就学していても実質的にきちんと教育を受けられていない場合が少なくない。

2021 年 5 月時点では，日本語指導が必要な児童生徒数は 58,353 人，日本語指導が必要な外国籍の児童生徒数は 47,627 人，日本語指導が必要な日本国籍の児童生徒数は 10,726 人でいずれも 10 年前から増えつづけている（▶図 14-1）。

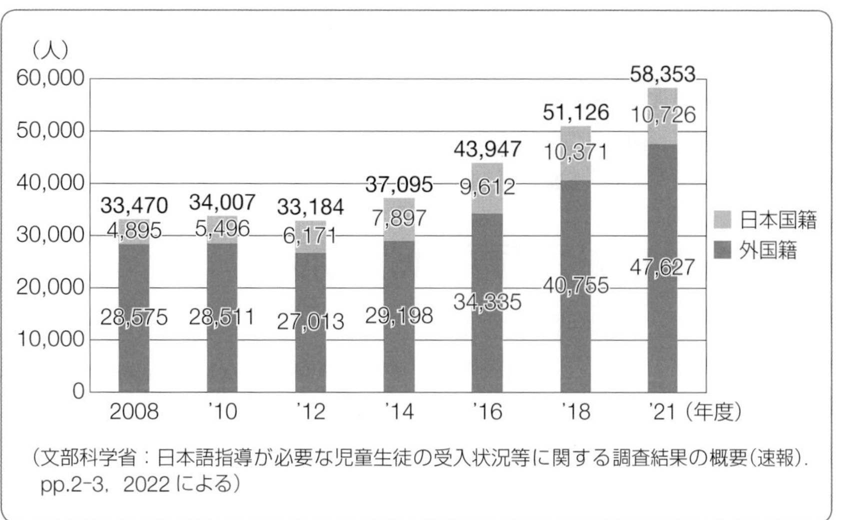

▶図 14-1　公立学校における日本語指導が必要な児童生徒数の推移

外国人児童生徒に関する学校教育のあり方について，2019 年 4 月に文部科学大臣から中央教育審議会に対して諮問（しもん）があった。就学機会の確保，進学・就学継続のための教育相談等の包括的支援，公立学校における指導体制の確保・指導力の向上，日本の生活や文化に関する教育，母語の指導，異文化理解や多文化共生の考え方に基づく教育のあり方が検討されている。

●「学校」ではない学校

朝鮮・韓国人学校，中華学校，ブラジル人学校のように，ルーツを同じくする子どもが通う学校も存在する。これらは民族学校とよばれ，独自のカリキュラムを実施している。民族学校の多くは学校教育法上の**各種学校**に位置づけられ，私立学校一般が受けている私学助成を受けられない。また，卒業しても「学校」(学校教育法第 1 条で定める学校)を卒業した資格を得られないため，上級学校に進学するには卒業程度能力検定試験に合格しなければならない。

就学させる義務ではなく，教育を受ける権利といった観点で考えるとき，さまざまなルーツをもつ子どもに対しても権利を保障できるような場をどう保障していくかが検討される必要があるだろう。

C 教育要求はどのように組織化されるのか

① 学校参加と教育行政参加

教育に対する思いが具体化されるには，その思いが教育要求として教育機関や教育行政機関などの組織に伝わらなければならない。教育要求の内容が教育活動そのものに関することであれば，学校といった教育機関へ，教育条件整備に関することであれば，教育委員会といった教育に関する行政機関へ届けられる必要がある。

制度化された学校教育だけが教育というわけではないが，ここではひとまず学校教育を教育機関の代表としておく。学校教育のあり方について，児童生徒，保護者(あるいは地域住民)が意見を出し，学校運営のあり方にはたらきかけるのが**学校参加**である。地域住民が学校運営に関し意見を述べる場合もある。後述する三者協議会は学校参加の1つのかたちである(▶187 ページ)。

これに対して地域住民が教育委員会などの教育行政機関に対し，教育行政のあり方について意見を出していくことが**教育行政参加**である。

教育委員は現在，首長が指名し議会が同意することで任命されているため，教育委員の人選に関して地域住民が直接意向を反映させることはできない。ただし，請願・陳情というかたちで地方議会に要求を出すことはできる。たとえば，2017年に長野県松本工業高校の生徒が，通学の利便性と安全を求め，公共交通の充実を求める請願と自転車利用者にやさしい街づくりを求める請願を行い，市議会で採択されている。

また，教育関係の審議会が設置されている地方公共団体では，地域住民として審議過程に参加できる。たとえば，埼玉県鶴ヶ島市では，条例にもとづき教育審議会を設置している。教育審議会は15名以内の委員で構成され，教育委員会に対し，まちづくりや教育について調査・審議を行うものとされている。保護者や有識者の委員については公募できることとなっており，住民が直接参加する道が開かれている。

② 学校参加の制度化

1 地域運営学校(コミュニティ-スクール)

公立学校のなかには，教育委員会により**地域運営学校**(コミュニティ-スクール)に指定されている学校があり，2021年5月時点で全国に11,856校ある。地

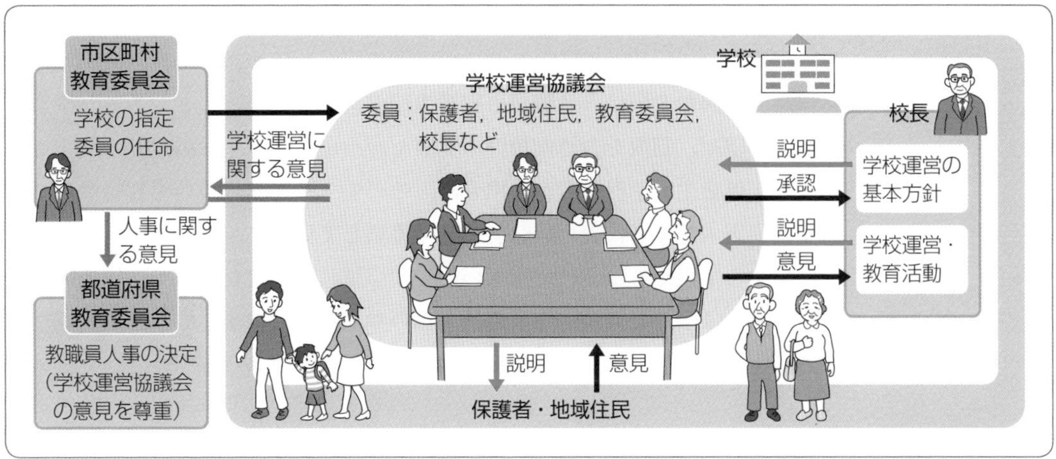

▶図 14-2　地域運営学校のしくみ

域運営学校とは，学校と保護者や地域住民が知恵を出し合い，学校運営に意見を反映させることで，協働しながら学校づくりを進めるしくみである(▶図 14-2)。

地域運営学校には，学校運営協議会が設置される。学校運営協議会は，保護者・地域住民などで構成され，教職員は含まれない。学校経営について，学校や教育委員会に意見を述べることができるとされている。2017 年に法改正が行われ，学校運営以外に，その運営に必要な支援についても協議される対象となった。また，すべての公立学校に学校運営協議会を設置することが努力義務として課されるようになった。

2 地域学校協働本部

地域学校協働本部とは，多くのより幅広い層の地域住民・団体等が参画し，地域と学校が目標を共有しながら「ゆるやかなネットワーク」を形成することにより，社会教育法第 5 条に規定される地域住民等が学校と協働して行う地域学校協働活動を推進する体制のことである。企業・NPO，スポーツ・文化団体，一般地域住民等が，地域と学校をつなぐコーディネーターのもと，防災訓練や登下校の見回り，放課後等の学習活動，各種体験活動を学校と協力して実施することが期待されている。2021 年 5 月時点で全国に 11,439 あり，全国の公立小学校，中学校，義務教育学校の 65.1％をカバーしている。

政府は，地域運営学校(コミュニティ-スクール)と地域学校協働本部が一体的に機能することで，目標・ビジョンの共有を通じて学校と地域のさらなる連携・協働が推進されるなど，相乗効果が期待されるとしている。

3 三者協議会

三者協議会は，教職員以外が学校の経営や運営にかかわる試みの例である。三者とは，教師代表・児童生徒代表・保護者代表をさすが，地域住民を加えて四者協議会としている事例もある。法的根拠があって設置されている組織ではなく，実施している学校によってその実態に幅があるが，三者協議会が学校運営協議会と異なるのは，教職員や児童生徒が含まれていることである。授業に関する要望や，制服を含めた校則の見直し，冷房・防音などの設備に関する要望などが児童生徒や保護者から出され，その要求や提案について教師代表・児童生徒代表・保護者代表(・住民代表)で協議している。

決定する権限をもつわけではないので，協議した結果がすべて学校運営に反映されるとは限らないが，三者協議会への参加そのものが，当事者の関係づくりと子どもの発達・成長を促す教育実践として性格づけられている。

③ 生徒・保護者・教師による学校づくり

生徒・保護者・教師による学校づくりの例として，長野県辰野高校の取り組みをあげる。長野県辰野高校では1990年代に，教職員による将来構想委員会が作成した改革方針に基づき，地域住民と教職員で教育懇談会を始めた。1997年からは生徒・父母・教師・住民が話し合う「辰高フォーラム」に組みかえられ，生徒と住民が直接意見を交換する場が設けられた。そして，登下校時のマナーのわるさを指摘された生徒が，町中にごみ箱を設置したり，ごみ回収運動を展開したりすることについて，生徒と住民が直接意見を交換した結果，それらは町の環境問題として取り組まれるようになった。

一方，1997年には生徒・父母・教職員の三者で作成した「学校づくり宣言」をもとに，三者協議会が発足した。三者協議会は年3回(2019年から年2回)開催され，アルバイトや服装に関する校則の見直しが行われたほか，授業への要望が提出・回答されるなかで授業改善にも役だってきた。また，文化祭や部活動の活性化などの学校教育活動に関しても協議する場となってきた。

三者協議会は決定機関ではないが，そこで話し合われたことを生徒会・PTA・職員会議は尊重するものとされており，学校運営の考え方にも影響を及ぼしている。東京の大東学園高校など，辰野高校の三者協議会をモデルとして，同様の三者協議会を設置している学校が全国に存在している。

こうした取り組みは，これまでのあり方の問題点をふり返り，地域住民を含むみずからの力でつくりかえようとする動きである。さまざまな立場の人々が意見交換を行い，協議するなかで方針がつくられていく場と道筋を具体的に示している。

D 教育の場の広がりにどう対応するか

① 学校以外での教育の場での普通教育

現在の日本では，学校以外の場で普通教育が行われることは，法制上は認められていない。しかし，不登校児童生徒を対象とする特別の教育課程を編成して教育を実施する不登校特例校が設けられたり，教育委員会等がカウンセリングや教科指導を行う**教育支援センター**（適応指導教室）を設置したりしている。

また，義務教育の段階における普通教育に相当する教育の機会の確保等に関する法律が2016年に公布された。同法は，教育基本法および児童の権利に関する条約等の教育に関する条約の趣旨にのっとり，教育機会の確保等に関する施策を総合的に推進することを目的としたもので（第1条），不登校の児童生徒のための学校環境整備や個々の状況に応じた支援，年齢または国籍その他の事情にかかわりなく，能力に応じた教育を受ける機会の確保を行うことを理念としている（第3条）。日本の義務教育段階の教育課程を修了していないが，義務教育年齢をこえてしまっている者にも学ぶ場が少しずつ用意されようとしている。

イギリスやアメリカでは，ホームスクーリングが法制上で認められている。**ホームスクーリング**とは，カリキュラムや指導案の事前提出，学習到達度の定期的点検（学力テストの結果が一定基準を下まわらない）といったことを条件として，自宅での家庭教育を学校教育にかわる選択肢として正式に認める制度である。

② ICT（情報通信技術）の活用可能性

近年，教育におけるICTの活用が進められている。ICTと教育の接点の1つとして，学校教育でICTのリテラシーやスキルを獲得させるという課題がある（**目的としてのICT教育**）。知識基盤型社会において，人々がICTに一定程度習熟していることが求められるようになるからである。

もう1つの接点として，ICTを用いて学校教育の方法を拡張していくことがある（**手段としてのICT教育**）。20世紀末以降，みずから課題を発見し，解決するといった「生きる力」を獲得させることが学校教育の重要な目標の1つとされてきた。ICTを用いた探究型学習やインターネットを活用した国際交流など，教師を媒介せずに自分で直接情報にアクセスし，選ぶことができる学習を可能にし，学習者の理解を深めてくれる可能性をもつ。

さらに，学習の場を学校以外に広げる可能性をもっている。近年は離島で発生した患者を都市部にいる医師がオンラインで診療する試みが広がりつつあるが，学習に関してもあてはまる。居住地域によって発生する教育機会の格差を是正してくれる可能性をもちうる。高等教育レベルでは放送大学がテレビ・ラジオを利用した学習機会を提供して学位を授与してきたが，近年は中等教育レベルでもオンラインで学ぶ通信制高校が登場し，通信制高校のかたちが広がってきている。予備校がサテライトシステムを利用して提供する講義をカリキュラムに組み込む高校や，予備校に通わずに自宅学習できるようなケースが増えてきた。

日本の教育のICT化は遅れている。OECD生徒の学習到達度調査（PISA）2018年調査補足資料によると，学校外における学習や学校との連絡におけるデジタル機器の活用度は51か国中最下位であり，学校での授業におけるデジタル機器の活用度も最下位に近いものであった。

そこで教育環境のICT化が近年急速に進められている。これはSociety5.0の実現に向けた取り組みとして位置づけられている。**Society5.0**とは，狩猟（しゅりょう）社会，農耕社会，工業社会，情報社会に続く新たな経済社会であり，サイバー空間とフィジカル空間を高度に融合させ，経済的発展と社会的課題の解決を両立させる社会と定義されている。今世紀はじめにおいては知識基盤社会における科学技術創造立国という表現が用いられていたが，2016年に策定された第5期科学技術基本計画で登場して以来，Society5.0という社会像が教育政策や産業政策で広く語られるようになった。

これを学校教育で具体化するのが**GIGAスクール構想**である。GIGA（Global and Innovation Gateway for All）とは，1人1台の端末と高速大容量の通信ネットワークを一体的に整備するとともに，クラウド活用推進，ICT機器の整備調達，利活用優良事例の普及，利活用のPDCAサイクル徹底等を進めることで，多様な子どもたちを誰一人取り残すことのない，公正に個別最適化された学びを全国の学校現場で持続的に実現させることを目的とした政策である。

小中学校の児童生徒に1人1台の端末を整備するのは2023年度までと設定されていたが，新型コロナウイルス感染症の感染拡大防止策として前倒しで進められている。

◉要約

教育は，個人の発達保障と社会の維持形成という2つの役割をもっている。集団的営みとしての公教育がどうあるべきかは，それにかかわる人々の声が集められて決められていく必要がある。教育政策には住民の声が，学校運営には子ども・父母・住民の声が反映されることが望ましい。

近年，地域住民と学校が連携して協働活動を行うネットワークづくりが進められているほか，地域運営学校の学校運営協議会で保護者や地域住民が意見を出すしくみが制度化されている。また，児童生徒や保護者と教職員が学校づくりについて意見を交換する三者協議会のような自主的な取り組みも行われている。

読書案内

❶ 宮下与兵衛：地域を変える高校生たち．かもがわ出版，2014.

北海道，茨城，長野の高校の生徒が，地域で行った活動の事例が報告されている。若者が自主的にまちづくりに参加するなかで，市民とのコミュニケーションがはぐくまれ，市民も若者も成長する姿が描かれている。

❷ 額賀美紗子ほか編：移民から教育を考える．ナカニシヤ出版，2019.

なぜ移民が日本に増えているのか，移民の子どもたちはなにに困っているのか，学校や地域はどのように移民の子どもたちを支えていけばいいのか，といった問いにこたえるべく，日本における移民の子どもたちとその教育を網羅的かつ体系的に扱っている。

❸ 千葉大学教育学部附属小学校：オンライン学習でできること，できないこと．明治図書，2020.

オンライン学習という未知の領域にふみだし10日間で導入を決定した学校が，教師・子ども・保護者が一体となりコロナ禍(か)を乗りきった軌跡や今後の課題まで，リアルな実態が紹介されている。

第4部
現代教育の課題

第4部

Introduction

社会の変化のなかで，教育学はさまざまな課題に向き合っている。第４部では，今日の教育を考えるために重要と思われる動向についてみていく。

第15章「キャリア教育(専門教育)」では，社会的・職業的自立のための基盤となる能力や態度について理解し,「キャリア発達を促す教育」とはなにかを学ぶ。

第16章「ジェンダーとセクシュアリティ」では，教育においてのジェンダーやセクシュアリティの意味や課題について学ぶ。

第17章「特別ニーズ教育・インクルーシヴ教育」では，共生社会の形成を目ざして，障害に配慮しようとする特別ニーズ教育と障害のある者とない者がともに学ぶというインクルーシヴ教育について理解を深める。

第18章「生涯学習」では，よりよく生きるために，生涯にわたって積極的に自己を変容させていく生涯学習について学ぶ。

第19章「シティズンシップ教育」では，さまざまな人がともに生きるための公共性に根ざす教育や，多様性を受け入れるための教育について学ぶ。

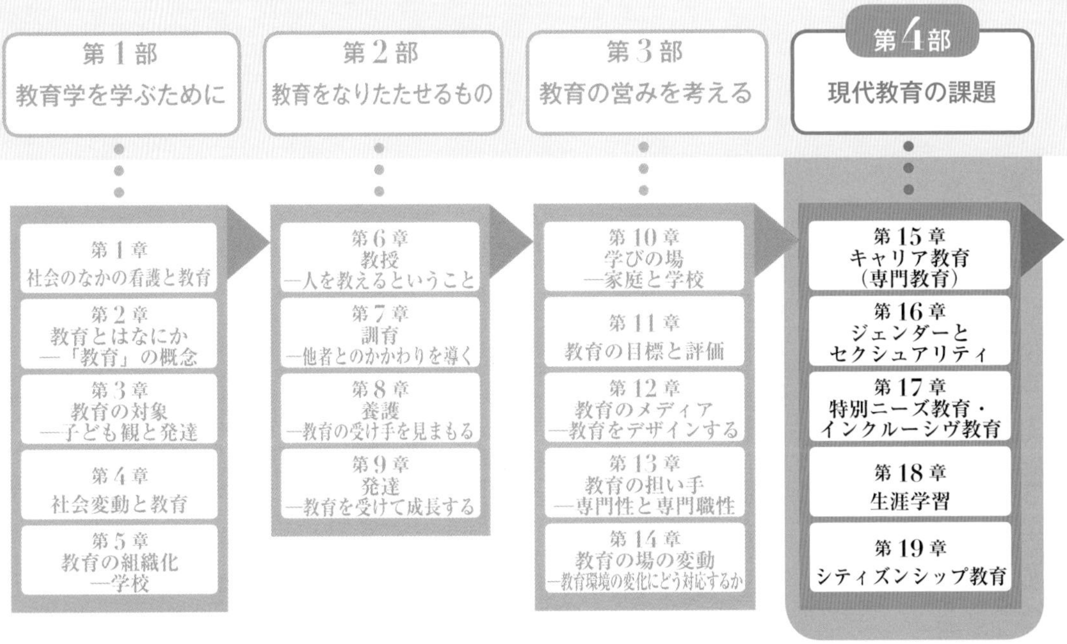

第1部 教育学を学ぶために
- 第1章 社会のなかの看護と教育
- 第2章 教育とはなにか―「教育」の概念
- 第3章 教育の対象―子ども観と発達
- 第4章 社会変動と教育
- 第5章 教育の組織化―学校

第2部 教育をなりたたせるもの
- 第6章 教授―人を教えるということ
- 第7章 訓育―他者とのかかわりを導く
- 第8章 養護―教育の受け手を見まもる
- 第9章 発達―教育を受けて成長する

第3部 教育の営みを考える
- 第10章 学びの場―家庭と学校
- 第11章 教育の目標と評価
- 第12章 教育のメディア―教育をデザインする
- 第13章 教育の担い手―専門性と専門職性
- 第14章 教育の場の変動―教育環境の変化にどう対応するか

第4部 現代教育の課題
- 第15章 キャリア教育(専門教育)
- 第16章 ジェンダーとセクシュアリティ
- 第17章 特別ニーズ教育・インクルーシヴ教育
- 第18章 生涯学習
- 第19章 シティズンシップ教育

教育学

▼

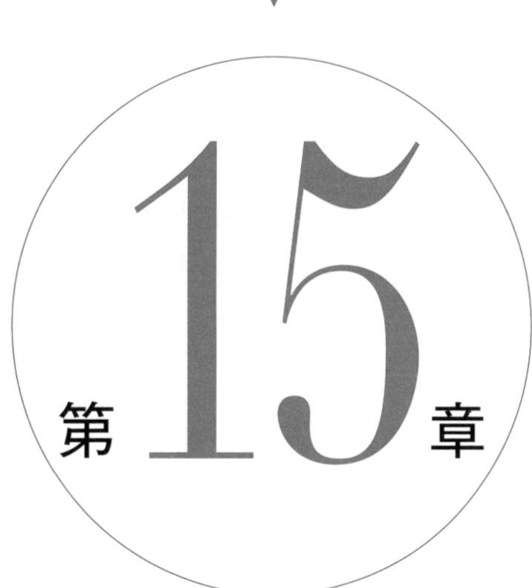

キャリア教育（専門教育）

A キャリア教育の時代の到来

① キャリア教育とはなにか

キャリア教育とは▶ 「**キャリア教育**」の時代が到来している。そのように言われても，実感のない人は少なくないだろう。キャリア教育どころか，キャリアという言葉すらなじみのない人も多いかもしれない。ここで，キャリアとは，「キャリア組」といった出世を形容する言葉ではなく，職歴を含むさまざまな経歴，いわば個々人がつくり出し，経験する人生の軌跡(きせき)の総体を意味している。それゆえ，キャリア教育とは，出世を目ざす教育ではなく，さまざまにありうる人生の軌跡としてのキャリアを個々人が発達させること(＝キャリア発達)を目ざす教育を意味する。わかりやすくいえば，学校卒業後を射程に入れ，子どもたちが自分たち自身の職業生活・社会生活をつくっていくことができるようになること，自分たち自身の人生を歩んでいくことができるようになること，それらに主眼をおいた教育こそがキャリア教育である。

キャリア教育の拡充▶ キャリア教育の拡充は，2000 年代以降の学校教育における中心的課題の 1 つであった。1999 年の「初等中等教育と高等教育との接続の改善について」でキャリア教育という言葉が教育政策として初登場して以来，子どものキャリア発達を目ざす施策は着実に進められてきた。この間，ほとんどの中学校で 5 日間以上の「職場体験学習」が実施されるようになり，また 2020 年 4 月からはすべての学校段階において，小学校から高校にいたるまでのキャリア教育にかかわる学びのプロセスを記録するキャリアパスポートの導入が決定されている。とはいえ，いかなるキャリア教育が望ましいのかをめぐってはさまざまな意見があり，現在推進されているキャリア教育それ自体に対する異論も少なくない。いま一度キャリア教育についてふり返り，その可能性と限界を整理することが求められている。

② キャリア教育導入の背景

若年不安定雇用対策としてのキャリア教育▶ ところで，なぜキャリア教育が導入されるようになったのだろうか。1990 年代末以降，日本の学校教育にキャリア教育が導入されるようになった直接的なきっかけは，若年不安定雇用の拡大であった。戦後日本社会の若者の学校から仕事への移行は，世界的にみても安定していた。とくに男性の場合は，まじめに学校に通い，そこそこの成績をとって卒業すれば，正社員として就職することが期待できたし，いったん正社員になれば安定した雇用を期待することができた。そうした状況が一変したのが 1990 年代後半である。高卒求人が急減し，学卒後の正社員への移行が困難になった。

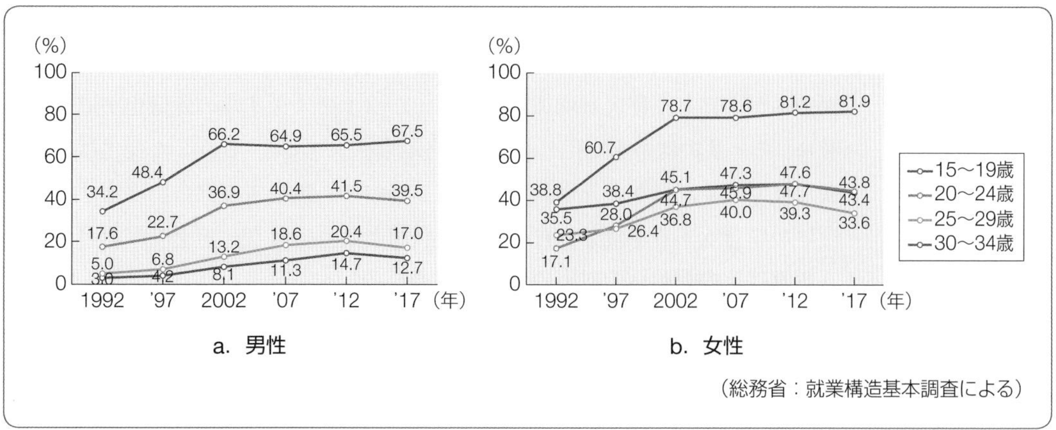

▶図 15-1 非正規雇用者の割合の推移(男女・年代別)

図 15-1 は会社役員などを除く雇用労働者に占める非正規雇用者の割合を男女別・年代別に示したものである。1990 年代に非正規雇用の割合が急増し，その後も減少していないこと，2000 年代に入ってからは 20 代後半から 30 代前半になっても非正規雇用が一定の割合で存在しつづけていること，またこうした傾向が男性より女性で顕著であることがわかる。その結果，長期間にわたって非正規労働から抜け出せず，将来的な展望をもてずに生活に困窮(こんきゅう)する若者たちが顕在化した。

重要なことは，若年非正規労働者が増加していることが若者の未熟な職業意識のせいだとされたことである。さらには「ニート」と名づけられた若年無業者の増加が耳目を集め，職業意識が未成熟な若者のステレオタイプ化されたイメージを付与された。そして，若者の職業意識を成熟させる手段としてキャリア教育の導入がうたわれたのである。2000 年代前半には，文部科学省だけでなく内閣府や経済産業省などの省庁も一体となって，キャリア教育が推進された。後述するように，こうした若年雇用対策としてのキャリア教育の推進には看過(かんか)できない課題がある。

ポスト工業社会の到来とキャリア教育▶

その一方で，キャリア教育を上述のような非正規労働者対策としてのみ理解するのは一面的である。1990 年代後半以降，工業化社会から変動の激しい「ポスト工業社会」に移行している日本社会では，これまでの定型的な知識や技術を伝達することに重点をおいてきた学校教育では対応できない状況が生まれており，キャリア教育はその状況への対応でもあるからである。

これまでの工業化社会は，大量生産・大量消費型の社会であり，男性にとっては正社員になり，一定の昇進ルートにそった出世競争をすることがキャリア形成の中心であり，女性は一定年齢になると正社員と結婚し，家事・育児を担う主婦となることが一般的であり，人々のキャリアやライフスタイルは標準化されていた。それに対して，ポスト工業化社会では多品種少量生産を基調とした生産システムが支配的となり，それに適応すべく非正規労働者が増加し，かつてのような単線的なキャリア形成を営むことは困難になる。また，女性の労働力率が上昇し，移民が増加するなかで，ライフスタイルの多様化が進むと同時に，キャリアは不安定化し，貧富の格差も拡大する[1]。こうした変化は日本社会だけでなく，ほかの先進諸国でも生じており，激動する社会に適応する能力をいかに育成するかは公教育の国際的課題となっており，キャリア教育への取り組みはその課題への対応の一環である。

不安定な社会を生きる若者に求められるキャリア教育▶ そもそも，学校から仕事への「間断なき移行」を自明視した既存の日本の学校は，卒業後に直面する困難を射程に入れた教育の整備が脆弱(ぜいじゃく)であり，現在の若者たちは労働世界を生き抜くための技術や知識をほとんど獲得することなく不安定な世界にほうり出されてきている。離学後に直面する現実を見すえながら，変動が激しい現代社会で生きていくための教育をつくりなおすことは急務だ。既存の社会に身をゆだねるだけでなく，子ども１人ひとりが自分たち自身のキャリアを主体的に形成し，また，他者と連帯して，個々のかけがえのないキャリアを支える社会をつくれるようになることが求められている。そうだとして，不安定な社会を生きる若者にとって必要な教育とはどのようなものなのであろうか。その手がかりを示すことが本章の課題である。

B キャリア教育にできること

最初に，キャリア教育の限界と可能性を大づかみでとらえるためにも，私たちが生きる近代社会におけるキャリア形成にいかなる特徴があり，学校がそこでいかなる役割を果たしているのかを整理する。

① キャリアと学校

1 キャリアをつくらなければならない時代

伝統社会におけるキャリア形成▶ 最初に確認しておきたいのは，近代以前の伝統社会では，人々のキャリア形成が問題になることはあまりなかったということである。伝統社会では，同じ共同体に生きる人々は基本的に同じような人生を歩んでいたからである。職業選択の自由のない社会ではあったが，幼いころから家業を手伝い，地域共同体の慣習や儀礼(ぎれい)に従うことを通して，知らず知らずのうちに一人前の大人になる

1）小熊英二編：平成史【完全版】. pp.18-21，河出書房新社，2019.

ための知恵や技を身につけることができた。

近代社会におけるキャリア形成▶ 近代社会に生きる私たちは，そうした伝統社会の人々の生き方とはまったく異なる人生を送っている。自営業は別にせよ，大部分の人は家族とは異なる仕事につき，雇用労働者となり，そこで得た賃金をもとに生活している。

つまり，私たちの多くは，自分自身で知識や技術を身につけ，自分の仕事を見つけ，自分の家族をつくり，自分自身の人生を歩んでいかなければならない。たとえ家業を継承する場合でも，それが運命づけられているというよりは，ほかの職業につく選択肢との兼ね合いのなかで，最終的に家業継承を選択するというのが一般的である。その意味で誰もが，自分自身で進路を選択し，キャリアを自分でつくらなければならない時代を生きているのである。

2 学校とキャリア形成が結びつく時代

近代社会に生きる私たちにとって最も大きな課題の1つは，子どもから大人への移行を果たすことである。前述のように，子ども時代の日常生活の延長線上には大人の世界が存在しないため，大人になるためには，誰もが自分自身の仕事を見つけ，生活をつくるという難関を乗りこえければならない。

学校教育を通じた大人の世界への移行▶ 近代社会に生きる私たちが，子ども時代に労働を免除されて，学校に通うのは，学校が将来必要とされる知識や技術を伝達することで，大人への移行を果たす手がかりを与えてくれるからである。学校で教えられることで，すぐに役だつものはほとんどない。しかし，学校は日常生活から切り離された知識や技術を提供してくれるからこそ，子どもの日常世界とは異なる大人の世界への移行を下支えしてくれる可能性をもっている。学校の勉強はなんの役にもたたない，現実から乖離(かいり)しているといった批判をつねに受けながらもなお学校が期待されつづけるのは，この可能性があるからである。

学校と職業選抜との結びつき▶ また，学校での選抜が職業選抜と密接に結びつくようになったことも重要である。「生まれ」が重視されていた伝統社会にかわって，近代社会では基本的には職業に必要な能力の有無で仕事が決まる(それを「**能力主義**」という)。もちろん，実際には職業で求められる「実力」と「学力」は同じではない。しかし，教育機会が拡大するなかで，企業の多くが「学歴」重視の新卒採用を行うようになっていった。その結果，学校で好成績をあげることが，希望する職業につくうえで重要な意味をもつようになったのである。学歴獲得競争が激化していったのはそのためである。

② キャリア教育の限界を認識する

私たちが，若者の就職の困難を前に，学校教育による問題解決を期待してしまうのは，学校教育が職業社会と関係し，私たちのキャリア形成を強く規定しているからである。ただし，忘れてはならないのは，学校教育と職業社会とが，さほど安定した関係にはないということである。

学校の成績と職業社会での評価との関係▶ 第一に，職業社会と切り離された学校で，職業社会で役だつ知識や技術を伝達することはむずかしい。医師や看護師の養成では，教育機関と医療現場とが一体となった取り組みが行われているが，それらは例外的である。

学校教育は基本的には「現場」と離れたところで行われている。それゆえ現場の論理にふりまわされずに，体系的な教育を行うことができるともいえる。しかし，だからこそ学校教育で優秀な成績をおさめたとしても，職業社会で評価されるとは限らない。

限定的な教育の効果▶ 第二に，教育を通じて，ほかの人と比較して就職に有利な立場になることは可能だが，それは一部の成績が優秀な若者を救うだけで，若者全体を救うことにはならない。教育によって就職先それ自体を増やすことはむずかしいため，教育の効果によって誰かが就職に有利になれば，誰かが不利となる。不安定な労働や，そこから生じる不安定な生活の問題は，教育ではなく，労働市場や社会福祉それ自体の改善によって解決すべきなのである。

こうした教育の限界を見過ごしたまま，キャリア教育ばかりが推進されると，個人が直面する生活や労働の困難は，個人の職業的な能力や意識によって生まれているという認識が広がる可能性がある。そのような認識が強まると，労働市場の改善や公的な福祉制度の拡充という最初になされるべき施策があとまわしにされる可能性がある。さらに，安定した仕事につけない若者自身も自分がおかれた状況を自分のせいだと考えて，一層追いつめられてしまうことになる。

このようにキャリア教育の強調は，ときとして，労働市場や社会福祉制度の問題を「教育」に押しつけ，それらの問題から視点をそらすことにつながる。

だからといって，学校がキャリア教育を営むことが無意味なわけではない。むしろ，労働市場が不安定化する現代社会において，子どもが学校を卒業したあとに直面する社会生活・職業生活に根ざした教育は，一層求められている。重要なことは，教育だけでは若者が直面している困難を解決することができないという認識を手放すことなく，キャリア教育になにができるのかを追求していくことである。

C　キャリア教育をつくる

一口にキャリア教育といってもさまざまなかたちがある。ここではそれらを紹介しつつ，キャリア教育をつくるうえで，ふまえるべき論点を整理していく。

① 2つのキャリア教育

1 領域としてのキャリア教育

キャリア教育の最も原初的なかたちは**進路指導・職業指導**とよばれる取り組みである。進路指導・職業指導では，子どもの希望や適性をふまえつつ，子どもたちの進路希望と実現可能な進路との間に生まれる矛盾や軋轢(あつれき)を解消することが目ざされる。たとえば，中学3年生時に行われる進路相談や三者面談などは，その典型である。教科指導・生活指導と同じように，教育を構成する領域の1つとして進路指導・職業指導をとらえているという意味で，これらは「**領域としてのキャリア教育**」だといえる(▶図15-2)。

各種のデータの結果をふまえた進路指導・職業指導▶ 第二次世界大戦直後の進路指導・職業指導では，知能検査や適性検査など各種診断テストの結果をふまえ，子どもたちを個々の適性に応じた進路へとふり分けることが重視されていた。たとえば，知能検査の結果をふまえ，得点の高い子どもは大学に進学して弁護士に，得点の低い子どもは中学校卒業後に工場労働者になることをすすめる職業指導がなされていた。

また，高校進学率が上昇すると，高校選択が中学校での進路指導の主要な課題となり，内申書と業者テストの偏差値の結果から合格可能性の高い高校の受験をすすめる取り組みが広がった。そこでは，各種のデータを用いて，ランクづけされた職業や進学先へと子どもたちをふり分けることが重視されていた。

しかし，診断テストや偏差値に依拠した進路指導・職業指導は，当人の希望や意志を軽視しがちであった。いわば，子どもの進路先や就職先としてあらわれる「外側の進路」のふり分けが最優先され，子どもの自己認識や社会認識，展望といった「内側の進路」をつくることは軽視されていた[1)]。

子どもの内面の成長を促す取り組みの推奨▶ その後，進路指導・職業指導という言葉にかわり，キャリア教育という言葉が普及していくなかで，個々の子どもの発達段階や，個性や人間性を基盤とした自己決定を重視するなど，子どもの内面の成長を促す取り組みが推奨される

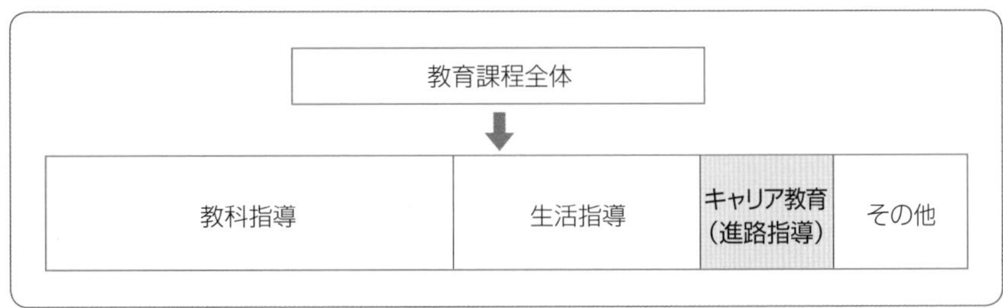

▶図15-2 領域としてのキャリア教育

1) 菊地良輔：中学生の進路と受験期．pp.20-23，新日本出版社，1989.

ようになっていく。キャリア教育では，進路選択時の一時点の結果を重視する「出口指導」は見直され，長期的な展望で子どもの自己理解・職業理解を深め，人生設計を考えながら進路先を決めさせるものへと変化していった。

2 原理としてのキャリア教育

「領域としてのキャリア教育」の欠点▶ ただし，「領域としてのキャリア教育」に対しては，結局のところ，子どもたちを自分に見合った進路に納得させるための介入になってしまうという批判も生まれた。領域としてのキャリア教育は，教科学習と切り離されて行われるため，キャリア形成における知識や技術の獲得が軽視されやすく，就職に適合的な「態度」や「価値観」の形成に重点がおかれる傾向があるからである。また，個々の状況に即して実現可能なキャリア形成を指向するため，既存の職業がもつ問題点や個々人の不平等な状況を軽視しやすい。社会に対する批判的な視座を欠いたままでは，「自己理解」にせよ，「職業理解」にせよ，既存の不平等な社会構造を追認するための活動へと陥ってしまう可能性が高い。

「原理としてのキャリア教育」の登場▶ こうした批判をふまえて登場したのが「**原理としてのキャリア教育**」である。そこでは，キャリア教育は，教育課程全体で行っていくべきであり，日々の教育活動をそのような視点から見直すべきだと考える。つまり，子どもの進路選択を支援するだけでなく，卒業後の社会生活・職業生活に求められる知識や技術を獲得させることも必要であると考え，それらを教育課程に取り入れるべきであるとする(▶図 15-3)。そして，そのような観点から教育課程を組み直すことで，子どもも自分の将来とは無関係なものと感じてきた学校教育の内容を現実のものとして認識することができるようになるととらえる。

「原理としてのキャリア教育」の特徴▶ 原理としてのキャリア教育に特徴的なのは，それがこれまでの学習指導や生活指導の問い直しを伴うことである。ある中学校では，「21 世紀を生きる」をテーマに掲げ，教科，道徳，学級活動(学活)，「総合的な学習の時間」などさまざまな時間にこのテーマにかかわる学習をすると同時に，働く人々へのインタビュー調査や職場体験学習などを行い，「学ぶこと」と「働くこと」と「生きる

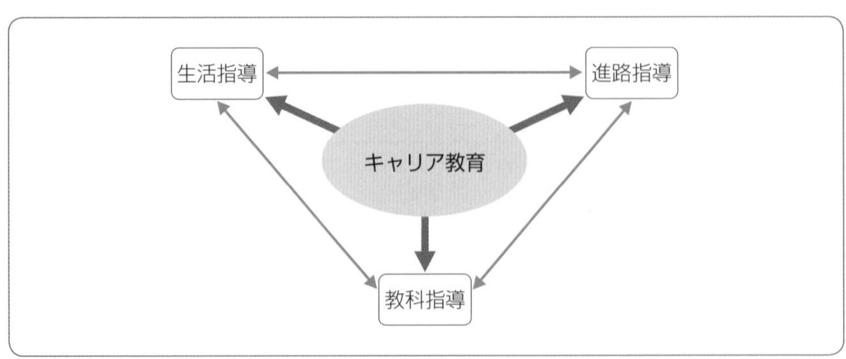

▶図 15-3　原理としてのキャリア教育

こと」をつなげる学習を経験させることを目ざした実践を展開した[1]。このように教科の枠をこえて，学校卒業後の職業生活・社会生活を自分自身でつくっていける力を獲得させるための教育内容・教育方法が模索されている。

②専門教育と職業教育

職業教育の特徴▶ 卒業後の職業生活との関連を重視した教育の代表は，**職業教育**である。職業教育は，職業にかかわる知識や技術を伝達することを目的とした教育である。職業教育の多くは特定の分野にかかわる知識や技術を体系的に伝達することを目的とした専門教育のかたちをとっている。専門化した職業教育が多いのは，特定の職業分野との関連性を強め，専門的な知識や技術を伝達することで，その職業へ入職できる可能性を高めるためである。職業教育は，子どもの進路選択を支援するというよりも，特定の進路に必要な教育を提供するという側面が強いため，キャリア教育と区分されることも多いが，子どものキャリアを下支えする教育という意味ではキャリア教育と切り離せない。

職業教育を行う学校には，高校の職業科，職業能力開発校，専門学校，短期大学，大学などさまざまな種類があるが，職業教育は，キャリア教育のなかでもカリキュラム全体を通して特定の職業世界で必要な知識や技術を系統的に学習できるという特徴をもっている。専門的な職業教育の典型である看護教育のように公的資格の取得を目ざした高度な専門教育もあれば，高校の職業科のようにゆるやかな専門教育もある。将来の選択肢を広げるための普通教育とは一線を画(かく)しつつも，とくに早期に学校を離れる子どもにとっては欠かせない教育である。

職業教育が発展しなかった理由▶ ただし，戦後の日本社会では，専門的な職業教育は発展しなかった。職業訓練機関や職業高校への進学は，個々の子どもたちの自由な進路選択を阻害することになると考えられたからである。たとえば，工場労働者や建設労働者などのいわゆるブルーカラー向けの専門教育は，事務職員などのホワイトカラー志向が強い戦後の日本社会のなかでは，子どもの希望を無視して産業界のための労働力をつくるための教育だとみなされた。

一方，産業界も専門的な職業教育をさほど求めなかった。日本企業の多くは，特定の仕事に専門的に従事する労働者を雇用・養成しなかったからである。とくに高度成長期以降は，4月に学校を卒業したばかりの新規学卒者を，専門教育出身であるか否かにかかわりなく「フレッシュマン」として一括採用した。採用したあとは頻繁に配置転換を行い，企業内のさまざまな仕事に従事させながらさまざまな仕事に対応できる能力を蓄積することを求めた。終身雇用制のも

1）持田早苗：平和を希求し生きることと働くことを —— 学年でとりくむ中学校３年間の「総合」．全国進路指導研究会：働くことを学ぶ．pp.43-64，明石書店，2005.

と，同一会社内での昇進や配置転換を通じてキャリアを形成する日本企業では，専門教育の専門性をいかせる職業的な基盤が形成されなかった。

職業教育の軽視への批判と再評価▶ 現在，学校から仕事への移行が不安定化するなかで，前述のA節(▶196ページ)でみたように職業に求められる知識や技術なしに，いわば無防備なまま，過酷な労働市場にほうり出される若者が増加しており，専門的な職業教育を軽視してきた日本の学校教育のあり方が批判されている。そして，若者が働くうえで必要な知識や技術を得るために，公的で専門的な職業教育機関を拡充させることが求められている。個々人の多様なキャリア形成を支援すること以上に，子どもたちを特定の職業へと確実に送り出すことのできる専門教育の意義が再評価されている。

③ 適応のための教育と抵抗のための教育

1 適応のための教育

近年の雇用状況の悪化を前に，高校や大学のキャリア教育では，適切な就職先を選択し，それに見合った知識や技術・態度を身につけ，就職面接や就職試験に合格することが重視されている。職業社会での常識を知らない子どもに，職業社会に「適応」できるための指導をしていくことの意義は大きい。

また，就職対策に傾斜したキャリア教育は，就職活動に不安をかかえる若者から強く望まれている。このように，職業社会への移行をスムーズにすることを目的とした教育が，「**適応のための教育**」である。

2 抵抗のための教育

「適応」を強調することの弊害▶ しかし，「適応」することが適切でない職場や職場慣行も存在している。実際，近年，労働基準法を度外視して，不当な労働をしいる企業が増加していることが問題となっている。さらに困難であるのは，企業の不当性を訴えることなく，職場に適応しようとすることで，心身ともに疲弊(ひへい)していく若年労働者があとを絶たないことである。若者に職業世界への「適応」を強調することは，若者を救うどころから，苦しめることにもなる可能性がある。

「抵抗のためのキャリア教育」とは▶ 近年，「適応のための教育」とともに，労働条件に関する若者の無知につけこみ，法外の労働をしいる企業に「抵抗」するための知識や技術を子どもたちに獲得させることを目ざす「抵抗のための教育」の必要性が強調されるのはそのためである[1)]。たとえば，ある非進学校に勤務する高校教師は，アルバイト先で不当な労働をしいられている生徒の実態を前に，生徒に職場で雇用契約書をもらってくるよう求め，雇用契約書に示された情報をもとに，生徒どうしが互い

1）本田由紀：教育の職業的意義．pp.179-184，筑摩書房，2009.

の労働条件について吟味（ぎんみ）する実践を展開している[1]。

両キャリア教育の重なり合い▶ もちろん，「適応のための教育」と「抵抗のための教育」はつねに対立するものではなく，重なり合っている。たとえば，特定の職業に必要な知識や技術や倫理を獲得している労働者のほうが，そうでない労働者と比べて，不当な労働現場で抵抗できる可能性は高い。求められるのは，職場で求められる知識や技能を獲得しながらも，それらを問い直し，よりよいものにかえていくための力を身につけることのできる教育である。

D これからのキャリア教育

最後に，これまでのキャリア教育の成果をふまえ，さらにキャリア教育をゆたかなものにかえていくためのポイントを３つほど指摘する。

① 学校の枠をこえて地域の担い手と連携する

第１に，学校だけでは若者が直面している困難を克服できないことをふまえ，キャリア教育の担い手を学校教育の枠外にも広げていくことである。最も一般的な取り組みでは，就労や自立を支援するユースワーカーとよばれるスタッフが高校教育の現場に参入し，若者の移行を支える取り組みを全国的に展開している。

また，地域の産業と高校教育を統合しようとする取り組みもある。たとえば，岩手県では長年にわたって高校の土木系学科と地域の建設業界とが一体となって，職場体験学習を実施し，資格取得指導を行うなどの取り組みが実施されてきた。学校と業界との相互理解を深め，両者が一緒になって地域の担い手を育てるための取り組みである[2]。「学術と職業とを往還（おうかん）する学び」[3]を深化させることは，職業的意義の脆弱（ぜいじゃく）な日本の公教育の課題を克服する方途となりうる。

さらに近年は，若者支援に携わるNPOスタッフが学校空間のなかでつくる「校内居場所カフェ」の取り組みにも注目が集まっている。この取り組みは，なんらかの理由で自宅に引きこもりがちな若者の居場所を学校内につくり，そこでの精神的安寧（あんねい）の回復を通して，生活支援や就労支援へとつなげていこうとするものである。

---

1) 井沼淳一郎：アルバイトの雇用契約書をもらってみる授業．川村雅則ほか：ブラック企業に負けない！　学校で労働法・労働組合を学ぶ．pp.42-73，きょういくネット，2014.
2) 石幡信：地元高校の卒業生が地域の産業を支える —— 農業土木科と地元建設業界の連携．中小商工業研究(79)：113-120，2004.
3) 吉本圭一：キャリアを拓く学びと教育．pp.81-94，科学情報出版，2020.

グローバル化に伴う社会変動によって，現代の若者に必要な就労支援も多様化している。公共職業安定所(ハローワーク)，地元企業の経営者，労働組合，自治体行政，自治会など地域共同体の担い手，若者支援の各種NPOなどが連携しつつ，若者が展望のある労働と生活をつくるためになにが必要なのかを考え，連携していくことが求められる。

②キャリアの概念をふくらませる

第2に，「キャリア」の概念をふくらませることである。これまでのキャリア教育では，自分の職業としていかなる職種を選択するのかという点を重視してきた。しかし，職種選択がキャリア形成のすべてではない。実際に若者たちは，職種と同じくらい，労働条件や同僚関係などを含む職場環境，そして地域などを考慮に入れて職業を選択している。地元で職を得ること，残業をしいられないこと，性差別がないことなど，仕事の選択は個々人が大切にする価値と切り離して行うことはできない。

ある中学校教師は「ようこそ先輩」と名づけた実践で，かつては「やんちゃ」もしていた地元で生きる卒業生をまねき，現在の労働のつらさや悩み，そしてやりがいを含めて，後輩である中学生たちに赤裸々に語ってもらう実践を展開した[1)]。身近に生きる人々が経験してきた，失敗も含むキャリア形成をめぐる試行錯誤を共有することで，一見なんの変哲(へんてつ)のない人生のなかにさまざまなドラマが隠されていることがわかり，人生を歩んでいくことの尊さとおもしろさを実感でき，日々を生きていくうえで必要な知識や技術を獲得できる。とくに移民の子どもたちなど，学校の正統的な場面ではキャリアモデルを見いだせない子どもたちにそれらを提供していくことが重要である。

③仕事以外の生活にも光をあてる

最後に，これまでのキャリア教育では，もっぱら仕事にかかわるキャリアに焦点があてられており，仕事以外の生活にかかわるキャリア形成は軽視されてきた。近年，仕事と生活の調和を意味するワークライフバランスという言葉が登場しているように，生活を犠牲にした労働のあり方が問い直されている。重要なことは，仕事以外の生活をどのようにつくっていくかが，仕事の仕方にも大きくかかわっているということである。

今後は，既存の婚姻(こんいん)関係にとらわれない多様な家族形態も生まれてくるだろ

---

1) 綿貫公平：ようこそ「センパイ」から「ようこそ先輩」へ――地域に中学生と若者の出会いをつくる．佐藤洋作・平塚眞樹編：ニート・フリーターと学力．pp.86-111，明石書店，2005.

う。生活を誰とどのようにつくっていくのかなど，社会生活をも射程に入れたキャリア教育の創出が求められている。性的マイノリティの子どもたちなど，多様な生き方が存在していること，またそれらが実りあるように生きる条件をさぐることが重要である。

◉要約

近年，雇用の流動化が進むなかで，不安定な労働と生活をしいられる若者が増加しており，その対応策としてキャリア教育に期待が寄せられている。

キャリア教育とは，子どもたちが自分たち自身の職業生活・社会生活をつくっていくことのできる力を養うことを目的とした教育である。とくに，子どもの学校卒業後の生活とは無関係につくられてきたこれまでの教育課程を問い直しながら，学校外部の担い手と連携しつつ，不安定な社会に生きる子ども・若者の育ちを支えようとする取り組みが展開されている。若年雇用の問題を「教育」に押しつけようとする力に抵抗しながら，子どもたちが自分自身の人生を歩んでいけるようなキャリア教育の創出が期待されている。

読書案内

❶ 児美川孝一郎：権利としてのキャリア教育．明石書店，2007.

現代日本社会の特徴をふまえつつ，日本社会にキャリア教育が導入された経緯やその特徴について，わかりやすく説明している。政策がすすめるキャリア教育の危険性を的確に批判しつつ，若者が自分自身の人生の主人公になるための「権利としてのキャリア教育」を提唱し，その構想と実現のための条件を提示している。現代日本社会でキャリア教育を考えていくうえで，必読である。

❷ 本田由紀：教育は何を評価してきたか．岩波書店，2020.

日本の人々は，汎用(はんよう)性の高い一般的スキルは高いにもかかわらず，個々の職場で求められるスキルや特定の高度で専門的なスキルがなく，自分の職務能力に自信がない。その主要因を日本の学校教育が有する「垂直的序列化」と「水平的画一化」という特質に求めると同時に，その克服のための展望を示そうとする好著である。本書を読むことで，幅広い社会的文脈に位置づけながら，学校におけるキャリア形成の可能性と限界を考えていくことができる。

参考文献

1）乾彰夫編：高卒5年 どう生き，これからどう生きるのか．大月書店，2013.

2）乾彰夫：日本の教育と企業社会．大月書店，1990.

3）居場所カフェ立ち上げプロジェクト編：学校に居場所カフェをつくろう！——生きづらさを抱える高校生への寄り添い型支援．明石書店，2019.

4) 菊地良輔：新・進路指導入門．日本書籍，1985.
5) 日本キャリア教育学会：キャリア教育概説．東洋館出版社，2008.
6) 児美川孝一郎：権利としてのキャリア教育．明石書店，2007.
7) 児美川孝一郎：キャリア教育のウソ．筑摩書房，2013.
8) 杉田真衣ほか編：シリーズ子どもの貧困4 大人になる・社会をつくる．明石書店，2020.
9) 全国進路指導研究会：進路指導入門．明治図書，1964.
10) 橋本紀子ほか編：青年の社会的自立と教育．大月書店，2011.
11) 藤田晃之：キャリア教育基礎論．実業之日本社，2014.
12) 本田由紀：社会を結びなおす．岩波書店，2014.
13) 本田由紀：教育は何を評価してきたか．岩波書店，2020.
14) 松田洋介：職業文化をつくる教育――バーンスティン理論から職業教育の可能性を探る．久冨善之ほか編：ペダゴジーの社会学．学文社．2013.

教育学

▼

第16章

ジェンダーとセクシュアリティ

A ジェンダー，セクシュアリティとはなにか

本章では，セクシュアリティとジェンダーという概念から，教育学について考えてみたい。この2つの概念は，どちらも性にかかわる概念であるというところに共通点がある。

たとえば，赤ちゃんを抱いている人に他人が出会ったとき，「まあ，かわいい女の子ですねえ」とか,「元気な男の子ですねえ」というように性別を確認してから会話が進められることが多い。初対面の人に会ったとき，通常，私たちは瞬時にその人が男性か女性であるかを無意識のうちに判別する。しかし，大人とは異なり，赤ちゃんの場合，顔つきだけでは，男女の違いはほとんどわからないため，コミュニケーションの始まりに確認を行うのである。

ところが，奇妙なことに私たちは，初対面の赤ちゃんの性別をたずねる際に，たいていその性別を言いあてることができる。それは，女の赤ちゃんであればたいていピンクの産着(うぶぎ)を着ているからであり，男の赤ちゃんならブルーの産着などを着ていることが多いからである。こういった場面に，ジェンダーの観念をみることができる(▶図16-1)。

① ジェンダーとはなにか

前述の赤ちゃんの例のように人々(自分)を性別で区別して認識すること，そして，その区別に応じた対応を人々(自分)に期待し，それにそった行動を実行することをあらわすのが**ジェンダー**という言葉である。

このジェンダーという言葉は，まだ新しい言葉で，1970年代以降に英語圏をはじめとして世界的に広がっていき，いまでは日本でも定着するようになった概念である。

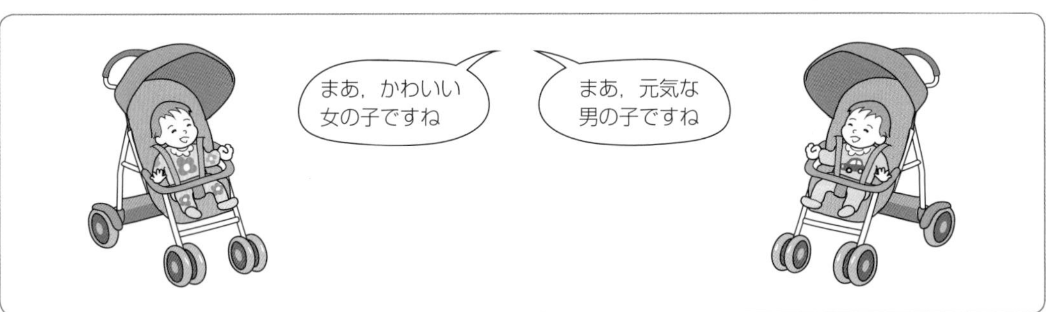

▶図16-1 初対面の赤ちゃんの性別をたずねる際にみるジェンダーの観念

では，なぜこのジェンダーという概念が世界的に広まったのだろうか。ジェンダー概念が広く知られるようになった背景には，これまで当然と考えられてきた性別にかかわる認識や行動に対して，本当にそうだろうか，といった違和感をもつ人々がいたこと，そして，そういった人々がその違和感を声にしたことが大きかった。こういった違和感を語る声はたくさんの支持を得ながら世界に広がっていった。

② セクシュアリティの概念

セクシュアリティという概念もジェンダー同様に，従来，社会が期待してきた男性・女性の区別が，必ずしもすべてにあてはまるわけではないという考え方の延長線上に位置づけられる。セクシュアリティとは，身体的な性別や戸籍などの社会的な性別から性をとらえるのではなく，本人の性的な指向や性自認といった観点から性をとらえる考え方で，従来の男性・女性の区別のあてはまらない人をも含めて性をとらえる概念である。

たとえば，同性に恋愛感情をもつ人は，男性と女性の二者関係において恋愛が成立するといった観念に違和感をもつ。あるいは，身体は社会的には男性とみなされるとしても，自分の性別は女性であると認識している人にとっては，従来の性別のあり方は違和感があるだろう。ゲイやレズビアン，バイセクシュアル，あるいはトランスジェンダーといった人々の性のあり方を例外とせずに性をとらえるのが，セクシュアリティという概念である。

つまり，従来の社会が求める性別のあり方を批判するという点において，セクシュアリティも，ジェンダーという概念と同様の意味をもつ。

③ ジェンダーとセクシュアリティとの違い

セクシュアルという言葉それ自体は，以前から使われてきており，ジェンダーと異なり新しい言葉というわけではない。また，セクシュアリティという言葉は，性的指向性や性行為と接続するような意味に限定されてきた言葉である。その点で，セクシュアリティとジェンダーとは異なる概念であるといえる。

とくに，ジェンダーは男と女という2つの性にかかわる社会的な意味づけや対応の仕方を問題にするのに対して，セクシュアリティは，性には多様なあり方があるとみなし，複数の性を議論するものであるという点で区別できる。さしあたりこのような言葉の違いを押さえたうえで，以下において教育にかかわるジェンダーとセクシュアリティの課題について，述べていく。

B ジェンダーと教育の課題

① 学校教育における隠れたカリキュラム

1 隠れたカリキュラムとは

学校教育における ジェンダーの例

男の子向けと女の子向けという区別は，保育所や幼稚園をはじめ，学校教育を通じてさまざまな場面でみることができる。たとえば，保育所や幼稚園のロッカーの名札にチューリップがあれば，それは女児のロッカーであるし，自動車が書かれていれば，男児のものだとすぐわかる。それらがもし逆になっているとしたら，どこか違和感をもってしまう。

子どもたちは名前を呼ばれるときに，「ちゃん」づけで呼ばれることもあるし，「くん」づけで呼ばれることもある。ただし，男児も女児も「ちゃん」で呼ばれることがあるのに対して，女児にむかって大人は「くん」では呼ばない。あるいは，男児も女児もズボンをはくが，男児はスカートをはかない。幼稚園の先生が，女児を「くん」で呼ぶと奇妙だと思うし，男児がスカートをはいて保育所や幼稚園に来れば，たぶんまわりの子どもたちが黙っていない。

ジェンダーによる ふるまいや意識の 方向づけ

こういった保育所や幼稚園，学校のなかで，性別にかかわるあたり前とされていることについて男女を逆にしてみると，違和感をもたれたり，ときに非難を浴びたりする。このように学校の日常のなかに隠れてはいるが，明らかに子どもたちを方向づけていくような教育的な営みを，**隠れたカリキュラム** hidden curriculum とよぶ(▶図 16-2)。前述の例のような保育所や幼稚園，学校におけるジェンダーによる区別は，この典型的なものの1つである。

2 明示的なカリキュラムと隠れたカリキュラム

カリキュラムというと，まずは国語や算数などの教科学習を思い浮かべることが多いだろう。これらは，なにを教えるのか，教えられる側にもはっきりと

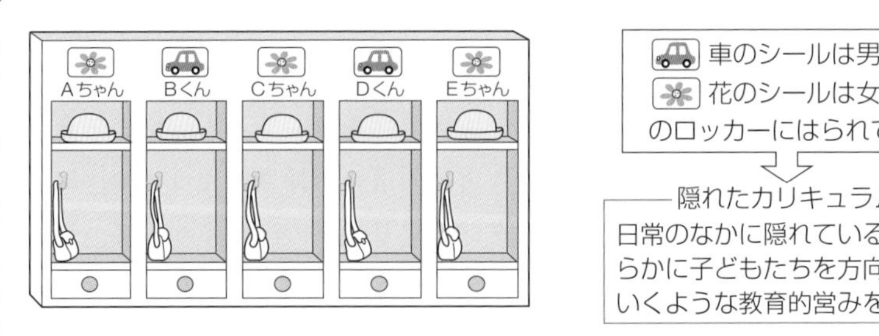

▶図 16-2 隠れたカリキュラムの例

示された，いわば明示的なカリキュラムによって進められる。

しかし，子どもたちは，このような明示される教育内容のみならず，日常的に教師が示す言葉かけやふるまい，あるいは学校行事や部活動といった教科外の活動，また，学校のなかの教師と生徒，生徒どうしのコミュニケーションの場面からも多くのことを学んでいく。隠れたカリキュラムという言葉は，子どもたちが学校教育で学ぶことには，教科学習のような明示的な教育内容だけではなく，暗示的に示されるものもあるということをあらわすものである。

3 カリキュラムの平等性と隠れたカリキュラム

近代学校におけるカリキュラムの平等性▶

現代において私たちが経験している学校の原型は，近代学校とよばれる。この近代学校は，身分や出自にかかわらず，あらゆる人に平等なものであることが前提となっている(▶125ページ)。したがって，近代以降の学校で教えられるカリキュラムは，すべての人に平等に開かれていなければならない。このことは，身分だけではなく，性別や人種の違いに対しても同様である。近代以降の学校においては，同じ学校のなかで，白人向けのカリキュラム，黒人向けのカリキュラム，アジア人向けのカリキュラムがあってはならない。女性向けのカリキュラム，男性向けのカリキュラムも同様である。

明示的なカリキュラムにおける性差の例▶

しかし，過去には明示的なカリキュラムである家庭科が，男女別のカリキュラムとして設定されていたことがある。第二次世界大戦後の教育改革で，日本の学校制度は男女平等が原則となり，当初，家庭科は男女ともに受講する科目として位置づけられていた。ところが，1958年に中学校に技術・家庭科という教科が設置され，女子は家庭，男子は技術に分かれて履修することとなった。さらに1969年には高校で，女子のみ家庭科が必修となった。このようにかつて家庭科において，性別による差異が設定されていたのである。

これに対し，1970年代に世界各国が女性差別撤廃条約を次々に批准していくなかで，家庭科を女子のみに必修とする日本のカリキュラムはこの条約に抵触するものとみなされ，改善が指摘された。家庭科における男女で異なるカリキュラムは，国際的には男女差別のあらわれとみなされたのである。このため，日本は世界に対して男女別カリキュラムの変更を約束して，女性差別撤廃条約を批准した。その結果，1989年の学習指導要領改訂によって，男女ともに中学校・高校において家庭科を学ぶこととなった。

隠れたカリキュラムによる性差の拡張▶

このように家庭科のなかで男女によって明確に違ったカリキュラムを設定してきた歴史はあるものの，現在では私たちの学校は近代学校の理念を背景にして，子どもたちがその出自や性別によって異なるカリキュラムで教育を受けることはなくなってきている。しかし，ジェンダーの視点にたつ研究は，教師の言葉かけが男子生徒と女子生徒では異なることや，生徒集団のなかのリーダーシップは女子生徒より男子生徒に求められるなど，学校教育のなかには性差を拡張する隠れたカリキュラムがあることを明らかにしてきた。こういった隠れたカリキュラムのジェンダー問題は，学校教育の終了後に子どもたちが生きていく社会のあり方から大きな影響を受けている。

② 進路選択におけるジェンダー

1 進学進路にみられるジェンダーの傾向と実際

ジェンダーの傾向が最も顕著にみられるものの1つが進路選択やコース選択であろう。一般的に，理系というと男子が多いイメージをもたれており，女子は文系を好むと考えられてきた。男女ともに机を並べて学ぶ教科のなかでも，女性に向いているとか男性に向いているといった議論がなされてきた。

実際，たとえば，2018(平成30)年の工業高校の生徒数の男女比をみてみると，男子生徒は女子生徒の8.14倍である。このことは，男子は理系を希望し，女子は文系を希望するといった見方を支持する証拠のようにみえる。

しかし，大学の工学部をみてみると，現在男子学生は女子学生の5.7倍となっており，工業高校の男女比に比べてその差は小さくなっている。実は2008(平成20)年には，男子学生は女子学生の8.5倍であったのが，10年で女子学生の進学率がかなり上昇してきたという経緯がある。加えて，理学部でも確かに男子学生が多いが，その差は女子の2.6倍であり，農学部では男子学生は女子学生の1.2倍にまでその比率が縮まる[1)]。今後の変化を予測することは困難であるが，少なくとも，女子学生の理系大学への進学の増加はここ10年の明らかな変化であるといえる。大都市の有名中高一貫女子進学校では，かなり前から理系選択の女子学生のほうが文系選択よりも多くなっている。

これらの動向からは，男子学生は理系，女子学生は文系を好むといった，固定観念による理解は，実際の状況を反映したものとはいえないことがわかる。

2 職業におけるジェンダー

「雇用の分野における男女の均等な機会及び待遇の確保等に関する法律」(男女雇用機会均等法)が1985(昭和60)年に雇用の分野における男女平等を実現するために制定されたとはいえ，女子と男子の卒業後の就職分野における性差は，まだまだ根強く残っている。

ピンクカラージョブ▶ 性差がもっとも大きいのが，**ピンクカラージョブ**とよばれる職業群である。社会学で，ホワイトカラーはオフィスで働くおもに知的・専門技術的労働をしている人たちをさし，ブルーカラーは工場労働者など生産現場で働く労働者をさす。この労働者の分類から派生して誕生したのがピンクカラージョブという

1) 文部科学省：文部科学統計要覧.（https://warp.ndl.go.jp/info：ndljp/pid/11293659/www.mext.go.jp/b_menu/toukei/002/002b/koumoku.html)(参照 2020-10-01)

言葉で，これは女性が多い職業のことを意味している。

現在の日本で女性が多い職業としては，看護職，保育士や幼稚園教諭，介護福祉士などがあげられる。たとえば，2018年の統計をみてみると，看護師の92.2%が女性，7.8%が男性であり，圧倒的に女性が多い。それでも10年前の2008年に，男性の割合は5.1%であったことをふまえれば，若干，男性看護師が増えてきたともいえる[1)]。保育士と幼稚園教諭については，2018年の統計によると男性の割合は5.7%で，看護師における男女比と同様に10%に満たない[2)]。

性別を前提とした教育システムによる養成▶

このように男女比のアンバランスがあるのは，かつて看護職や福祉職が性別を前提とした教育システムによって養成されていたことが一因となっている。看護職や幼稚園教諭は，医師や教師などと同様に，学校教育システムのなかに資格付与のための専門家養成システムが組み込まれている職である。しかし，医師や教師とこれらの職業が異なっているのは，医師や教師が古くからある職種であったのに対して，これらが19世紀に広まった比較的新しい職種であり，しかも，当初それらが女性のための職として制度化された点である。幼児教育におけるフレーベル Fröbel，F. W. A. や，ソーシャルワーカー職におけるザロモン Salomon，A.，そして，看護職におけるナイチンゲール Nightingale，F. といった，それぞれの専門職養成システムを構築した卓越した人物たちやその後継者たちは，いずれも，それらの職を女性のための専門職となるように養成システムを構築していった。

現在の法制度では，助産師を除く看護職や各種福祉職は男女を問わずにその資格をとることができるが，それらの制度のなりたちや歴史的な経緯，社会的な認知からピンクカラージョブとなることを方向づけられてきたということもできる。しかし，それらの職の成立時点では必ずしも女性のみの職ではなかったことは歴史的に明らかである。たとえば，フレーベルが幼児教育の教員養成システムをつくったとき，当初応募してきたのは男性ばかりだった。しかし，フレーベルとその後継者は，幼児教育者の養成を女性のみに限定するよう制度化してきた。また，日本の看護職の発展は，軍隊における男性の看護兵の存在を抜きにして語れない。このように，もともと看護職や福祉職は，女性のみに限定された職でなかったのであるが，19世紀に女性のつく職業として確立されたのである。

1）厚生労働省：平成30年衛生行政報告例（就業医療関係者）の概況．p.2.
2）厚生労働省：平成30年賃金構造調査基本統計調査．(https://www.e-stat.go.jp/stat-search/files?page=1&toukei=00450091&tstat=000001011429)（参照2020-10-01）

C セクシュアリティと教育の課題

男性に向いているとか，女性に向いているという，私たちがもつジェンダーに対する固定観念は，身体の違いを根拠に強化されてきた。たとえば，子どもを産んだ女性は母乳が出るから，男性よりも子どもの世話をすることに適しているといったように，身体から派生してジェンダーに関する認識が形成される。

ジェンダーと同様に，身体から派生して強く人々の意識を拘束しているのが，セクシュアリティに関する認識である。

① 強制的異性愛とその背景

1 強制的異性愛とはなにか

セクシュアリティについて議論をするときに，キーワードの1つとしてあげられるのが，**強制的異性愛**という言葉である。異性愛とは性的行動を伴う男女の間の恋愛や愛情をさすもので，同性愛の対立概念として用いられる。性行動を男女の間のものであるとみなす場合には，特殊なケースとしての同性愛という言葉はあっても，あたり前とみなされる男女の性行動に対してわざわざ異性間であることを断る必要はない。そういう理解のもとでは，異性愛という言葉を使うこと自体が不思議に思われるだろうし，そこに強制的という言葉がつくことは，より一層奇妙に聞こえるということになるだろう。

このようなあたり前とみなされてきた認識を，あらためて問い直す言葉が強制的異性愛という言葉である。男女の間のみに性行為を伴う愛があるはずだ，という観念は，異性に性的指向性をもたない人々にとって違和感のあることである。異性に興味をもてないにもかかわらず，社会から異性に性的関心をもつべきだといわれることは，自分の意思とは無関係に，望まない性的関係をもつべきだと強制されることにほかならない。すなわち，これまで，ある人にとってはあたり前かもしれないが，すべての人にとってはあたり前とはいえないことを明示し，そしてそれが抑圧的な社会を構成しているものであることを問い直そうという意図が，この「強制的」という言葉の背後にある。

2 19世紀における異性愛の強制

オスカー＝ワイルド裁判▶

性に関するあたり前に対する支持はとても根強い。その根強さを社会的に示した例として有名なものが，19世紀になされたオスカー＝ワイルドの裁判である[1)]。オスカー＝ワイルドは，『幸福な王子』という子ども向けの童話などで有名な作家であるが，彼は，同性の恋人との関係に介入しようとした恋人の父親との間で裁判をおこしたことでも有名である。この裁判で，オスカー＝ワイルドは恋人との関係の正当性を議論しようとしたが，結果，同性愛は犯罪とみなされることとなり，敗訴して投獄されることとなった。この裁判を通じて，19世紀の社会は，同性愛を違法と確定することになる。

19世紀の性にかかわる規範▶ 思想家ミシェル＝フーコーは『性の歴史』のなかで，19世紀のいわゆるビクトリア時代に，性行為に関連する性的なことがらは結婚した男女のみに認められていたことを示した。しかも，子どもをつくるという再生産行為に関連する性行為のみが，許容されることとなっただけでなく，性にかかわる規範がより強固となったことを明らかにした。そして，結果的に，こういった性規範のために，人々が一層性的な問題に固執することとなったことをあらわした。

古代ギリシャにおいては，年長者の男性が若い少年を愛するということを至高の愛としていたし，日本においても古くから男色（だんしょく）といわれる同性愛が存在していた。しかし，こうした同性愛は19世紀には表面上は押し隠され，反社会的なものとして否定されていくこととなる。また，女性どうしの性的な要素も含み込むような愛情関係は，男性の同性愛以上に押し隠されていくこととなる。19世紀には，まさに，異性愛のみが強制される時代が形成された。

その後，セクシュアリティに対する人々の認識は徐々に変化していく。性的関係は，19世紀的な男女という1つのパターンに限定されない関係性が含まれることがしだいに広く訴えられていった。

② 教育による性的マイノリティに対する偏見・差別の払拭

カミングアウト▶ 現在では，オスカー＝ワイルド裁判にみられるように男性どうしの恋愛が犯罪とみなされたり，異常とみなされたりした19世紀的なセクシュアリティに関する社会認識は，過去のものとなった観もある。みずからの性的指向性を外部に発言していくことを**カミングアウト**とよぶが，現代では，政治家などの公的活動をする人のなかにも，性的マイノリティ（少数派）であることを公言しつつ，活躍する人も少なくない。また，同性どうしの結婚が認められている国は，現在では28か国に及ぶようになってきている（2020年5月現在）。日本の場合，婚姻（こんいん）制度のなかに同性カップルは含まれていないが，一部の自治体で同性カップルに対して2人がパートナーであることの証明書を発行する動きがある。とは

1）オスカー＝ワイルドと彼の裁判については，宮崎かすみ：オスカー・ワイルド「犯罪者」にして芸術家．中央公論新社，2013．を参照。

いえ，それらは証明書を発行するものの，同性カップルの法的権利を保障するものとはなっていないため，現在でも同性カップルには婚姻関係のカップルに認められているパートナーの手術の同意といった意思決定にかかわれないなどの問題が生じている。

また，性的マイノリティが揶揄(やゆ)されたり，攻撃されたりすることもまだまだ少なくない。2014年にロシアで開催された冬期オリンピックでは，同性愛を助長することを禁じるという法律がロシアにあることに抗議して，世界各国の首脳が開会式に参加することをボイコットするという事件もあった。

差別・偏見に対する教育のあり方▶ まだ根強く残っている性的マイノリティに対する偏見や差別を払拭(ふっしょく)していくためには，これまで社会において存在した偏見をなくしていくことが必要であり，そのためには教育が大きな力となる。教育において，性的マイノリティに対する差別や偏見を問題にするだけでなく，性的マイノリティの存在に対して無知であること自体を問うような教育のあり方が教育現場では進められている。そこでは，偏見のない性的マイノリティに関する知識の教育も重要であるし，ときには，当事者の声を直接に聞くことも意義のあることと考えられている。

また，2014年に公表された文部科学省の学校調査[1)]では，身体的性と自分の性自認が一致しない生徒に対する対応の現状が明らかにされた。この調査からは，まだまだ子どもたちからの相談が限られていることが示されることとなったが，しかし，いったん相談を受けた学校では，戸籍上の性と異なる制服の着用を認めるなど，6割の学校でなんらかの対応をしていることが明らかになった。

セクシュアリティの多様性が保障される社会は，人々の生き方の多様性が保障される社会である。そのような社会を実現するためには，学校がそれを支える場となると同時に，これまで社会において存在した偏見をなくしていく教育が一層求められている。

D 性の多様性

① クィアという言葉

前述のように，男性と女性の間のみで恋愛するとは限らない。性的身体が男性の人が，男性に恋をする場合もあるし，逆の場合もある。身体的には男性であっても，そのことに違和感をおぼえ，女性として生きることを望む場合もあ

---

1) 文部科学省：学校における性同一性障害にかかる対応に関する状況調査について．(http://www.mext.go.jp/component/a_menu/education/micro_detail/__icsFiles/afieldfile/2014/06/20/1322368_01.pdf)(参照 2020-10-01)

るし，逆の場合もある。また，ときに女性に恋をしたり，ときに男性に恋をしたり，恋愛対象の性別が固定していない場合もある。あるいは，性的に，男性か女性かどちらか一方の身体に位置づけられない場合もある。

こういった，多様な性のあり方の総称として，**クィア**という言葉がある。英語のクィア queer という言葉は，従来日本語では「変態」などに訳されるなど否定的な意味を付与されてきた。性的マイノリティ自身が,「変態」と訳されるクィアという言葉をあえて自称として用いるのは，その状況をかえていこうという動きを象徴するためである。これは，差別された黒人たちが，否定的に表象されたブラックという言葉を逆手にとって，ブラック-イズ-ビューティフルをスローガンに掲げたことに対応するもので，いずれも社会の認識を組みかえるための試みである。現在では，大学でクィアスタディーズという講義科目が設置されるなど，大学や研究機関における性的マイノリティをめぐる社会の問題を追究する研究が進められている。

② レインボーフラッグが象徴するもの

セクシュアリティの多様性を象徴するものに，**レインボーフラッグ**という虹色の旗がある。これは，ブルー１色でもなく，ピンク１色でもない。性には多様なあり方があることを示すために，６色のレインボーカラーからつくられている旗である(▶図 16-3)。

レインボーフラッグはいまでは，セクシュアリティの多様性を示す世界共通の象徴となっている。とくに，日本も含めて世界各地で開催されたレインボーフラッグを手にした人々によるパレードが，レインボーフラッグを世界中に広めることに貢献してきた。レズビアン，ゲイ，バイセクシュアル，トランスジェンダーなどの性的マイノリティによるパレードには，性的マジョリティ(多数派)も含めてさまざまな人が参加する。こういったパレードに象徴される運動により，性的指向性には多様性があること，また，身体と性自認が必ずしも一致しない人々の存在が可視化され，広く認識されるようになってきている。

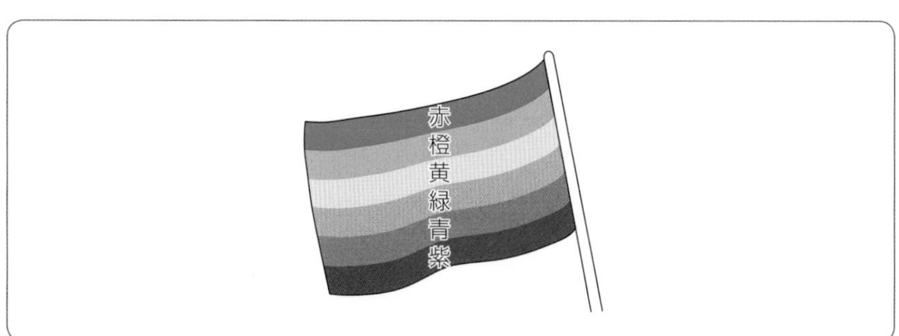

▶図 16-3　レインボーフラッグ

ジェンダーもセクシュアリティも，従来の社会で固定化されてきた，男とはこういうものだ，女とはこういうものだ，という規範を問い直す概念である。社会は日々変化している。変革の時代の教育学には，従来の固定化した性概念を問い直し，組みかえていく教育が求められている。

◉要約

男と女にかかわるあたり前に対して違和感をもった人々によって，従来の性による区別がもつ問題性を指摘するために議論されてきたのが，ジェンダーとセクシュアリティという概念である。ジェンダーの視点からは，学校教育のなかにあって明示的には示されない男女の区別，すなわちジェンダーに関する隠れたカリキュラムが問題にされた。男だから女だからと，あたり前のように存在していた男女の区別が問い直され，男女の差別のない教育が進められてきた。また，セクシュアリティに関しては，性的マイノリティが社会から排除されてきたことが問題にされ，異性愛のみを正しいとみなす強制的異性愛に基づく社会のあり方が批判された。

性的な問題で差別が生じない社会を構想するために，学校教育のあり方をかえることが求められてきた。性は男女の2つではなく，異性愛以外の多様な性が存在する。多様性を包含する社会の形成が求められているなかで，教育の役割はますます重要になってきているといえる。

読書案内

❶ 木村涼子・小玉亮子：教育/家族をジェンダーで語れば．白澤社，2005．

本書はジェンダーの視点から教育の課題を分析している。教育におけるジェンダーの問題は，学校と家族の両方に問題を生じさせていることを多様な論点から分析している。

❷ 河口和也：クイア・スタディーズ．岩波書店，2003．

セクシュアリティの多様性が歴史的にいかに抑圧されてきたのかをクィア理論を通して分析し，性的マイノリティを取り巻く問題状況を鋭く分析している。

参考文献

1）小玉亮子：ジェンダーと教育．耳塚寛明編：教育格差の社会学．有斐閣，2014．

教育学

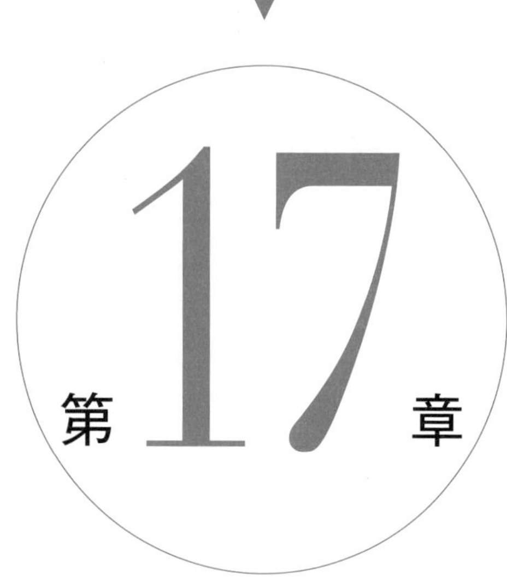

特別ニーズ教育・インクルーシヴ教育

A 障害・看護・教育

① 障害のある子を生み育てた親の声

障害のある子を産み育てた親が自身の体験をつづった『障害をもつ子を産むということ』[1)]『障害をもつ子が育つということ』[2)]という2冊の本がある。看護師は，医療現場においてこれらにつづられたような障害のある子とその家族への支援を行う。しかし，残念ながら，これらの本では，次のような場面において医療者の支援のあり方に対して批判の声が寄せられている。

その頃の大和は，おしっこチューブもなくて，10回目の手術が終わっていました。パンツ一枚になるように指示があったので脱がせると，やさしそうな保健師さんが走ってきて，大和にだけタオルを持ってきました。傷だらけのからだを見て気遣ってくれたのでしょう。私はいつも特別扱いせず育てようと思っているので，どこへ行っても，傷を隠したことがありません。その時も結局タオルは使いませんでした[3)]。

この親は，自分の子どもにだけタオルを持ってきた保健師の行為を気づかいと理解しつつも，「特別扱い」したことを批判している。ただし，「特別扱い」したのは，実は，その保健師なりに，障害に向き合い，その子どもの気持ちを考慮したことによる行為だったかもしれない。だが，この事例では，結果的にはその行為が母親を悲しませてしまうこととなり，うまくいかなかった。

② 障害への看護と教育

看護師にとって，障害のある子どもとその家族へのかかわりはむずかしい。その理由は，障害に配慮した特別な支援が求められる一方で，“ふつうの子”と同じようにかかわったり，平等に扱ったりすることも求められるからである。先に紹介した親の声は，わが子を障害児として「特別扱い」した保健師のふるまいを批判していた。つまり，この親は，ほかの子どもと同様にわが子を扱ってほしいと思っていた。障害児への看護は，障害に配慮し特別に支援することと，同じ人間として同じように接することの両方が含まれる。そこにむずかしさが生じることとなる。

1）野辺明子ほか編：障害をもつ子を産むということ．中央法規出版，1999.
2）野辺明子ほか編：障害をもつ子が育つということ．中央法規出版，2008.
3）野辺明子ほか編：上掲書．p. 167，2008.

では，障害のある子どもに，教育はどのように向き合ってきたのか。本章では，障害児教育のあり方における現在の到達点といえる，特別ニーズ教育・インクルーシヴ教育を取り上げて論じる。

B 特別ニーズ教育・インクルーシヴ教育とはなにか

① 特別ニーズ教育・インクルーシヴ教育の定義と背景

1 特別ニーズ教育・インクルーシヴ教育の定義

特別ニーズ教育▶ **特別ニーズ教育** special needs education とは，障害の種類や程度の違いを十分にふまえながら，それぞれの子どもがかかえる個別的な教育的ニーズに応じたきめ細やかな教育のことである。いわば，障害に配慮する教育である。その範囲は，制度やカリキュラムから，授業方法や実践技術まで，さまざまなものを含む。

インクルーシヴ教育▶ 一方，**インクルーシヴ教育** inclusive education とは，そうした障害をもつ子どもを排除することなく，障害の有無を含めた，子どものいろいろな違いをありのままに認め，子どもの多様性を尊重しようとする教育である。いわば，障害を包み込む教育である。

2 特別ニーズ教育・インクルーシヴ教育の背景

サラマンカ宣言▶ 障害に配慮しようとする特別ニーズ教育，そして障害を包み込もうとするインクルーシヴ教育が広く世に知られるようになったきっかけは，1994 年にスペインのサラマンカで開かれた「特別ニーズ教育に関する世界大会」であった。この世界大会で採択された「**サラマンカ宣言**」は，あらゆる子どもの教育を受ける権利を保障するため，特別な教育的ニーズをもつ子どもに合った子ども中心の教育システムとしてインクルーシヴ教育を提唱した。

特別ニーズ教育・インクルーシヴ教育の提唱背景▶ 特別ニーズ教育・インクルーシヴ教育が提唱された背景には，成人の障害者解放運動が主張してきた権利擁護の動きが，障害のある子どもにまで広がってきたという流れがあった。その流れから，障害のある子どもについても，その 1 人ひとりの権利を保障し，そうした子どもを排除しない新しい教育のあり方が求められた。そうした背景のなかで，特別ニーズ教育・インクルーシヴ教育は，多様な特徴をもつ子どもたちが，ともに学び，ともに育つ教育を実現し，それを通して，多様な特徴をもつ人たちが互いに尊重し，ともに生きる社会を創造することを目ざしている。

② 特別ニーズ教育・インクルーシヴ教育のむずかしさ

1 障害のある子を包み込むということ

障害を包み込むためには，障害を消し去るわけではなく，かといって障害を無理やりに肯定するわけでもない，それらとは違ったかたちで障害に配慮することが必要になる。かつては，障害のある子を，いわゆる“ふつうの子”と比較することで否定的にとらえながら，その違いを消し去ろうとする考えのもとに教育がなされていたところがあった。これでは，障害のある子をありのままに受けとめていることにはならない。

これに対してインクルーシヴ(包み込む)という考えにおいては，障害のある子をありのままに受けとめ，そのうえで，その子に応じた配慮を与えることを目ざしている。インクルーシヴ教育では，障害のある子がもつ特徴を，消し去るべき短所ではなく，認めるべき多様性の 1 つとして見直そうとするわけである。

2 障害個性論

障害のある子を包み込むということは，障害そのものを無理やりに肯定することと同じではない。「障害は個性だ」という言い方で，障害という特性を肯定的にとらえようとする**障害個性論**がある。そうした障害個性論は，障害とともに生活し，障害が自身のアイデンティティの一部にもなった障害当事者の声から生まれた。その声は，障害は人を必ず不幸にするという固定化した障害者のイメージをくつがえし，障害者の生き方をより深く理解するためには大切である。

ただし，障害個性論が障害そのものを真にすばらしいものであるととらえていると素朴(そぼく)に受けとるべきではない。なぜなら，障害は個性でありよいものだと言い切ってしまうと，障害に伴う困難や問題が隠されてしまい，障害児や障害者への支援の必要性をも訴えられなくなるからである。

3 特別ニーズ教育とインクルーシヴ教育の関係

障害を包み込むためには，障害を消し去るわけではなく障害を認めることが必要であり，障害そのものを無理やりに肯定するわけではなく，障害に配慮することが必要である。なぜなら，障害を認めて障害に配慮することで，はじめて障害の困難を軽減し解決することが可能になり，そうすることで“ふつうの子”と同じように活動したり参加したりできるようになるからである。

したがって，インクルーシヴ教育として障害を包み込んで教育を行うには，障害に配慮する特別ニーズ教育を必要とする。言いかえると，特別ニーズ教育が行われてこそ，インクルーシヴ教育が実現できる(▶図 17-1)。

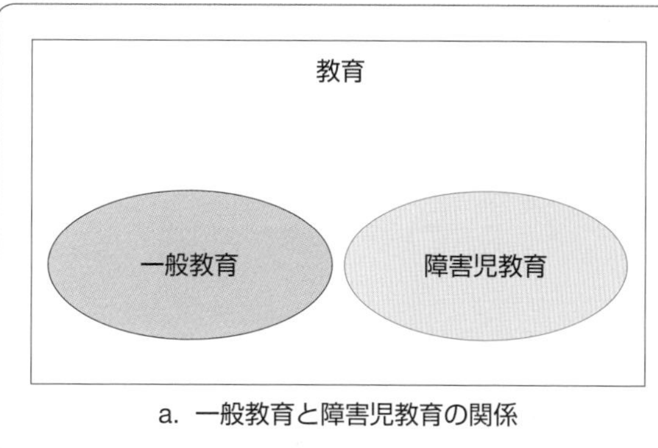

a. 一般教育と障害児教育の関係

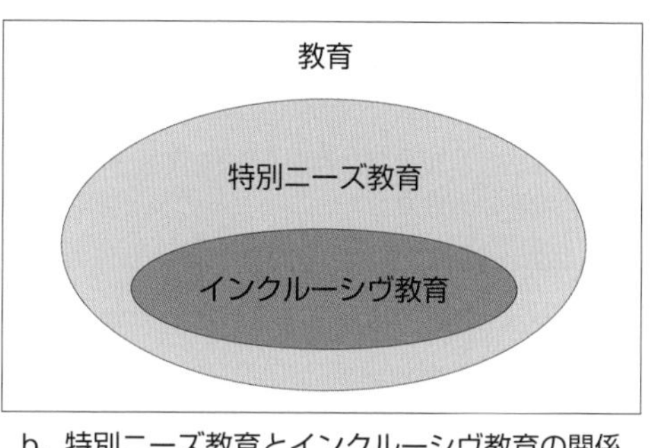

b. 特別ニーズ教育とインクルーシヴ教育の関係

▶図 17-1 一般教育と障害児教育の関係と，特別ニーズ教育とインクルーシヴ教育の関係

C 障害にどう向き合うか

① 障害児教育の 2 つの流れ ―― 発達保障論と共生共学論

特別ニーズ教育・インクルーシヴ教育が障害にどう向き合うかを，そこにあるむずかしさとともにみていく。まずは歴史的な観点から，これまで日本の障害児教育が障害にどう向き合ってきたのかをふり返ってみる。

1 障害児教育の始まりと特殊教育の制度化

日本では，制度としても実態としても，長らく障害のある子は教育機会を奪われてきた。戦後に限っても，教育の機会均等を示す日本国憲法や教育基本法の条文とは裏腹に，「就学猶予・就学免除」という形式で，実質的に，障害のある子は教育を受ける機会を奪われてきた。しかし，1979 年に養護学校が義務化され，障害のある子に対する特殊教育が制度的に確立した。

2 発達保障論と共生共学論の対立

特殊教育の制度が確立したことで，障害児教育に関する問題がすべて解消されたわけではない。いったん障害のある子への教育機会が制度的に保障されると，その保障の仕方をめぐって論争が行われた。この論争によって，障害児教育の考え方に 2 つの流れがかたちづくられた。**発達保障論**という立場に基づいて分離教育を進めようとする流れと，**共生共学論**という立場に基づいて統合教育を進めようとする流れである。発達保障論と共生共学論の主張は異なり，両者は互いに問題点を批判し合った（▶表 17-1）。

▶表 17-1 発達保障論と共生共学論の主張

発達保障論	共生共学論
●障害に合わせた個別的な教育 ●特殊学校を設けて教育施設や内容を分ける分離教育の必要性 ●「統合教育は障害児の特徴に配慮していない」	●ともに生きてともに学ぶ教育 ●障害児教育も普通学校において行う統合教育の必要性 ●「分離教育は差別的な障害児の隔離である」

▶表 17-2 特殊教育から特別支援教育への転換によるおもな変更点

	特殊教育	特別支援教育
学校	盲学校・聾学校・養護学校(知的・肢体不自由・病弱)	特別支援学校
対象	視覚障害・聴覚障害・知的障害・肢体不自由・病弱および言語障害・情緒障害	視覚障害・聴覚障害・知的障害・肢体不自由・病弱および言語障害・情緒障害・学習障害・注意欠陥多動性障害・高機能自閉症などの知的障害のない発達障害[1)]
指導	障害の種類や程度に合わせた教育	1人ひとり個別的に合わせた教育
連携	学校内の閉鎖性	普通学校や地域社会，医療・福祉・労働機関との連携

1)下線が，特別支援教育にて対象として追加された障害。

3 特別支援教育への転換

2000年代に入ると，その是非が激しく論争された特殊教育は，**特別支援教育**へと制度的に転換した。特殊教育から特別支援教育への転換によるおもな変更点は表17-2のようにまとめられる。

4 特別ニーズ教育・インクルーシヴ教育における問題

発達保障論と共生共学論は互いに問題点を批判し合ってきたが，それらの問題は現行の特別支援教育制度において十分に解決されたわけではない。そして，特別ニーズ教育とインクルーシヴ教育についても，発達保障論と共生共学論と同様の問題点が生じる可能性がある。

特別ニーズ教育の問題点▶ 特別ニーズ教育は障害に配慮しようとするが，障害による対応の違いを徹底していくと，障害のある子とない子の違いを強調することになる可能性がある。その場合は，発達保障論による分離教育が差別的な障害児隔離と批判されたのと同じような問題を生み出してしまい，インクルーシヴ教育につながらない。

インクルーシヴ教育の問題点▶ 他方で，インクルーシヴ教育では障害を受け入れようとするが，ただ受け入れることだけを目ざせば，障害の特徴に十分な注意がはらわれない可能性がある。その場合は，共生共学論による統合教育への批判と同様に，障害のある子への十分な教育が行われないという問題が生じかねず，特別ニーズ教育がいかされなくなってしまう。

インクルーシヴ▶
教育と特別ニーズ
教育のつながり

たしかに，インクルーシヴ教育を実現するためには特別ニーズ教育が必要である。しかし反面で，発達保障論と共生共学論が互いに互いを批判したのと同じように，インクルーシヴ教育と特別ニーズ教育の間にも問題点が生じる可能性がある。障害児の教育では，その問題点を乗りこえて，いかに両者をつなげていくかが問われている。

② 問い直される「障害」概念 —— 個人モデルと社会モデル

次に，「障害」概念を問い直そうとする近年の動向をふまえて，そもそも障害とはなにかという観点から，特別ニーズ教育・インクルーシヴ教育をみていく。

1 個人モデル

伝統的に，障害は，その個人の身体的な疾患や機能不全から生じる困難であると理解されてきた。たとえば，車椅子の利用者が段差につまずいて移動できない姿を見て，「あの人は脚がわるいからたいへんだな」と思う。そのように思うとき，その人は，障害を個人の特徴から生じる困難としてとらえている。

このように個人に焦点をあてた障害のとらえ方は，**個人モデル**とよばれる。個人モデルに従うと，問題の原因は個人にあることになるため，その問題を解決するためには，個人をかえようとする治療・訓練的な対応が重視されることになる。先の例でいうと，車椅子利用者が歩けるように，障害のある個人をかえようとする方向である(▶図 17-2-a)。

2 社会モデル

他方で近年，個人ではなく，個人を取り巻く環境や社会のあり方に焦点をあてた，**社会モデル**とよばれる障害のとらえ方が出てきた。先ほどの，車椅子の利用者の例でいうと，問題の原因は段差にあるとみることもできる。このように目線を個人から環境へ移せば，問題を解決するために，段差をなくしたバリアフリーな環境を用意するという別の方法も構想できる(▶図 17-2-b)。

社会モデルは，問題の原因を社会に見いだすため，問題を解決するために社会をかえようとする環境改変的な対応を重視する。つまり，個人モデルが治療・訓練的な対応を重視しているのに対し，社会モデルは環境改変的な対応を重視している。このように，個人モデルと社会モデルは，障害のとらえ方，そして問題への対応の仕方が異なる。

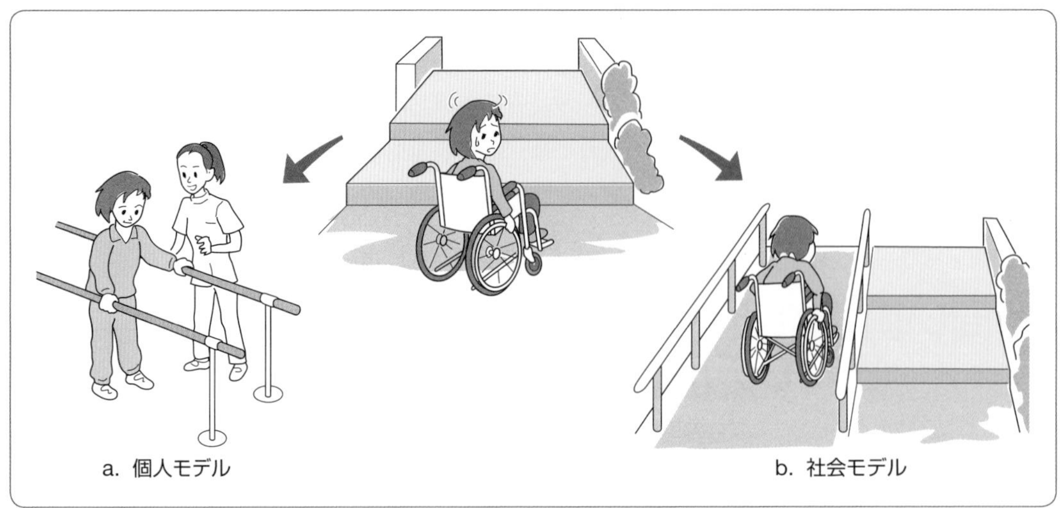

▶図 17-2 個人モデル・社会モデルの例

3 障害の概念と特別ニーズ教育・インクルーシヴ教育との関連

特別ニーズ教育・インクルーシヴ教育には，個人モデルに従って障害のある子ども個人に焦点をあてる側面と，社会モデルに従って障害のある子どもを取り囲む環境に焦点をあてる側面の両面が含まれる。

個人モデルにそった特別ニーズ教育▶ 特別ニーズ教育は，障害の種類や程度はもちろん，障害のある子どものさまざまな特徴に注意をはらい，それらに配慮した個別的な教育をつくりあげようとする。そこでは障害のある子ども個人に焦点をあてながら，個人モデルにそって，その子どもが障害を克服するのをいかに支援するかという課題に取り組もうとする。

社会モデルにそったインクルーシヴ教育▶ 他方でインクルーシヴ教育は，障害のある子どもを排除することなく受け入れるために，その人間関係や教育環境をかえようとする。そこでは障害のある子どもを取り囲む環境に焦点をあてながら，社会モデルにそって，障害のある子どもも含めてともに生きていく共生社会をいかにつくるかという課題に取り組もうとする。

2つのモデルの組み合わせと活用▶ このように特別ニーズ教育・インクルーシヴ教育は，障害のとらえ方や問題への対応の仕方が異なる個人モデルと社会モデルを含んでいる。ここで大切なことは，二者択一でどちらのモデルを選ぶかを決めることではなく，障害のある子どもを理解し，その教育に取り組むために，どのように2つのモデルを組み合わせて活用できるかを考えることである。

③ 特別な教育的ニーズをどう把握するか ── 専門家の判定と当事者の考え

ここでは，ニーズのとらえ方に注目し，特別な教育的ニーズをどう把握するかという観点から，特別ニーズ教育・インクルーシヴ教育についてみてみる。

1 ニーズの把握

ニーズ needs とは，直訳すれば「必要」であり，一般的には「人間が社会生活を営むために欠かすことのできない基本的要件を欠く状態」と定義される[1)]。

では，ニーズはどのように把握されるのだろうか。リハビリテーション医学では，本人の思いや願いとは別のところにある，客観的なニーズをとらえてきた。たとえば，本人は車椅子に乗りたくないと思っていても，身体的な状態からみて，医師が，本人にとって車椅子は必要であると，判定することがある。専門家としての医師の判定により，その患者のニーズが客観的に把握されたわけである。

しかし，こうした客観的なニーズのとらえ方に対して，もっと本人の思いや願いを大切にするべきだという批判が出てきた。専門性よりも当事者性を重視する立場である。この立場にたつと，専門家が判定するような客観的なニーズよりも，当事者の思いや願いとは切り離せない，主観的なニーズをとらえることが重要となる。

客観的ニーズと主観的ニーズのからまり合い▶

こうしたニーズのとらえ方の違いは，どちらかが正しくどちらかが間違っているというよりも，ニーズの違った側面をそれぞれ示していると理解すべきである。ニーズは，専門家の判定が重視される客観的な側面と，当事者の考えが重視される主観的な側面があり，それら両側面がからまり合っている。

2 教育的ニーズの把握

障害のある子がどのような特別な教育的ニーズをもっているのかについても，これまで一般的には，医師・セラピスト・教師・教育委員会などの専門家が判定してきた。こうした専門家の判定に従って，たとえば障害のある子が普通学校に通うか，特別支援学校（養護学校）に通うかが決められてきた。そして，専門家が特別支援学校（養護学校）への就学が妥当と判定すれば，もし保護者が普通学校を希望してもかなわないことがしばしばあった。

ただし今日，こうした専門家による一方的なふり分けは，本人や家庭の意向をないがしろにしていると反省され，保護者の希望を積極的に取り入れようと

1）小林良二：社会福祉対象の認識方法．中村優一ほか監修：エンサイクロペディア社会福祉学．p. 361，中央法規出版，2007.

する自治体も出てきている。こうした動向は，特別な教育的ニーズが，専門家の判定を重視した客観的な側面だけでなく，当事者の考えを重視した主観的な側面にも注目されて，把握されようとしていることを示している。

D 発達障害に対する特別ニーズ教育・インクルーシヴ教育

① 発達障害とは

最後に，具体的な事例として「発達障害」を取り上げて，特別ニーズ教育・インクルーシヴ教育との向き合い方を考える。2004 年に成立した発達障害者支援法では，発達障害を次のように定義している。

> **第二条**　この法律において「発達障害」とは，自閉症，アスペルガー症候群その他の広汎性発達障害，学習障害，注意欠陥多動性障害その他これに類する脳機能の障害であってその症状が通常低年齢において発現するものとして政令で定めるものをいう。

発達障害は，いわゆる身体・知的・精神の 3 障害とは違って，わかりにくい障害である。とくに知的な遅れは感じられないが，注意が散漫で落ち着きがない，こだわりが異常に強い，人とうまく会話ができない，協調性や社会性がない，などの特徴がある。発達障害は，それを引きおこす脳機能の解明がいまだ不十分ではあるが，その特徴を大きくまとめると，コミュニケーションの困難という点を指摘できる。

② 「発見」された発達障害児

1 発達障害児の「発見」

教師の話を落ち着いて聞けない子，特定のことに執着しすぎる子，友だちづくりが苦手である子。そうした子どもたちが，発達障害として診断されている。そうした子どもは発達障害が定義される以前からいた。さらにいえば，以前は，教師の話を落ち着いて聞けない子は「元気で活発な子」，特定のことに執着しすぎる子は「集中力のあるがまん強い子」，友だちづくりが苦手である子は「マイペースで個性的な子」とみなされて，とくに問題とされていなかった。そうした子が，コミュニケーションに困難をかかえる子として，発達障害児と新しく解釈し直された。すなわち，発達障害児が「発見」された，ということもできる。

2 発達障害児の「発見」の理由

では，なぜコミュニケーションの困難という事態を，わざわざ発達障害という障害としてとらえ直し，特別な教育的対応を求めるようになったのか。その理由の1つは，いまの社会がコミュニケーションを重視するようになり，教育がそれにこたえようとしていることと関係している。

コミュニケーション能力の育成と発達障害▶ これからの社会では，マニュアルどおりにはたらくだけでなく，みずから考える力が必要だと言われるようになった。それにこたえるように教育は，生きる力や新学力観というキャッチフレーズで，自分の考えや思いを相手に伝える能力や，他人と協調するゆたかな社会性を子どもに求め，育成しようとするようになった。そうすると，そうしたコミュニケーション能力に欠けた子どもが，「問題」として目につくようになる。そして，その問題が発達障害という障害としてとらえ直された。

③ 発達障害と特別ニーズ教育・インクルーシヴ教育

1 発達障害児の「発見」による危惧と意義

危惧▶ 発達障害児の「発見」により，いままで“ふつうの子”であった子どもを「発達障害児」とよぶことで，本人の名誉が傷つけられたり，言葉が一人歩きしてしまうことで不当な差別が引きおこされたりはしないかという危惧もある(▶9ページ)。

意義▶ 一方で，みずからがかかえていた困難に発達障害という名前が与えられたことで，「やっと自分の苦しみの正体がわかった」と胸をなで下ろす発達障害当事者がいる。発達障害当事者のなかには，長年，自分はなにか問題をかかえながら，その問題に名前がないためにどこがどう問題なのかを知らず，問題解決のためにどうすればいいかわからなかったという人が少なくない。こうした人にとっては，発達障害の「発見」が自分の問題をはっきりさせるきっかけになりうるし，それは教育を行うための出発点にもなりうる。

2 特別支援教育を受ける子どもの急増をどうみるか

2007年から開始された特別支援教育は，発達障害児への教育的対応を中心課題の1つにすえているが，その特別支援教育を受ける子どもは，近年，急増している。幼稚園・小学校・中学校・高校で特別支援教育を受ける子どもの数は，特殊教育時代の2005年には23万7,161人(全体の1.5%)であったが，2020年には61万1,993人(全体の4.2%)へと2.6倍に急増している(▶図17-3)。

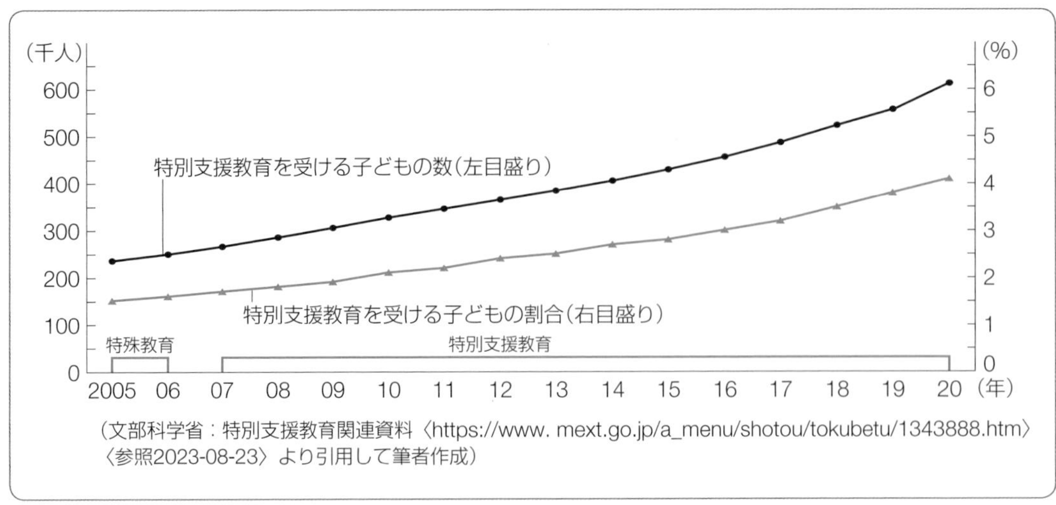

▶図 17-3　特別支援教育を受ける子どもの数と割合の推移

こうした特別支援教育の広がりは，一方では，これまで気づかれなかった特別な教育的ニーズがきちんと把握され，その子どもに対応した個別的な教育が充実してきた結果である，とみなされる。つまり，特別支援教育の広がりは，特別ニーズ教育の充実を意味している，という評価である。

しかし他方で，こうした特別支援教育を受ける子どもの増加は，普通教育から排除される子どもの増加を意味しているのではないか，と否定的な評価が与えられることもある。つまり，インクルーシヴ教育につながっていないという批判である。発達障害児に対する特別ニーズ教育・インクルーシヴ教育には，特別支援教育の制度のあり方も関連した課題がある。

3 発達障害児と特別ニーズ教育・インクルーシヴ教育

発達障害への教育的実践は，さまざまな工夫が試みられはじめたばかりである。その工夫として，一方で障害の個人モデルにそって，コミュニケーション能力を高められるような訓練メニューを用意することもあれば，もう一方で障害の社会モデルにそって，コミュニケーションがとりやすい道具や環境を用意することもある（▶80 ページ，第 7 章で紹介された実践事例も参照）。

いままで意識されなかった発達障害児の特徴に配慮した特別ニーズ教育を実現すること，さらに，そのうえで，新しく「発見」された発達障害児を，もう一度，包み込むようなインクルーシヴ教育を実現することが求められている。

◉要約

教育は，障害というテーマにどのように向き合おうとしているのか。昨今，障害のある子を含めた，多様な特徴と背景をもつ子どもたちがともに学び，ともに育つインクルーシヴ教育が求められている。そのために，障害の種類や程度の違いに配慮しながら，それぞれの子どもがかかえる教育的ニーズに応じた特別ニーズ教育が必要とされている。しかし，特別ニーズ教育・インクルーシヴ教育を実現することはむずかしい。なぜなら，障害を包み込むためには，障害を消し去るわけではなく，かといって障害を無理やりに肯定するわけでもなく，それらとは違ったかたちで障害を認め，障害に配慮し，そのうえで障害を包み込まなければならないからである。こうしたむずかしさから，歴史的に，障害児教育は発達保障論と共生共学論の間で論争が繰り返されてきた。

さらに今日，「障害」概念の問い直しや，特別な教育的ニーズの把握の仕方をめぐって議論が複雑化している。他方で，現在の障害児教育の現場では，発達障害児への対応などを念頭に，特別支援教育制度が整備され，障害のある子への教育をより充実させるように模索が続いている。多様な特徴をもつ人たちが互いに尊重しともに生きるインクルーシヴな社会を創造するという理念のもとに，特別ニーズ教育・インクルーシヴ教育の実現が目ざされている。

読書案内

❶ 茂木俊彦：障害児と教育．岩波書店，1990.

障害のある子の権利と発達を保障しようとする立場から，障害児教育の理念と現実を問い，その可能性と課題を示している。続編にあたる『障害児教育を考える』（岩波書店，2007）と合わせて読みたい。

❷ 尾崎洋一郎：発達障害とその周辺の子どもたち．同成社，2009.

近年，現場での対応が求められている発達障害について，基礎知識から実践的対応まで，幅広い事例をもとに具体的に紹介している。発達障害児へのかかわりにおける，看護と教育のつながりを考えるうえでも役にたつ。

参考文献

1) 安積純子ほか：生の技法，第 3 版．生活書院，2012.
2) 姉崎弘：特別支援教育とインクルーシブ教育．ナカニシヤ出版，2011.
3) 綾屋紗月・熊谷晋一郎：発達障害当事者研究．医学書院，2008.
4) 糸賀一雄：この子らを世の光に．柏樹社，1965.
5) 上田敏：リハビリテーションを考える．青木書店，1983.
6) 尾崎洋一郎ほか：発達障害とその周辺の子どもたち．同成社，2009.
7) 片桐健司：障害があるからこそ普通学級がいい．千書房，2009.
8) 小林良二：社会福祉対象の認識方法．中村優一ほか監修：エンサイクロペディア社会福祉学．中央法規出版，2007.
9) 障害児を普通学校へ・全国連絡会編：障害児が学校へ入ってから．千書房，2001.
10) 障害児を普通学校へ・全国連絡会編：障害児が学校へ入るとき．千書房，2001.
11) 杉野昭博：障害学．東京大学出版会，2007.
12) 鈴木文治：排除する学校．明石書店，2010.
13) 柘植雅義ほか編：はじめての特別支援教育，改訂版．有斐閣，2014.
14) 中西正司・上野千鶴子：当事者主権．岩波書店，2003.
15) 日本特別ニーズ教育学会編：テキスト 特別ニーズ教育．ミネルヴァ書房，2007.
16) 日本臨床心理学会編：戦後特殊教育 その構造と論理の批判．社会評論社，1980.
17) 野辺明子ほか編：障害をもつ子を産むということ．中央法規出版，1999.
18) 野辺明子ほか編：障害をもつ子が育つということ．中央法規出版，2008.
19) 茂木俊彦：障害児教育を考える．岩波書店，2007.
20) 茂木俊彦：障害児と教育．岩波書店，1990.
21) 文部科学省初等中等教育局特別支援教育課：通常の学級に在籍する発達障害の可能性のある特別な教育的支援を必要とする児童生徒に関する調査結果について．2012.

教育学

第18章

生涯学習

A 生涯学習の必要性

① 生涯学習とは

1 よりよく生きるための生涯学習

看護師は悩みの多い仕事だと言われる。患者の状態を慮(おもんぱか)りながら看護をするなかでは，判断のむずかしい局面に出合うことが少なくない。また，過酷な現実に直面した際には，自分の感情をどう扱うか迷うことも多いであろうし，責任の重い役割を担うがゆえに，仕事とプライベートの両立に悩むこともあるだろう。

多くの人は，そうした悩みに突きあたるたびに，みずから熟考して試行錯誤を重ねたり，誰かに相談したりしながら，自分なりの答えを見いだして前に進んでいく。その過程で，本を読んだり，インターネットで情報を集めたり，仲間と議論をしたり，セミナーに参加したりする。あるいはもう一度学校に戻って学び直そうとする人もいるだろう。

さまざまな生活上の課題，職業生活のなかで直面する困難，自己実現をめぐる悩みや目標などに対応するために，必要な情報を集め見識を高めるという営みは，古くから存在していた。人生の初期に経験する学校教育とは異なり，成人後にみずからの意思で行う学習には，卒業・修了というゴールがない。私たちは，よりよく生きるために，生涯にわたって積極的に自己を変容させていく。**生涯学習**とは，こうしたことをさし示す概念である。

2 社会の課題と生涯学習

生涯学習は，個々人がよりよく生きるために必要であるばかりでなく，社会の維持・発展に不可欠なものでもある。技術革新が急速に進行する現代社会においては，人々の教育水準の向上と継続的な学習が経済成長の推進力であるとみなされてきた。他方，産業化が進むにつれて，環境破壊やエネルギー問題，地域間の経済格差，人口問題や平和維持に向けた課題などが顕在化するようになると，こうした危機を乗りこえるために，人々の主体的な学習が求められるようにもなった。現在，生涯学習の推進は国際的な重要課題の1つとなっており，多くの国や地域で成人の学習参加率の向上が目ざされている。

② 生涯学習の実現に向けた取り組み

1 生涯学習への注目

生涯学習が国際的に注目されるようになったのは，1965年に開催されたユネスコ成人教育推進会議がきっかけだった。ユネスコは，1945年に設立された国際連合(国連)の専門機関で，教育・科学・文化における国際協力を通じて世界平和に貢献することを目ざして，さまざまな活動を行っている。教育水準を向上させるための取り組みもその1つで，1965年の会議では，成人が教育を受ける機会をより多く得られるよう，教育のシステムを大きくつくりかえ，生涯にわたって教育を受けることを可能にするシステムを構築することが提言された。学齢期の子どもや若者を対象とする学校教育だけでなく，成人が利用しやすい教育の場を拡充していくことの重要性が主張されたのである。

2 リカレント教育論

1970年には，それを実現するための具体的方策として，経済協力開発機構(OECD)が**リカレント教育論**を提唱した。「リカレント」とは，「循環」を意味する。教育を受ける時期を子ども期と青年期に限定することをやめ，生涯にわたって教育・労働・余暇を繰り返すことができるようにしよう，というのがリカレント教育論の趣旨であった(▶図18-1)。

たとえば，高校を卒業したあと数年間社会で働きながら自分の希望や適性を見きわめ，それをふまえて大学や専門学校に進学したりする。仕事をするなかでより高度な専門性が必要となった際に，いったん仕事を中断して専門的な教育を受け，そのうえで仕事に復帰してより生産性を高める。リカレント教育論は，こうしたことをごくあたり前のものとして社会に定着させようという考え方である。それは，人々の自己実現を支援するためでもあるし，労働力の質を向上させることによって経済成長を促進しようとするものでもある。

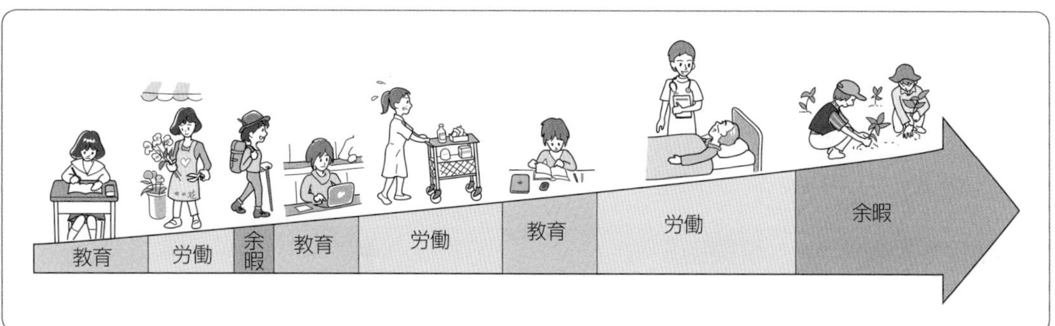

▶図18-1 リカレント教育の一例(看護師の場合)

リカレント教育を実現するための課題

だが，これを現実のものとするのはなかなかむずかしい。有職者が教育を受けるために仕事を離れる場合，その間の生活費を工面（くめん）する必要があるが，有給の教育休暇を制度化している国はごくわずかしかない。産業界においては，職を離れて教育を受ける人が増えれば，そのぶんの労働力の不足を補うために経費がかさむ。教育機関の側では，幅広い年齢層を受け入れるために組織を改革したり，施設を整備したりすることが必要となる。リカレント教育を実現するためには，解決すべき課題や問題も多く，これを教育政策に取り入れている国は少ないのが現状である。

B 成人はどこで学ぶのか

生涯にわたって行われる学習には，学齢期に学校教育を通じて行われる学習も含まれている。また，子どもが学校の外で経験する活動，たとえば学童保育での生活や，各種の習いごと，地域の文化活動なども生涯学習の一部であるが，本章では学齢期を過ぎた成人に対象をしぼり，成人の学習がどこで行われているのか，成人はそこでどのように学んでいるのかを以下で述べていく。

① 成人のための学校教育

1 中学校夜間学級

義務教育を修了しないまま学齢を過ぎてしまった人のための教育機関として，一部の自治体には中学校夜間学級(夜間中学)が設置されている。もともとは，第二次世界大戦後の混乱期に，労働や家事手伝いなどの理由で昼間に学校に通えない子どものための夜間授業として始まったものだが，現在は在日外国人が多く在籍するとともに，不登校者の受け皿にもなっている。ここでは，平日の夕方から夜にかけて4時限の授業が行われている。

公立の夜間中学は，2020年現在で全国10都府県にわずか34校しか設置されていない。公立の夜間中学がない地域では，民間のボランティアによる「自主夜間中学」が運営されているところもある。これらの夜間中学は，数は少ないながら，義務教育を受けることができず基礎学力を身につける機会がなかった成人の学習の場として，重要な役割を果たしている。

2 高校定時制課程・通信制課程

高校には15歳以上であれば入学できるが，18歳を過ぎてから高校生になる人は少なく，成人が高校に通う場合は定時制課程や通信制課程への入学が現実的な選択肢となっている。定時制課程では，夜間あるいは昼間の限られた時間に授業が行われており，通常は4年間で卒業できるようになっている。

一方，通信制課程では，通信教育の添削指導や面接指導によって教育が行われ，毎日通学する必要はない。

3 社会人経験者の高等教育機関への入学

大学や大学院，短期大学，高等専門学校などの高等教育機関の入学にも，年齢の上限はない。社会人としての経験を積んだのちに，専門性を高めるために高等教育機関に入学する人は増えており，社会人特別選抜(社会人入試)を実施したり，有職者が受講しやすいよう夜間に授業を開講したりしている大学も多い。また，テレビ・ラジオ放送を用いて教育を行う放送大学をはじめ，通信教育課程を設置している大学もある。

社会人経験を経たのちに再び学びはじめた大人たちは，きわめて熱心に，目を輝かせながら授業を受けていることが多い。学ぶことへの強い意欲と熱意をもった大人の存在は，まわりの若い生徒・学生たちへの刺激にもなっている。

② 職業能力を向上させるための訓練・研修

1 公共職業訓練

職業に必要な技能や知識を身につけようとする際には，国や地方自治体などが技能労働者を養成するために実施している**公共職業訓練**が利用できる。職業能力開発大学校，職業能力開発校(職業訓練校)，職業能力開発促進センターなどの**職業訓練施設**に各種の訓練コースが設置されている。

もともとは失業者を対象に制度化されたものだが，現在では求職者を対象とする離職者訓練だけでなく，主として高校卒業者を対象とする学卒者訓練，在職中の労働者のための在職者訓練が実施されている。

2 企業内教育

事業主などが従業員を対象に実施する**企業内教育**(**企業内研修**)も，職業訓練の一種である。独自の研修プログラムをつくって従業員の知識・技術の向上をはかる企業もあるが，中小企業の場合は都道府県知事の認定を受けた**認定職業訓練校**などを利用する場合が少なくない。そのほか，仕事に必要な能力を向上させるために，従業員が職場内で自主的な学習会を開くこともある。

③ 多様な学習の場

社会教育▶ 学校教育や職業訓練などの制度以外でも，各種の講座，講演会，セミナーやワークショップなど，さまざまな学習の場がある。日本では，それらは**社会教育**とよばれている。

社会教育とは，「学校の教育課程として行われる教育活動を除き，主として青少年及び成人に対して行われる組織的な教育活動(体育及びレクリエーションの活動を含む。)」(社会教育法第2条)である。国や地方自治体が社会教育のために設置する施設として，公民館，図書館，博物館，青年教育施設(青年の家，少年自然の家)，社会体育施設(運動場，体育館，各種競技場)といった**社会教育施設**がある。

社会教育の活動を行う**社会教育団体**に対しては，国や地方自治体が，あらかじめ教育や学習の内容を確認したうえで補助金を交付している。だが，補助金を受給できる団体は限られており，国や地方自治体とはかかわりなく，参加者の関心に応じた自由な活動を行う学習グループも数多く存在する。民間のカルチャーセンターや通信教育講座などを利用して，趣味の活動や資格取得のための学習に取り組んでいる人も少なくない。

コミュニケーションを通じた学習▶

これらの学習活動においては，教師役をおかず，参加者が互いに教え合い，学び合う**共同学習**の方法をとるものもある。たとえば，少人数で本を読んで議論する**読書会**はその1つである。近年では，インターネット上で仲間を募り，あらかじめ決められた本を読んだうえで街のカフェなどに集まり感想を語り合ったり，気に入った本を持ち寄ってそれを紹介し合ったりする読書会が増えている。参加者の感想や解釈の違いが刺激となって議論が盛り上がり，それぞれが思考を深めたり，新たな発見をしたりすることへとつながっていく。

私たちは，まわりの人とのコミュニケーションを通じてそれまで気づかずにいたことに気づき，少しずつ考え方や行動の仕方を変化させている。こうした変化も，広い意味では学習と言いうるのである。

C 成人はどのように学ぶのか

① 成人のための教育学(アンドラゴジー)

前述したような学習の場にやって来るのは，それぞれ経験を積み重ね，自分なりの考え方をもち，よりよく生きるために自己を変容させようとしている大人たちである。そのような成人の学習を支援することが，成人に対する教育，すなわち**成人教育**である。

子どもと大人とでは，学習への向き合い方も学習の進め方も異なっている。このことをふまえて，アメリカの教育学者ノールズ Knowles, M. S. は，成人の学習を支援する成人教育理論として**アンドラゴジー**を体系化した。

1 成人の学習の特性

自律的な学習▶ では，成人はどのように学ぶのだろうか。子どもに対する教育(ペダゴジー)においては，学習は教師の主導で進められるものという前提があるが，アンドラゴジーでは，学習者は自律的に学習を進めようとする存在とみなされる。決められたカリキュラムにそって学習を進めることを期待されている子どもとは異なり，成人は自分が学びたいことを，学びたいときに学ぼうとする。成人が学習の場に参加するのは，「この仕事につくためにこの資格をとりたい」「もっと技能を向上させたい」「生活上の悩みを解消したい」「新しい知識を身につけて視野を広げたい」など，明確な目的が生じたときであることが多い。なんらかの課題を自覚し，学習の必要性を実感したときに，学習が意欲的・能動的に始まるのである。

経験をいかした学習▶ また，成人の学習の過程では，それまでの人生で積み重ねてきた経験が，学習内容をより深く理解するためのたすけになる。なぜなら，新たに学んだ内容を，すでに知っている知識や過去に体験した事象と結びつけて理解すれば，その内容はより深く内面化されるからである。その点において，すでにさまざまな経験を重ねている成人は，学んだことをすぐに生活や仕事にいかしていくことができる。なお，実習を経験したあとの看護学生は，以前よりも授業内容に関心をもつようになり，理解の度合いも深まるといった傾向があるが，これも同様の効果によるものである。

自己決定的な学習▶ このような成人の学習者には，学問的な知識を系統的に学ぶという教科中心の学び方よりも，自分の必要性に即してみずから内容と計画を決める**自己決定的な学び方**のほうが向いている。ただし，年齢を重ねて自己を安定化させてきた人のなかには，経験に基づいた固定観念が強すぎて，それが学習を阻害してしまうこともある。

2 成人学習への支援

教師の役割▶ アンドラゴジーでは，先に述べたとおり，成人学習者は自己決定的に学習を進めようとする存在だとみなされている。それゆえに，成人教育における教師の役割は，ペダゴジー的に知識や技能を教えることではなく，前述のような成人の学習特性をふまえて，学習者がみずからたてた目標に到達することができるよう側面から支援することにある。

だが，子どものころから学校で教師に「教えられる」ことに慣れ親しんできた学習者は，みずから学習の課題を設定し，学習内容を定め，実行し，その成果をみずから確認するといった自己決定型の学習のやり方になかなかなじめず，教師が「教えてくれる」ことを無意識のうちに期待してしまう。そのため，教師は，学習者がより自己決定的になれるように，支援の仕方を工夫しなければならない。

職場での例 たとえば，職場で後輩の指導をまかされた場合，ひととおりのことを系統的に1から教えていくよりも，その後輩がどのような経験を積んできたのか，どういった能力をのばしたいと考えているのか，自分の課題をどのようにとらえているのかといったことを把握したうえで，後輩の能動的な学習を支援するというやり方のほうが，より効果的で効率的だろう。

患者と看護師の関係での例 これは医療の現場における患者と看護師の関係にもあてはまる。患者がみずからの健康維持のために行動の仕方をかえねばならないとき，看護師はそれを支援する立場にある。たとえば，食事制限が必要な患者の場合，それをただ指示するだけでは，あまり効果が期待できないかもしれない。患者自身がその必要性を十分に理解し，それまでの食習慣をかえる努力を始められるように，その患者の病状だけでなく性格や生活習慣なども把握したうえで，それらに合わせた支援を行うことが求められるのである。

② 成人学習の目的と方法

1 自己決定的な学習のための方法

では，どのようにしたら学習者は自己決定的になれるのだろうか。カナダの教育学者クラントン Cranton, P. は，成人学習者の自己決定性は，集団のなかで他者とのやりとりを通じて徐々に獲得されると主張している。

つまり，他者と共感したり，ときにはぶつかったりしながら自分の考えや価値観を確認していくことを通じて，自分なりの学習課題を設定していく。そして，その学習課題に基づき，どのような本を読むのか，なにについて調べるのかをも自分で決めるという学習の仕方へと徐々に移行していくのである。そのため，自己決定的な学習を実践するには，共同学習やグループ活動が適している。

グループ活動の効果 経験を重ねるなかでつくられてきた自分の考え方や価値観，信念といったものは，ふだんはあまり意識されることがない。私たちは無意識のうちに，自分なりのやり方や価値観に従って行動している。それゆえに，なにかを学習しようと思いたったとき，その動機や目的はそれまでにつくられてきた考え方や価値観に基づいているといえる。だが，グループ活動のなかでほかの参加者とやりとりをしていくうちに，それまでの考え方や価値観，自分が大事に思ってきた信念などが意識に上るようになる。

とりわけ，自分とはまったく異なる考え方にふれたり，自分の意見に対して他者から予期せぬ反応があったりすると，自分の考え方や価値観が揺らぎ，混乱し，不安になったりする。そこで自分の考え方を押し通せば，混乱や不安は解消されるかもしれない。だが，その混乱や不安にしっかりと向き合い，自分の考え方の妥当性を問い直し吟味してみることで，それまでの考え方や価値観

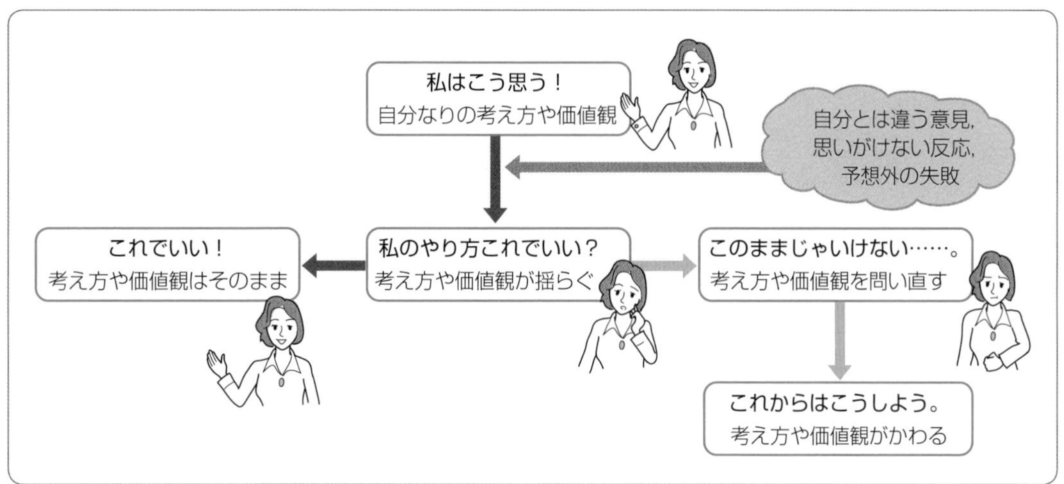

▶図 18-2 ものの見方の変容のプロセス

が修正され，「ものの見方」がかわる可能性がある(▶図 18-2)。

意識変容の学習（変容的学習）▶ アメリカの教育学者メジロー Mezirow, J. は，成人の学習にとって最も重要なのは新しい知識や技能の獲得などではなく，このように「ものの見方」を変容させていくことであると主張し，そのプロセスを**意識変容の学習**(**変容的学習**)と名づけた。グループ活動のなかには，学習者が自分の「ものの見方」を批判的にふり返るようなきっかけが多くある。ここでの教師の役割は，学習者がそのきっかけをうまくつかみ，意識変容を進めていけるように支援することである。

2 学習の動機と社会問題の認識

ところで，私たちが「この仕事につくためにこの資格をとりたい」「もっと技能を向上させたい」「生活上の悩みを解消したい」「新しい知識を身につけて視野を広げたい」といった目的をもってなにかを学びはじめるとき，その動機は一見すると自己決定的であるが，実はそうとも言い切れない。

社会的な評価の基準の反映▶ たとえば，資格取得のために通信講座を受講したり，専門技能を身につけるために専門学校に通ったり，語学力を身につけるために英会話教室に通ったりすることを考えてみよう。これらの学習が学習者本人の意思によって開始されたものであるとしても，その動機には社会的な評価の基準が反映されている。多くの人が資格や専門技能や語学力を身につけようとしているのは，それによって労働市場における自分の市場価値が高まり，就職や転職に有利になるからである(▶図 18-3)。また，こうした能力の獲得を支援する教育機関が近くにあって，学費の負担などの心配が少なければ，学習への動機はさらに高まるだろう。

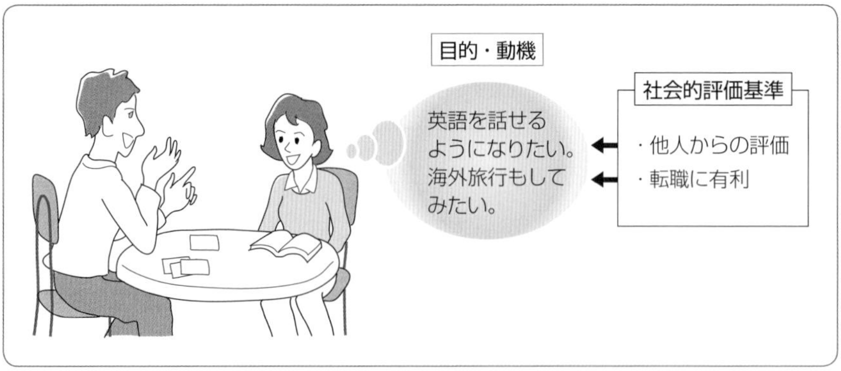

▶図 18-3 動機への社会的な評価の基準の反映

社会構造や社会階層の影響▶ かつて女性のつける職業が限られていた時代には，職業的自立を目ざす女性の多くが看護学校に入学した。なぜなら，当時，女性が職業的に自立しようとする際の選択肢はごくわずかしかなく，資産家など上層に位置する一部の人以外は，ほかの選択をすることが実質的に不可能であったからである。つまり，なにを学ぶかを決める際には，さまざまな資源に恵まれた人のほうが，より自己決定性を発揮できるのである。こうしたことからも，学習の動機や目的に社会構造や社会階層が影響を与えていることがうかがえる。

D 看護師の生涯学習

1 看護師の力量形成の機会

本章の最後に，看護師の力量形成の機会についてみてみたい。多くの看護師が，日本看護協会や看護系の大学などが看護師向けに提供しているさまざまな研修を利用している。大規模な病院のなかには独自に研修プログラムを設けているところもあり，先輩看護師が後輩を指導する**プリセプター制度**を導入したりしている病院も多い。また，大学・大学院への進学のほか，専門看護師・認定看護師・認定看護管理者などの資格認定に向けた学習や，専門書・専門雑誌の購読なども，看護師の継続的な力量形成にとって重要である。

2 学習の場の創設例

上記のほか，看護師のニーズに即した学習を自己決定的に進めるためには，学習の場を自分たち自身でつくりあげることも必要になる。一例として，1965年に川嶋らが中心となって立ち上げた「東京看護学セミナー」をあげよう。組織的な研修もなく，看護について学べる高等教育機関も存在しなかった当時，自分たち自身で学習の機会をつくろうと考えた数名の看護師が，東京近辺の看護師らに呼びかけてつくったものである。勤務外の時間をやりくりし，費用もすべて自己負担で始まった。当時のチラシには，「参加者の自由な話合いを中心にして，看護とは何か，看護学成立の中心課題は何かを，具体的経験のなかから探り出し創り出すこと」「参加者全員が主催者であるような会として運営したい」と書かれていたという[1)]。

「東京看護学セミナー」は，毎月の定例会，年に一度の公開セミナーなどを開催するほか，共同研究を行ってその成果を看護系の雑誌に投稿したり，本として出版したりもした。

看護師の協同学習▶ 川嶋は，「東京看護学セミナー」での学習について，「ここでの学習は，時々の看護の直面する課題を深めるために，書物からだけではなく現場の事象を正しく見つめ分析することと，毎日の看護師の豊富な実践事例を正しく記述し，討論の結果得た内容はすべての看護師が共有できることを目ざすように心がけました。看護師の日々は患者さんに喜ばれることばかりではなく，時には悔いを残す場面も少なくありません。そうした生の事例からの学びは，文献や書物などからは得られない貴重なものが多くありました」[2)]と述べている。つまり，仲間どうしの協同学習によって貴重な知が共有されたのである。その知は，雑誌や本を通じて，全国の多くの看護師たちにも伝えられていった。

3 看護における学びの意義

この事例にもあらわれているとおり，看護師が日々の看護実践のなかから学ぶことは，はかり知れないほど多い。患者とのかかわりを通じて学ぶこと，医師や同僚の看護師とのかかわりを通じて学ぶこと，実践のなかから得られる省察，それらを話し合い共有すること，すべてが看護師としての力量形成につながっている。こうした学びは，職業的能力の向上だけにとどまらず，人間的な成長にも結びついている。あるいは，看護には直接かかわらないような学習が，看護の仕事や看護師のおかれた環境の改善に結びつくこともある。

私たちは仕事を通じて，あるいは日常生活のなかでさまざまな課題に向き合い，それを乗りこえるためにさまざまな機会を用いて自己を変容させていく。ときにはそれが，組織や社会をよい方向にかえていくことにつながったりもする。生涯学習とは，こうしたことを意味する概念なのである。

1）川嶋みどり：看護の力．p.181，岩波書店，2012.
2）川嶋みどり：上掲書．p.182.

◉要約

生涯学習とは，よりよく生きるために，生涯にわたって積極的に自己を変容させていくことである。それは個々人がよりよく生きるために必要であるばかりでなく，社会の維持・発展に不可欠なものでもある。そのため，すべての人が学びたいときに学べるような教育システムの構築が目ざされている。学習を支援する立場においては，成人期の学習の特性をふまえた支援が求められる。また，自分たちのニーズに即した学習の場を自分たち自身でつくり出すことも重要である。

読書案内

❶ イヴァン=イリッチ著，東洋・小澤周三訳：脱学校の社会．東京創元社，1977.

学校教育に慣れてしまった私たちは，誰かに教えてもらうのではなく，みずから能動的に学ぶということがあまり得意ではない。学校や教師に頼らない学習のあり方を考えるために，私たちがいかに「学校化」されているかを認識することから始めたい。

❷ 赤尾勝己・山本慶裕編：学びのスタイル 生涯学習入門．玉川大学出版部，1996.

個々人の生活スタイルがさまざまであるのと同様に，人にはそれぞれ自分に合った学習のスタイルがある。この本では，自分史を書いたり，新聞などのメディアを活用したり，地域のグループ活動に参加したりしながら学んできた著者たちが，みずからの経験について述べている。

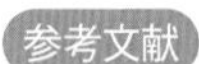

参考文献

1）川嶋みどり：看護の力．岩波書店，2012.

2）クラントン，P.著，入江直子ほか訳：おとなの学びを拓く 自己決定と意識変容をめざして．鳳書房，1999.

3）下野恵子・大津廣子：看護師の熟練形成 看護技術の向上を阻むものは何か．名古屋大学出版会，2010.

4）末本誠・松田武雄編：生涯学習と地域社会教育．春風社，2004.

5）三輪建二：おとなの学びを育む 生涯学習と学びあうコミュニティの創造．鳳書房，2011.

教育学

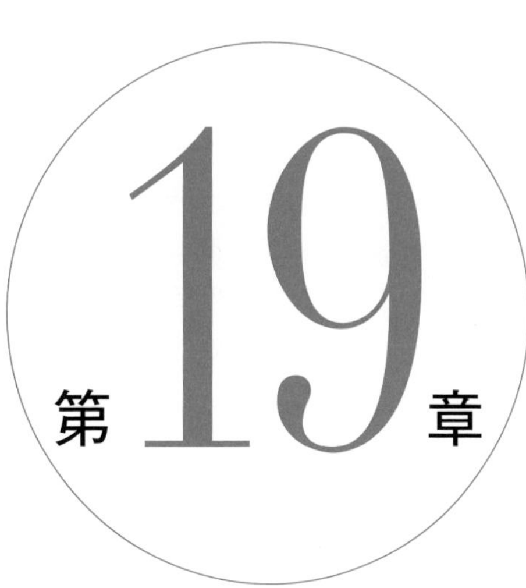

シティズンシップ教育

A 公共性とはなにか

教育基本法で教育の目標を規定している第2条3号には,「公共の精神に基づき,主体的に社会の形成に参画し,その発展に寄与する態度を養う」と書かれている。この「公共の精神」の中身をあらわす**公共性**とはいったいいかなるものなのだろうか。

この点を考えるために,アメリカで活躍した政治哲学者であるハンナ＝アレント Arendt, H. の思想を手がかりに,公共性とはどういうことかをみていきたい。

1 ハンナ＝アレントにみる公共性

ハンナ＝アレントとは▶ ハンナ＝アレントは,ユダヤ人の思想家である。ユダヤ人であるがために,第二次世界大戦中にユダヤ人の大量虐殺を行ったナチス・ドイツから迫害を受け,その迫害から逃れるために,アメリカに亡命した。そして,公共性を主題とする『人間の条件』を刊行するなど,活躍した政治思想家である。

アレントからの問いかけ▶ ユダヤ人大量虐殺にかかわったナチスの元高官 A. アイヒマンがイスラエルによってとらえられ,1961年にイスラエルで裁判にかけられる。アレントはこのアイヒマンに対するイスラエルでの裁判を傍聴し,その裁判への批判を雑誌記事に書いた。アレントはその記事で,ユダヤ人の大量虐殺を遂行したナチスを厳しく批判しつつ,同時に,そうしたナチスの台頭をなぜ許してしまったのかを真摯に問うことなくナチス元高官の弾劾に終始するイスラエル国家をも,痛烈に批判したのである。そのため,ユダヤ人同胞らから非難される事件がおこる(アイヒマン事件)。

悪の凡庸さ▶ アレントは,なぜ,アイヒマンに対する裁判を批判したのだろうか。それは,裁判で人を裁くということが,ともすれば,罪をおかした者はわるい人で,訴えた側や裁く側は正義だ,という単純な勧善懲悪の図式になってしまうことを,アレントが恐れたからである。アレントによれば,アイヒマンはたしかにわるいことをしたのだが,けっして極悪非道の人物ではない,ふつうの人だったという。そんなふつうの人が悪をなしてしまう,そういう「**悪の凡庸さ**」をつきつめて考えなければならないのではないかと,アレントは問う。そして,誰もが悪をなしてしまう可能性があるなかで,そういう悪を回避するためには自分のなすことの意味を考えることが必要だと,アレントはいう。

つまり,なにが正しくなにがわるいかを見分けることのできる思考力が重要だとアレントは主張する。この善悪を区別する能力こそが,公共性の内容であり,公共の精神にほかならない。つまり,公共性とはなにが正しく,なにが公正さや正義にかなっているのかを判断する基準のようなものであるといってもいい。アイヒマンの裁判に対してアレントは，ナチスがユダヤ人の大量虐殺をおこすにいたった公共性のゆがみを問うことなく，それを特定の人間の悪として裁いたことを批判したのである[1)]。

2 公共性をはぐくむ教育

文化や価値観が多様となり，情報化社会でもある現代社会においては，公共性は，さまざまな場面で問われる。たとえば，医療の現場でも，最善を尽くしたという病院と，医療ミスを疑う患者・家族との間で，医療裁判になる場合がある。どうして裁判になるかというと，医師と患者・家族の当事者間で，話し合いによる解決が困難になることがあるからである。公正さや正義の判断の基準となる公共性は，まさに，そういう当事者間の話し合いだけで解決が困難なときに，必要となるのである。だから，公共性はすべての人にかかわるものである。その意味で，公共性は，裁判官や医師など特定の専門家だけではなくて，誰にとっても分け隔てなく，誰に対しても開かれているものでなければならない。

そのためには，公共性をはぐくむ教育が重要となる。冒頭でふれた教育基本法が「公共の精神」を重んじているのも，そういうことを背景にしていると理解することができる。

そして，シティズンシップ教育とは，まさにこの，公共性をはぐくむ教育のことである。それでは，シティズンシップ教育とはどのようなものであるのか，以下で考えていきたい。

B シティズンシップ教育とはなにか

1 シティズンシップ（市民性）

シティズンシップ（市民性）とは，民主主義社会の構成員として自立した判断を行い，政治や社会の公的な意思決定に能動的に参加する資質をさす概念である。たとえば，みずから選挙を通じて政治に参加し，裁判員として裁判の判決に参加できるよう，選挙による政治の方法や意義，法律のしくみなどを理解し，その知識をもつことなどである。近年，日本を含む各国で，そういう資質をはぐくむシティズンシップ教育を，学校教育の中心的な課題にしようという動き

1）アレントの思想について詳しくは，小玉重夫：難民と市民の間で ハンナ・アレント『人間の条件』を読み直す．現代書館，2013．を参照。

▶表 19-1 シティズンシップ教育を特徴づける 3 本柱

要素	内容・具体例
①社会的道徳的責任	道徳の時間で学ぶようなこと。いじめ問題など。
②共同体への参加	ボランティア活動。地域の川の掃除に参加するなど。
③政治的リテラシー	争点となっている問題を考える。原発問題，貿易自由化問題など。

が強まっている。

2 クリック-レポート

イギリスでは，1998 年に政治学者のバーナード＝クリック Crick，B. らが中心となって，シティズンシップ教育に関する政策文書(通称「クリック-レポート」)が発表された。そしてこれに基づいて，2002 年から，中等教育段階でシティズンシップ教育が必修となった。クリックは冒頭にあげたハンナ＝アレントの影響を強く受けた政治学者である。

この「クリック-レポート」では，シティズンシップを構成する 3 つの要素があげられている。それは，①社会的道徳的責任，②共同体への参加，そして③政治的リテラシーである。①社会的道徳的責任は，道徳の時間で扱われるいじめについて考えたり人の生き方について考えたりするような内容である。②共同体への参加とは，川の掃除などボランティア活動に参加することである。③政治的リテラシーは，世のなかで争点になっている問題を考えることである。これらは，一般にシティズンシップ教育を特徴づける 3 本柱として位置づけることができる(▶表 19-1)。クリック-レポートの場合，このうちとくに，「政治的リテラシー」が重要視されている。

シティズンシップ教育の構成要素である上記の 3 つのうちで，なぜ政治的リテラシーが重要視されているのか，その点を以下では詳しくみていく。

C 政治的リテラシーの教育

クリック-レポートの全体の構成のなかで，その最終章に位置しているのは，「論争的問題をどう教えるか」という点である。この「論争的問題をどう教えるか」という点こそが，政治的リテラシーの教育において，中心をなす点である。

クリックらによれば，政治の本質は，対立の調停や異なる価値観の共存という点にある。たとえば，裁判の事例などでも，なにが正義でなにが悪なのか，容易には判断できない場合も少なくない。それはその背景に，価値をめぐる対立があるからである。そのような異なる価値が対立している場合に，論争的問題での争点をいかに理解するかという点にこそ，政治的リテラシーの核心があるというのが，クリックらの見方である。

クリックらはなぜ，論争的問題を中核とした政治的リテラシーを重視するのか。その点をみていく。

①「よき市民」の落とし穴

イギリスでシティズンシップ教育の政策文書を書いたクリックらは，シティズンシップ教育を進めていくうえで，それが，既存の国家や社会にとって都合のよい「品行方正なよき市民」を目ざすものにとどまることを危惧する。そして，「よき市民」というとらえ方に，落とし穴があるという。クリックらの見方によれば，シティズンシップ教育の内容は，もしも政治的リテラシーを重視しないと，「ボランティア活動一辺倒」になりがちだというのである。

使い捨ての要員を育成する危険性▶ たとえば川の掃除をボランティアで行うとしよう。それがなんのための掃除かで，その意味がかわってくる。生活環境を浄化し，川の生き物を復活させるためかもしれないし，埋めたてて道路をつくるためかもしれない。もしも後者だとすると，埋めたてて道路をつくることについて住民の間で意見が割れているかもしれないが，そういうこととは無関係になにも考えさせないで，ただ川の掃除に動員するだけだと，道路をつくるための「単なる使い捨ての要員」を育てるだけになってしまう。

ボランティア活動によって「よき市民」を育てることには，このように，意見が分かれているかもしれない事業に無批判に従事する従順な市民を育成するだけの，使い捨ての要員を育てる教育になってしまうという落とし穴がある，そうクリックらは考える。

能動的市民の教育▶ そして，そのような無批判にただボランティアを行う従順な「よき市民」ではなく，「政治文化の変革を担う積極的な市民(アクティブ-シティズン)」の育成をこそ，シティズンシップ教育の中心に位置づけるべきであるとクリックらは主張する。そのためには，「政治的リテラシー」(政治的判断力や批判能力)を中心とする政治教育が必要であるというのである。ここでいう政治的リテラシーとは，たとえば川を埋めたてて道路をつくることの是非などのように，世のなかで意見が分かれている政治的な争点について考え，判断する資質，能力のことである。

つまり，ここでクリックらは，「よき市民」の育成にとどまるシティズンシップ教育が，既存の国家や社会にとって都合のよい「使い捨ての要員」の育成に陥ることを危惧し，そうならないための条件として，政治的リテラシーを備えた能動的市民の教育を強調する。

争点を知る▶ クリックらは1970年代に　政治的リテラシーの構造図を理論化しているが，

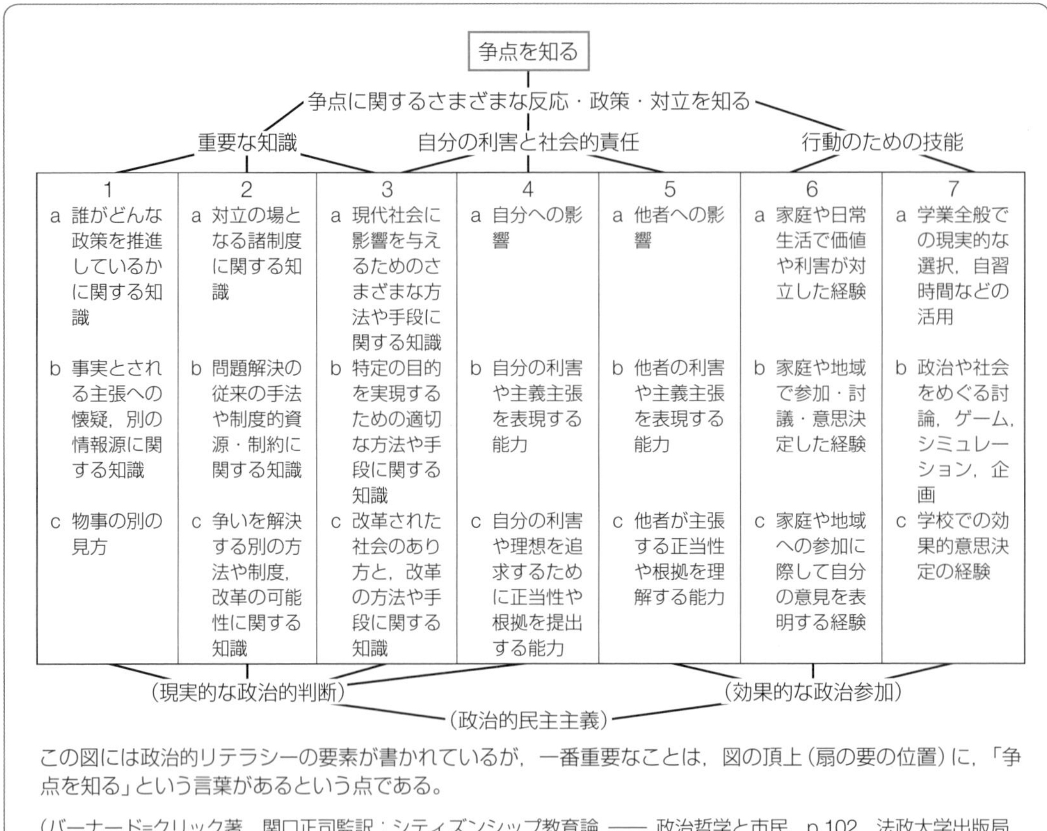

この図には政治的リテラシーの要素が書かれているが，一番重要なことは，図の頂上（扇の要の位置）に，「争点を知る」という言葉があるという点である。

（バーナード=クリック著，関口正司監訳：シティズンシップ教育論 —— 政治哲学と市民．p.102，法政大学出版局，2011 による）

▶図 19-1　政治的リテラシーの構造

そこで中心をなしているのが，「争点を知る」という点である（▶図 19-1）。つまり，争点を知ることが，政治的リテラシーの要である。以下では，この政治的リテラシーの核心にある論争的問題ということについて，考察を深めていく。

② 論争的問題に関する教育

1 日本における論争的問題に関する教育の重要性への認識

日本でも，このクリックらの提起をふまえて，論争的な問題の教育をシティズンシップ教育に導入する試みが，広がりつつある。とくに，2011 年 3 月 11 日の東日本大震災による福島第一原子力発電所の事故以降，判断を専門家まかせにせず，みずから問題の争点を理解できるよう論争的問題を中心に位置づける教育を行わなければならないことが，教育実践の現場でも痛感されつつある。

この原子力発電所の事故では，その原因や状況，また，放射線被曝の影響について多くの専門家の発言があったが，これらは必ずしも市民から信頼されてなかった。その結果，食品や土地などへの放射線被曝の影響について，消費者・生産者の双方が不安と負担に悩まされてきた。

この原子力発電所の事故で生じたような科学や専門家への不信や不安と向き合うためには，専門家の間でも論争があることを隠さず示し，市民の側の政治的判断力(政治的リテラシー)を高め，判断を専門家まかせにしないような，論争的問題を中心に位置づける教育の重要性が認識されたのである。

論争的な問題の教育例▶

論争的な問題に関する教育としては，たとえば，模擬選挙や価値判断と意思決定を行う授業などが実施されている。

具体例を1つあげてみよう。神奈川県の県立湘南台高校では，「総合的な学習の時間」や「現代社会」の時間に政治参加教育を位置づけ，2011年度から，生徒の政治参加意識を高める独自のプログラム「湘南台ハイスクール議会(模擬議会)」の開発と実践に取り組んでいる。そこでは，「まかせる政治から引き受ける政治へ」をキーワードとして，前述のクリックらの理論にもあった論争的な問題を，太陽光発電や消費税増税，環太平洋パートナーシップ協定(TPP)への参加，原子力発電所の事故以降のがれきの処理といった，世のなかで議論されている具体的な争点に即して，与野党に分かれて議論をし，採決するという試みがなされている。

2 シティズンシップ教育におけるアマチュア

論争的問題に関する教育において重要なのは，シティズンシップ教育におけるシティズン，すなわち市民という概念に，非専門家であるアマチュアという意味が含まれている点である。イギリスやアメリカでは近年，このような非専門家としてのシティズンシップ(市民性)教育の立場から，**市民科学** civic science という視点を基軸にすえたシティズンシップ教育の提案がなされている。そこでは，科学は専門家に独占される知としてではなく，専門家ではないアマチュアである市民の知である市民科学としてとらえられる。

たとえば，アメリカのシティズンシップ教育提唱者，ハリー＝ボイト Boyte, H. らは，以下のような指摘をしている。

> 市民科学が示唆するのは，民主主義社会における科学，専門的知識，市民の間の関係の組みかえである。すなわち，市民科学では，市民や公衆が，科学と政治の接点(インターフェース)を左右するカギを握る。科学と政治の接点はもはや，科学的専門家と政策立案者のみによって排他的に占められる領域ではなくなる[1)]。
>
> (著者訳)

1) Spencer, J. et al.：Civic Science. *Newsletter of the American Commonwealth Partnership*, August, Issue #6, 2012.

このように，市民科学では，科学の領域と，政治の領域が接する場面，すなわち，科学と政治の接点(インターフェース)が重要視される。

科学と政治の接点の例▶ たとえば，放射線の被曝によるリスクは科学者の判断がなされる領域であるが，どのくらいの放射線量であれば居住可能な地域に認定できるのかを判断するのは政治の領域である。そして，放射線被曝のリスクのもとで暮らす私たちは，この科学と政治の両方の判断のもとで暮らすことになる。どちらの判断も重要であり，どちらかの判断だけでリスクを判断したり，移住するかどうかを決定したりすることは不可能なのである。

市民の政治的リテラシー養成の意義▶ この科学と政治の接点(インターフェース)は，科学的専門家と政策立案者のみに判断が独占される領域ではない。たとえば，放射線被曝のリスクのもとで暮らす私たちが，その地域に住みつづけるか，移住するかを決定することになるが，その決定をするときに，科学の専門家や政治の判断を参考にはするが，最終的判断をして決定するのは住民である私たち自身である。

その意味において，科学と政治の接点(インターフェース)は，非専門家であるアマチュアとしての市民がカギを握る領域としてとらえられる。そして，市民がそのような存在になるために政治的判断力(政治的リテラシー)を養成するものとして，シティズンシップ教育が位置づけられている。

無知の自覚▶ そして，このような科学と政治の接点(インターフェース)においては，原子力発電所や放射線の問題にも端的に示されているように，科学の最先端においてもいまだ解明されていない，あるいは専門家の間で意見が分かれている，未知の領域や無知の領域が存在している。

具体的にいうと，100ミリシーベルト以下の低線量被曝に伴うリスクについては，専門家のなかに複数の見解があり，放射線の健康への影響について専門家の間でも論争がある。つまり，未知の領域，無知の領域であるととらえられている。アマチュアである市民に求められるのは，このような未知の領域，無知の領域があることを自覚し，自分が無知であることを自覚的に受け入れられるようなあり方である。

③ 高校生のコミュニティカフェにみるアマチュアリズム

自分が無知であることを自覚的に受け入れ，能動的に社会参加，地域おこしにかかわる市民のあり方を考える際の手がかりとして，1つの例をあげてみたい。

長野県辰野町にある辰野高校は，1997年から，生徒，父母，教師が地域の住民と学校や地域のあり方について話し合う「辰高フォーラム」を毎年開催してきた(▶188ページ)。2001年のフォーラムでは，町の商工会長から「駅前商店街は空き店舗が増えて，さびしい通りになりつつあります。空き店舗をただで貸しますから，高校生のお店をやって欲しいです」という発言があった。この発言から11年後の2012年に，ついに高校生が経営するコミュニティカフェが開店した。この店では，辰野高校の生徒が地元の商店と協力して開発したオリジナルの商品が売られている。また，地元の人たちが無料でコーヒーやお茶類を飲みながら会話を楽しむ地域の交流の場となっている。

町の商工会長が「高校生のお店を」と発言してから，コミュニティカフェの開店まで，11年の歳月を経なければならなかったのには理由がある。その間，町は町村合併の問題で揺れ，辰野高校の生徒会もこの問題に関与することになったからである。町村合併問題で町が揺れていた2003年には辰野高校の生徒会が中心となって「地域住民と高校生による魅力ある町づくりと合併問題を考えるシンポジウム」が開催され，生徒が合併問題や商店街の活性化について全校生徒や町の商店街に対して行ったアンケートの調査結果が報告され，また，それを受けて，町役場や商工会，青年会議所から来た町の人たちと，生徒会の代表とでパネルディスカッションが行われた。結局，辰野町は，中学生以上が参加した住民投票の結果，合併しない道を選択し，辰野高校生徒会も加わった町づくり委員会で町の活性化構想を進め，その1つの成果として，2012年に高校生が中心となったコミュニティカフェが開店したのである[1)]。

アマチュアの政治への能動的な参加▶

この辰野高校の取り組みでは，町の将来をめぐっていろいろな争点が議論された。大規模店を招致したほうがいいのか，古くからある駅前商店街を活性化したほうがいいのかという問題，あるいは，ほかの市町村と合併したほうがいいのかどうかという問題などである。駅前商店街の衰退が進むなかで，町の再建をどのようにして進めていくのかということは，生徒だけではなく，町の大人たちにとっても正解の見えない，そして人によって意見の分かれる論争的な問題である。

そうした問題に直面して，辰野高校の生徒たちは，アマチュアながらもこの論争的な問題をあえて引き受けて，「町おこし」という政治に能動的に参加してきた。そこには，行政のプロや専門家にまかせるのではなく，自分が無知であることを自覚しつつも，みずから進んで町の将来を考えるアマチュアとしての市民の可能性が示唆されている。

シティズンシップ教育が目ざす市民のあり方▶

この辰野高校の生徒たちからは，既存の社会に適応する「よき市民」にとどまらない，より能動的に町づくりに参加する姿を見ることができる。そこには，自分が無知であることを自覚的に受け入れ，町の再建という社会参加，地域おこしに能動的にかかわる市民のあり方が示されている。このような市民のあり方が，シティズンシップ教育を通じて求められているのである。

1）宮下与兵衛編：地域を変える高校生たち．pp. 14–58，かもがわ出版，2014.

D「よき市民」から「無知な市民」へ

オランダ出身の教育哲学者，ガート＝ビースタ Biesta, G. は，既存の社会に適応する「よき市民」への対抗案として，「**無知な市民** ignorant citizen」という概念を提唱し，以下のように述べている。

> 無知な市民とは，自分がなるべきよき市民像がなんであるかについて無知であるような人のことである。無知な市民は，ある意味において，よき市民についての知識を拒絶し，社会に適応することを拒絶し，既定の市民的アイデンティティに縛られることを拒絶する。しかしこのことは，無知な市民が単なる「逸脱者」であることを意味しない。…(中略)…市民としての学びは，知識やスキル，能力や態度の獲得を目ざすのではなく，民主主義の実験にたえずさらされ，関与することを目ざすからである[1]。（著者訳）

町村合併問題に発言をし，市民として町おこしの活動をしていく前述の辰野高校の生徒たちの事例は，まさにここでビースタがいう，答えが１つに定まっていない無知の領域を自覚しつつ，そこでの「民主主義の実験にたえずさらされ，関与することを目ざす」ことにつながるものを含んでいる。そういう「民主主義の実験への関与」こそが，論争的な問題をシティズンシップ教育に位置づける際の条件となる。ビースタの指摘は，このことを示唆している。

論争的な問題をシティズンシップ教育に位置づける実践的な試みは，前述した湘南台高校，辰野高校のほかにも，さまざまな学校で始まっている。たとえば，お茶の水女子大学附属小学校では，５年生の社会科の授業で八ッ場ダム建設の是非について議論を行った事例があり，また，東京大学教育学部附属中等教育学校では，原子力発電所の是非をめぐる問題を取り上げた事例がある。また，2015年に公職選挙法が改正されて選挙権年齢が18歳以上に引き下げられ，さらに2022年4月には民法の成年年齢も18歳に引き下げられたのを受けて，政治参加意識を高め，政治的リテラシーをはぐくむための主権者教育が全国の学校で進められている。

これらの試みはまだ緒(ちょ)についたばかりであるが，今後の教育改革を通じて，全国に広がっていくことが期待されている。私たち１人ひとりが，「無知な市

1) Biesta, G.：The Ignorant Citizen：Mouffe, Rancière, and the Subject of Democratic Education. *Studies in Philosophy and Education*, 30(2)：152, 2011.

民」として，そうしたシティズンシップ教育の可能性を深く考えていきたい。

◉要約

シティズンシップ教育とは，公共性を担う市民を育てる教育のことである。そこでの公共性とは，当事者間の話し合いだけで解決が困難な論争的な問題を判断する基準であり，論争的問題を考える政治的リテラシーを不可欠の要素として含んでいる。そういう政治的リテラシーの養成を中心としたシティズンシップ教育の実践がいま欧米を中心に広がりつつあり，日本でも実践されている。

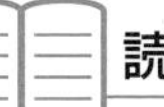

読書案内

❶ 小玉重夫：難民と市民の間で ハンナ・アレント『人間の条件』を読み直す．現代書館，2013.

本章で取り上げたアレントの公共性論を，現代の教育問題，シティズンシップ教育などにも引きつけてわかりやすく解説している。

❷ ガート＝ビースタ著・上野正道ほか訳：民主主義を学習する 教育・生涯学習・シティズンシップ．勁草書房，2014.

本章で取り上げたビースタの論文，「無知な市民」が収録された論文集の翻訳であり，日本語で読めるシティズンシップの論集として最適の書の１つである。

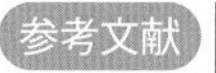

参考文献

1) 小玉重夫：学力幻想．筑摩書房，2013.

2) 小玉重夫：教育政治学を拓く――18歳選挙権の時代を見すえて．勁草書房，2016.

3) 長沼豊・大久保正弘編：社会を変える教育 Citizenship Education 英国のシティズンシップ教育とクリック・レポートから．キーステージ21，2012.

4) 宮下与兵衛編：地域を変える高校生たち．かもがわ出版，2014.

5) Bernard Crick 著，添谷育志・金田耕一訳：デモクラシー．岩波書店，2004.

6) Bernard Crick 著，関口正司監訳：シティズンシップ教育論．法政大学出版局，2011.

7) Biesta, G.：The Ignorant Citizen：Mouffe, Rancière, and the Subject of Democratic Education. *Studies in Philosophy and Education*, 30(2)：141-153, 2011.

8) Spencer, J. et al.：Civic Science. *Newsletter of the American Commonwealth Partnership*, August, Issue #6, 2012.

◉資料　教育基本法(平成18年12月22日法律第120号)

教育基本法(昭和22年法律第25号)の全部を改正する。

我々日本国民は，たゆまぬ努力によって築いてきた民主的で文化的な国家を更に発展させるとともに，世界の平和と人類の福祉の向上に貢献することを願うものである。

我々は，この理想を実現するため，個人の尊厳を重んじ，真理と正義を希求し，公共の精神を尊び，豊かな人間性と創造性を備えた人間の育成を期するとともに，伝統を継承し，新しい文化の創造を目指す教育を推進する。

ここに，我々は，日本国憲法の精神にのっとり，我が国の未来を切り拓(ひら)く教育の基本を確立し，その振興を図るため，この法律を制定する。

第１章　教育の目的及び理念

(教育の目的)

第１条　教育は，人格の完成を目指し，平和で民主的な国家及び社会の形成者として必要な資質を備えた心身ともに健康な国民の育成を期して行われなければならない。

(教育の目標)

第２条　教育は，その目的を実現するため，学問の自由を尊重しつつ，次に掲げる目標を達成するよう行われるものとする。

一　幅広い知識と教養を身に付け，真理を求める態度を養い，豊かな情操と道徳心を培うとともに，健やかな身体を養うこと。

二　個人の価値を尊重して，その能力を伸ばし，創造性を培い，自主及び自律の精神を養うとともに，職業及び生活との関連を重視し，勤労を重んずる態度を養うこと。

三　正義と責任，男女の平等，自他の敬愛と協力を重んずるとともに，公共の精神に基づき，主体的に社会の形成に参画し，その発展に寄与する態度を養うこと。

四　生命を尊び，自然を大切にし，環境の保全に寄与する態度を養うこと。

五　伝統と文化を尊重し，それらをはぐくんできた我が国と郷土を愛するとともに，他国を尊重し，国際社会の平和と発展に寄与する態度を養うこと。

(生涯学習の理念)

第３条　国民一人一人が，自己の人格を磨き，豊かな人生を送ることができるよう，その生涯にわたって，あらゆる機会に，あらゆる場所において学習することができ，その成果を適切に生かすことのできる社会の実現が図られなければならない。

(教育の機会均等)

第４条　すべて国民は，ひとしく，その能力に応じた教育を受ける機会を与えられなければならず，人種，信条，性別，社会的身分，経済的地位又は門地によって，教育上差別されない。

2　国及び地方公共団体は，障害のある者が，その障害の状態に応じ，十分な教育を受けられるよう，教育上必要な支援を講じなければならない。

3　国及び地方公共団体は，能力があるにもかかわらず，経済的理由によって修学が困難な者に対して，奨学の措置を講じなければならない。

第２章　教育の実施に関する基本

(義務教育)

第５条　国民は，その保護する子に，別に法律で定めるところにより，普通教育を受けさせる義務を負う。

2　義務教育として行われる普通教育は，各個人の有する能力を伸ばしつつ社会において自立的に生きる基礎を培い，また，国家及び社会の形成者として必要とされる基本的な資質を養うことを目的として行われるものとする。

3　国及び地方公共団体は，義務教育の機会を保障し，その水準を確保するため，適切な役割分担及び相互の協力の下，その実施に責任を負う。

4　国又は地方公共団体の設置する学校における義務教育については，授業料を徴収しない。

（学校教育）

第６条　法律に定める学校は，公の性質を有するものであって，国，地方公共団体及び法律に定める法人のみが，これを設置することができる。

2　前項の学校においては，教育の目標が達成されるよう，教育を受ける者の心身の発達に応じて，体系的な教育が組織的に行われなければならない。この場合において，教育を受ける者が，学校生活を営む上で必要な規律を重んずるとともに，自ら進んで学習に取り組む意欲を高めることを重視して行われなければならない。

（大学）

第７条　大学は，学術の中心として，高い教養と専門的能力を培うとともに，深く真理を探究して新たな知見を創造し，これらの成果を広く社会に提供することにより，社会の発展に寄与するものとする。

2　大学については，自主性，自律性その他の大学における教育及び研究の特性が尊重されなければならない。

（私立学校）

第８条　私立学校の有する公の性質及び学校教育において果たす重要な役割にかんがみ，国及び地方公共団体は，その自主性を尊重しつつ，助成その他の適当な方法によって私立学校教育の振興に努めなければならない。

（教員）

第９条　法律に定める学校の教員は，自己の崇高な使命を深く自覚し，絶えず研究と修養に励み，その職責の遂行に努めなければならない。

2　前項の教員については，その使命と職責の重要性にかんがみ，その身分は尊重され，待遇の適正が期せられるとともに，養成と研修の充実が図られなければならない。

（家庭教育）

第10条　父母その他の保護者は，子の教育について第一義的責任を有するものであって，生活のために必要な習慣を身に付けさせるとともに，自立心を育成し，心身の調和のとれた発達を図るよう努めるものとする。

2　国及び地方公共団体は，家庭教育の自主性を尊重しつつ，保護者に対する学習の機会及び情報の提供その他の家庭教育を支援するために必要な施策を講ずるよう努めなければならない。

（幼児期の教育）

第11条　幼児期の教育は，生涯にわたる人格形成の基礎を培う重要なものであることにかんがみ，国及び地方公共団体は，幼児の健やかな成長に資する良好な環境の整備その他適当な方法によって，その振興に努めなければならない。

（社会教育）

第12条　個人の要望や社会の要請にこたえ，社会において行われる教育は，国及び地方公共団体によって奨励されなければならない。

2　国及び地方公共団体は，図書館，博物館，公民館その他の社会教育施設の設置，学校の施設の利用，学習の機会及び情報の提供その他の適当な方法によって社会教育の振興に努めなければならない。

（学校，家庭及び地域住民等の相互の連携協力）

第13条　学校，家庭及び地域住民その他の関係者は，教育におけるそれぞれの役割と責任を自覚するとともに，相互の連携及び協力に努めるものとする。

（政治教育）

第14条　良識ある公民として必要な政治的教養は，教育上尊重されなければならない。

2　法律に定める学校は，特定の政党を支持し，又はこれに反対するための政治教育その他政治的活動をしてはならない。

（宗教教育）

第15条　宗教に関する寛容の態度，宗教に関する一般的な教養及び宗教の社会生活における地位は，教育上尊重されなければならない。

2　国及び地方公共団体が設置する学校は，特定の宗教のための宗教教育その他宗教的活動をしてはならない。

第3章　教育行政

(教育行政)

第16条　教育は，不当な支配に服することなく，この法律及び他の法律の定めるところにより行われるべきものであり，教育行政は，国と地方公共団体との適切な役割分担及び相互の協力の下，公正かつ適正に行われなければならない。

2　国は，全国的な教育の機会均等と教育水準の維持向上を図るため，教育に関する施策を総合的に策定し，実施しなければならない。

3　地方公共団体は，その地域における教育の振興を図るため，その実情に応じた教育に関する施策を策定し，実施しなければならない。

4　国及び地方公共団体は，教育が円滑かつ継続的に実施されるよう，必要な財政上の措置を講じなければならない。

(教育振興基本計画)

第17条　政府は，教育の振興に関する施策の総合的かつ計画的な推進を図るため，教育の振興に関する施策についての基本的な方針及び講ずべき施策その他必要な事項について，基本的な計画を定め，これを国会に報告するとともに，公表しなければならない。

2　地方公共団体は，前項の計画を参酌し，その地域の実情に応じ，当該地方公共団体における教育の振興のための施策に関する基本的な計画を定めるよう努めなければならない。

第4章　法令の制定

第18条　この法律に規定する諸条項を実施するため，必要な法令が制定されなければならない。

索引

数字・欧文・略語

5段階相対評価　139
ADHD　81
AS　81
DeSeCo プロジェクト　52
EACH 憲章　115
GIGA スクール構想　190
ICT 教育　39, **189**
ICT リテラシー　39, **189**
IRE 連鎖　157
LPP　61
OSCE　147
OSCE-R　148
OSCE リフレクション法　148
PISA　**52**, 190
SGE　77
SNS　38
Society5.0　190
ZPD　26

あ

アイデンティティ　8
愛のムチ　12
アイヒマン事件　248
アクティブ-シティズン　251
悪の凡庸さ　248
アスペルガー症候群　81
アタッチメント　105
アマチュアリズム　254
アマラ　12
アンドラゴジー　240

い

生きる力　51
意識変容の学習　243
いじめ　**72**, 123
異性愛　216
一億総中流化　36
一次的社会化　122
一条校　47
一人前期　14
一斉教授　45
異文化理解　185
今井康雄　155
インクルーシヴ教育　223
院内学級　**65**, 115
インフォームドアセント　105
インプリンティング　61

う

ヴィゴツキー　**26**, 106
ウィッティ　176
ウエンガー　61
氏子入り　14

え

エイジング　28
エデュカレ　18
エデュケレ　18
エミール　**16**, 18, 19
エンゲストローム　27
円座　166

お

オールドカマー　184
教え込み型　24
教える　**62**, 67, 94
オスカー＝ワイルド　216
オスキー　147
落合美恵子　40
オルタナティブ-スクール　50, **130**, 133
オルタナティブな評価　144

か

ガート＝ビースタ　256
外国籍の子どもの教育　184
科学技術創造立国　190
核家族化　35
学習　60
学習権　**30**, 184
学習指導要領　48, **63**
学習指導要領(試案)　48
学習到達度調査　190
各種学校　185
学制　45
学歴社会　49
隠れたカリキュラム　212
過形成　107
学級崩壊　74
学校　**44**, 122
学校運営協議会　187
学校化　128
学校化社会　36
学校教育　259
学校教育法　46
学校教員　**168**, 170
学校参加　186
学校知識　63
学校方式　45
活版印刷　45
家庭科　213
家庭教育　41, **259**
カマラ　12
カミングアウト　217
カリキュラム　64
刈り込み　107
感覚運動的段階　27
関係課題　171
看護　**4**, 88
――と教育　4
――と障害　222
――とメディア　155
――と養護　88
看護師　4
――の協同学習　245
――の生涯学習　244
看護職　4
患者教育　110
管理教育　50

き

企業内教育　239
企業内研修　239
疑似専門職　169

規準準拠評価 140
奇跡の人 67
機能化された社会 5
義務教育 **47**, 258
義務教育の段階における普通教育に相当する教育の機会の確保等に関する法律 189
虐待 123
キャリア教育 196
キャリアパスポート 196
教育 4, **12**
—— と看護 4
—— とケア 7
—— を受ける権利 **30**, 184
教育委員会 186
教育家族 **40**, 127
教育基本法 46, 183, **258**
教育行政 **183**, 260
教育行政参加 186
教育支援センター 50, **189**
教育職 4
教育審議会 186
教育振興基本計画 260
教育政策 183
教育専門職 169
教育的措置 9
教育的ニーズ 229
教育的配慮 9
教育的マルサス主義 40
教育方針 182
教育ママ 41
教育理念 182
教員文化 173
教化 13, **15**
教科書 63
教科書検定 63
教具 66
教師 4
教授 57
教授学 45
共生共学論 225
強制的異性愛 216
共同学習 240
協同学習 161
共同参加モデル 158
共同注意 108
均衡化理論 26
キンダーガルテン 23
近代家族 40, **126**
近代学校 124

く

クィア 218
クィアスタディーズ 219
グーテンベルク 45
具体的操作的段階 27
久冨善之 131
クラントン 242
クリック 250
クリック-レポート 250
クリニカルパス 113
訓育 75

け

ケア 5, 89
—— の外部化 7
—— の本質 89
ケイ 30
ゲイ 211
形式的操作的段階 27
形成 13
形成的評価 141
限局性学習症 81
言語主義 164
献身的教師像 174
原理としてのキャリア教育 202
権利の熱気球 77

こ

コアカリキュラム 48
公教育 182, **183**
工業化社会 197
公共職業訓練 239
公共性 248
合計特殊出生率 **40**, 41
構成的グループエンカウンター 77
後発効果 46
公民教育 183
國分康孝 77
国民学校令 176
国民の教育権論 183
心のケア 7
心の理論 108
個人内評価 140
誤信念課題 109
個人モデル 227
子宝思想 24
国家の教育権論 183
子ども 16, **22**, 30
—— の意見表明権 30
—— の権利 29
—— の人権 29
—— の世紀 30
—— の発見 15
子ども観 22
子ども期 14
子ども組 14
子ども中心主義 **24**, 126, 127
子どもの権利条約 **30**, 115
コミュニケーション 58
コミュニケーション能力 74
コミュニティ-スクール 186
コミュ力 74
コメニウス 45
雇用の分野における男女の均等な機会及び待遇の確保等に関する法律 214
コンサマトリー化 38
コンピテンス **52**, 142

さ

さいかち学級 65
佐伯胖 157
酒井朗 132
座席配置 165
佐藤学 64
里親制度 134
サラマンカ宣言 223
サリバン 67
ザロモン 215
三者協議会 187

し

ジェンダー 210
私学助成 184
私教育 182
ジグソー法 161
自己受容感覚 113
「次世代の学校・地域」創生プラン 175
疾病の不確実性モデル 112
シティズンシップ 249
シティズンシップ教育 249
児童館 134
児童憲章 30
児童の権利に関する条約 **30**, 115
児童の権利に関する宣言 30
児童養護施設 134
自発的従属 18
自閉スペクトラム症 81
しみ込み型 24
市民科学 253

市民性　249
社会化　122
社会教育　**240**, 259
社会教育施設　240
社会教育団体　240
社会モデル　227
就学義務　184
宗教教育　259
集団準拠評価　140
修得主義　46
主権者教育　183
手段としてのICT教育　189
ジュネーブ宣言　30
主流の子ども観　22
準専門職　169
小1プロブレム　69
生涯学習　**236**, 244, 258
障害個性論　224
障害児教育　225
消極教育　17
少産少死　39
少子化　39
少子化社会　41
情動　114
湘南台ハイスクール議会　253
小児看護　106
少年院　9
少年審判　8
情報化社会　38
情報通信技術　39, **189**
ショーン　64
職業教育　203
職業訓練校　239
職業訓練施設　239
職業高校　203
職業指導　201
職業能力開発校　203, 239
職業能力開発促進センター　239
職業能力開発大学校　239
女性差別撤廃条約　213
ジョンソン　160
新学制　47
新学力観　51
人口置換水準　41
人口論　40
真正の評価　144
死んだ知識　142
診断的評価　141
新マルサス主義　40
心理測定学　143
進路指導　201

す

スクールカースト　73
スクール-カウンセラー　7, **53**, 133
スクール-ソーシャルワーカー　7, **53**, 134
スクールナース　98
刷込み　61

せ

生活指導　79
生活綴方　48, **80**
省察　64
政治教育　259
政治的リテラシー　250
成人学習　241
成人教育　240
生成論　29
性的指向　211
性的マイノリティ　207, **217**
性的マジョリティ　219
正統的周辺参加　61
性の多様性　218
性の歴史　217
性別分業　127
世界人権宣言　30
セクシュアリティ　211
絶対評価　139
セルフヘルプグループ　156
全国生活指導研究協議会　79
前子ども期　14
専修学校制度　50
前操作的段階　27
選抜　125
専門家　5
専門看護師　244
専門職　4, **169**
専門職性　169
専門性　169

そ

総括的評価　141
相対評価　139
ソーシャルネットワーキングサービス　38
測定　139
育つ　66
育てる　**66**, 94
卒業程度能力検定試験　185
祖霊信仰　23

た

第一次集団　35
大学入学共通テスト　143
大教授学　45
大衆教育社会　36
大衆社会　34
大衆消費社会　37
対人援助職　168
第二次集団　35
体罰　12
多産多死　39
脱学校論　50
辰高フォーラム　**188**, 254
脱産業社会　34
脱落型不登校　132
多文化共生　185
男女共同参画社会　41
男色　217
男女雇用機会均等法　214
単線型学校制度体系　47

ち

地位課題　170
地域運営学校　186
地域学校協働本部　187
地域教育計画　48
小さな大人　16
知恵　61
チャータースクール　182
注意欠如・多動症　81
中学校夜間学級　238
長欠　129
調整　26
直観教授　164
治療計画表　113

つ

通信制課程　239
付添人　8
つなぎ援助　116
詰め込み教育　51

て

抵抗のための教育　204
定時制課程　239
ディダクティカ　45
適応指導教室　50, **189**
適応のための教育　204
電子メディア　154
伝達モデル　157

と

土井隆義　74
同化　26
東京看護学セミナー　244
登校規範　131
統合教育　226
登校拒否　130
童心主義　128
同性愛　216
同性婚　217
道徳教育　76
特殊教育　226
読書会　240
特別活動　76
特別支援学級　65
特別支援教育　**226**, 231
特別ニーズ教育　223
特別の教科 道徳　76
都市化　35
トライアングル型成長　38
トランスジェンダー　211

な

内化理論　27
ナイチンゲール　**89**, 215

に

ニーズ　229
ニート　197
二次的社会化　122
日本国憲法　46
人間教育　183
人間形成　13
——の社会・文化システム　9
人間の条件　248
人間発達援助専門職　168
認知発達理論　108
認定看護管理者　244
認定看護師　244
認定職業訓練校　239

の

能力課題　171
能力主義　199
ノールズ　240
暖簾の学校　36

は

ハーグリーブス　170
バーナード＝クリック　250
バイセクシュアル　211
発達　**25**, 103
——の最近接領域　26
発達科学　107
発達障害　80, **230**
発達障害者支援法　230
発達心理学　106
発達段階論　111
発達保障　182
発達保障論　225
発達理論　104
パフォーマンス課題　146
パフォーマンス評価　145
ハリー＝ボイト　253
反主流の子ども観　23
反省的実践家　64
汎知主義　45
ハンナ＝アレント　248
汎用的能力　142

ひ

ピアジェ　**26**, 106
ビースタ　256
非言語的なやりとり　158
ピザ　52
非正規雇用者　197
病院内教育　115
病院のこども憲章　115
評価　138
表象的思考段階　27
ピンクカラージョブ　214

ふ

ファシリテーション　163
ファシリテーター　163
フーコー　217
複線型学校制度体系　47
不登校　50, 123, **130**
フリースクール　7
振り子型成長　38
プリセプター制度　244
ブルーカラー　203, **214**
フレーベル　**23**, 215
フレッシュマン　203
プロフェッショナル　5
ブロンフェンブレンナー　110
文化的活動　158
分離教育　226

へ

ペダゴジー　241
ヘレン＝ケラー　67
弁護人　8
偏差値　139
変容的学習　243

ほ

保育所　8
ボイト　253
放課後児童クラブ　134
訪問教育　115
ポートフォリオ評価　144
ホームスクーリング　189
保健室　97
保健室登校　7
保健的能力　93
保坂亨　132
ポスト工業社会　197
ホワイトカラー　203, **214**
ホワイトヘッド　142

ま

マクルーハン　155
マスメディア　154
学ぶ　60
学ぶ構え　62
まもる　94
マルサス　40

み

ミシェル＝フーコー　217
宮澤康人　22
ミラーニューロン　108
民主主義的な専門職性　176
民族学校　185

む

無知な市民　256
村八分　15

め

メイヤロフ　89
メーハン　156
メジロー　243
メディア　154

も

盲学校　226
目的としての ICT 教育　189
目標準拠評価　140
目標にとらわれない評価　141
モデレーション　146

森田洋司　72

や

夜間中学　238
柳田國男　15
山びこ学校　80

ゆ

ユースワーカー　205
融即　114
ゆとり教育　51

よ

養護　88
養護学級　88
養護学校　**88**, 226
養護教諭　97, 133, **176**

り

リカレント教育論　237
履修主義　46
リテラシー　39, **189**
リフレクション　148
領域としてのキャリア教育　201
臨床推論　150

る

ルーブリック　146
ルソー　**16**, 18

れ

レイブ　61
レインボーフラッグ　219
レズビアン　211

ろ

聾学校　226
老年的超越　117
ローレンツ　60

わ

ワークショップ　166
ワークライフバランス　206
ワロン　27, **113**